호주물리치료사의
13가지
체형교정법

▶ **300만 구독자 피지컬갤러리 창립연구진이 만든** 체형교정 입문자들을 위한 교과서

호주물리치료사의
13가지 체형교정법

라이프에이드 연구소 지음

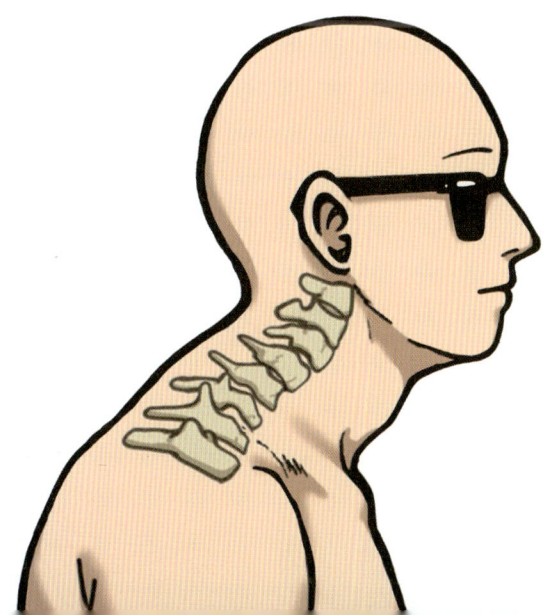

머리말

임상에서 환자나 회원을 마주할 때, 체형이 틀어진 사람들을 보면 매우 당혹스러운 경우가 많습니다. 이 사람이 거북목인지 일자목인지 골반이 틀어진건지 어떻게 해야 할지 참 막막하죠. 특히 학교 졸업하고 초기 몇 년간은 어떠한 지침서도 없어서 각종 세미나 등을 찾아보게 되는데 대부분 특정 증상이나 체형에 대해서 꿀팁만 다룰 뿐, 어떠한 가이드라인도 없어서 다들 답답하고 큰 갈증을 느끼게 됩니다.

필자는 이런 상황에서 작은 오아시스가 될 수 있는 하나의 가이드라인을 만들고 싶어 여러 해외 저널, 사이트 등을 찾던 와중 호주에서 체형교정에 대한 블로그를 운영하고 있는 Mark Wong을 발견하게 되었습니다.

그는 체형교정에 대해서 누구나 알기 쉽게 매우 심플하게 정리해 뒤서 그 내용을 토대로 가이드라인을 만들어보면 너무 좋을 것 같아 해당 내용을 번역, 편집하여 한국사람들에게도 배포해도 될지 요청하였는데 다행히 흔쾌히 허락을 받아 처음엔 통째로 번역하고, 이후 피지컬갤러리 초창기 멤버인 스포츠의학 전문가 장원석 박사와(현재는 물리치료사 겸직), 물리치료사, 트레이너들과 함께 이론적인 부분, 체형 분석, 평가, 각종 운동법 등을 추가하며 새롭게 만들게 되었습니다.

아마 Mark Wong이 없었다면 이러한 책은 나오지 못했을지도 혹은 나왔다고 하더라도 한참 뒤에 나왔을 것 같습니다. 흔쾌히 허락해준 그에게 다시 한 번 감사의 마음을 전하고 싶습니다. 또한 이 책의 제작에 참여한 모든 이에게 감사하고, 여러분들이 없었으면 해내지 못했을 겁니다.

호주물리치료사 Mark Wong, 스포츠의학박사 장원석, 물리치료사 이헌규, 황보인, 조준희, 남궁형, 영양사 김선주, 한의사 차민기, 박선영 교수, ARMS 서동현, 디자이너 이선영, 강유리, 운동 전문가 김찬중, 권혁규, 어수원, 주상혁, 스포니스 대표 심규화, 일러스트레이터 류예정, 한은비, 용감한컴퍼니 김수현, 이진진, 용감한컴퍼니의 출판팀

현재 Mark Wong이 운영하는 페이지는 https://posturedirect.com, 구글에 Posture direct라고 검색하면 찾아볼 수 있습니다.

교재 활용법

· 1단계 ·   체형을 이해하고 분석하기

13가지 체형은 모두 각각의 원인과 유형이 존재합니다. 특히 같은 체형이여도 체형이 틀어진 원인에 따라서 해결방법도 완전히 달라지기 때문에 '반드시' 원인과 유형을 파악하는 게 필요합니다. 지피지기 백전백승 정확히 알아야 효율적인 체형교정이 가능합니다!

· 2단계 ·   평가법 학습하기

눈 대중으로 확인하는 건 그때 주관적인 느낌이 아니라, 명확하고 객관적인 기준에 근거해서 체형을 평가해 보세요. 평가가 잘못되면 아무리 좋은 운동, 스트레칭을 따라해도 전혀 효과가 없을 뿐만 아니라 오히려 악영향이 나타날 수 있습니다!

· 3단계 ·   운동법 및 관리 방법 학습하기

이론만 알면 아무런 소용이 없습니다. 실전에서 즉시 적용 가능한 운동법을 배워보세요. 해당 체형에 딱 맞는 운동과 이론의 조합은 여러분을 체형교정 전문가로 만들어 줄겁니다.

목차

PART 01
상지 체형 부정렬

01	거북목	008
02	일자목	040
03	굽은 등	060
04	편평 등	088
05	스웨이백	122

PART 02
골반 부정렬

01	골반 측굴	152
02	골반 회전	188
03	골반 전방경사	246
04	골반 후방경사	274

PART 03
하지 체형 부정렬

01	O다리	306
02	X다리	336
03	반장슬	358
04	평발	394

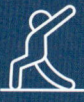

상지 체형 부정렬

PART 01

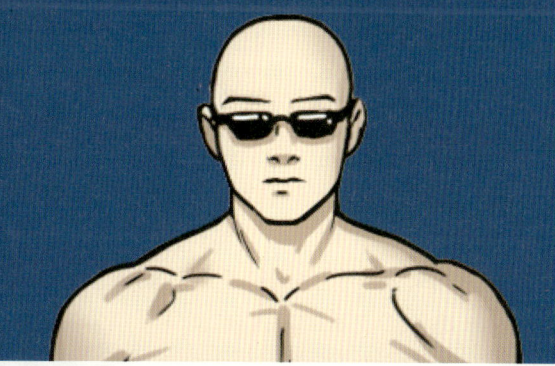

거북목 | 일자목 | 굽은 등 | 편평 등 | 스웨이백

01

거북목
Forwardhead posture

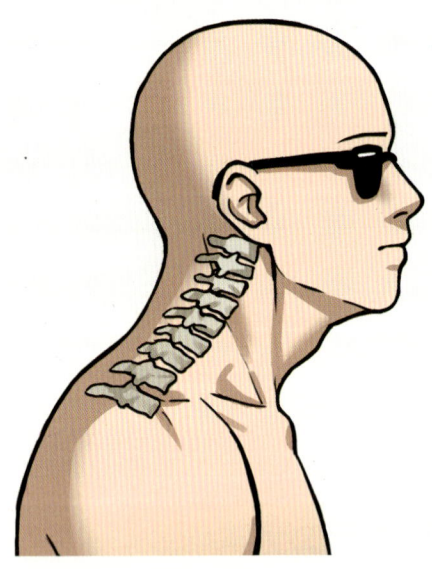

목 통증을 호소하거나, 등이나 어깨가 아픈 제 환자들을 보면 한 가지 공통점이 있습니다. 바로 거북목이 있다는 것입니다. 거북목이 목에 엄청난 부담을 준다는 사실을 알고 계시나요? 심할 경우 목뼈에 최대 약 20kg만큼 부담을 증가시킵니다. 상상해 보세요. 헬스장에 있는 제일 두꺼운 원판 하나를 목걸이로 하고 다니는 것입니다.

세상에서 가장 무거운 목걸이 »

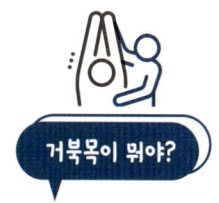

거북목이 뭐지?

보시다시피 이렇게 목이 앞으로 튀어나온 체형이 바로 '거북목'입니다. 마치 거북이 목처럼 튀어나왔다고 해서 거북목이라고 불리는 이 체형은 바로 여러분들이 컴퓨터 할 때 모습입니다. 안 그렇습니까? 솔직히 말해서 지금 이 포스팅을 보고 있는 당신의 모습을 누군가 사진으로 찍는다면 아마 이 사진과 똑같을 것입니다. 장담합니다.

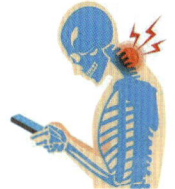

거북목이 왜 생기는걸까?

안타깝게도 인간의 몸은 장시간 앉아있는 생활에 맞춰서 진화하지 못했습니다. 아직까지는 말이지요. 그래도 인간은 아주 뛰어난 적응의 동물이기 때문에 자신의 환경에 맞춰서 약간의 신체 변화를 만들어 냅니다. 그 신체 변화 중 하나가 바로 거북목과 라운드 숄더입니다. 즉 환경 적응에 의한 신체 변화라고 할 수 있습니다.

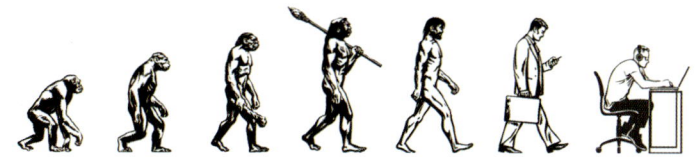

기능적 무지 제한증

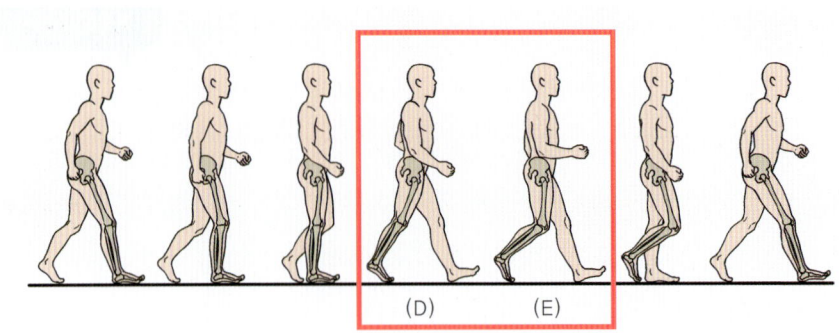

거북목은 생활습관과 환경에 의해서 생기는 경우도 많지만, 보행의 문제에 의해서도 생기게 됩니다. 거북목은 FHL Functional hallux limitus 기능적 무지 제한증에 의해서도 발생할 수 있는데, FHL은 보행 시 발생하는 엄지발가락의 신전 제한으로, **보행 중 추진기**(사진의 D, E 단계)에서 **엄지발가락이 펴지지 않는 증상**을 의미합니다.

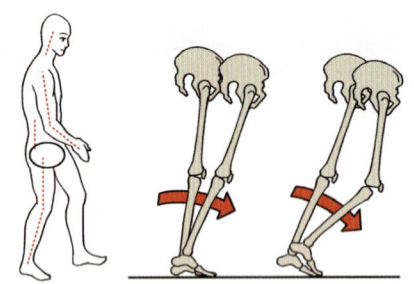

이렇게 엄지발가락의 신전이 제한되면, 고관절의 신전 제한이 연달아 발생하고, 뒤꿈치를 들어 올리기 힘들어져 고관절을 더욱 빨리 들어 올리게 되고, 이는 머리와 상체를 앞으로 이동시키는 보상 패턴으로 나타나게 됩니다. 그리고 이 보상 패턴은 최종적으로 걸을 때마다 거북목을 유발하게 되지요. 그래서 FHL이 있는 경우 아무리 거북목 교정운동을 해줘도 완전한 교정이 되지 않습니다.

FHL은 왜 생길까?

거북목을 유발하는 FHL은 크게 3가지 원인에 의해서 나타나게 됩니다. 기본적으로 보행 중 엄지발가락이 적절하게 펴지기 위해서는 (발목의 안정성, 그리고 족저근막의 유연성, 발바닥의 아치를 위로 당겨주는 힘) 이렇게 3가지가 필요한데, 이러한 3가지 요소 중 하나라도 부족한 경우 FHL이 나타나게 됩니다.

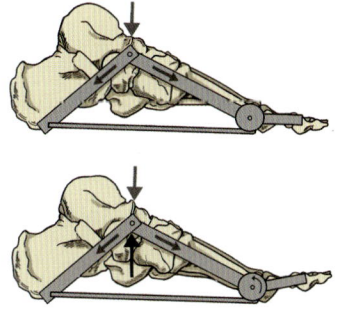

따라서, FHL의 원인은 3가지로

1. 평발
2. 족저근막의 긴장
3. 장비골근의 약화

이 중 한 가지라도 있다면 FHL이 생길 수 있으며 2가지 이상의 원인이 동반된 경우 더욱 심하게 나타나게 됩니다.

특히 발바닥 아래쪽에 위치한 족저근막이 긴장되어 있는 경우 아치가 제대로 형성이 안 되면서 엄지발가락의 움직임이 제한되기 때문에 족저근막의 긴장과 FHL은 매우 밀접한 연관이 있습니다.

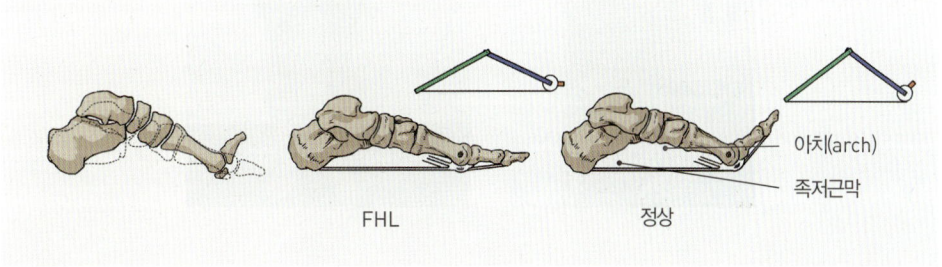

FHL　　　정상　　　아치(arch)　족저근막

> **TIP** 엄지발가락이 제대로 움직이기 위해서는 아치가 제대로 형성돼야 한다. → 아치가 내려간 평발, 혹은 평발을 유발하는 요소들은 모두 FHL을 유발할 수 있다.

진단 및 평가

평가1 튀어나온 정도 확인하기

▼ 평가법

1 | 발을 10cm 정도 벽면에서 앞으로 디딘 다음 벽에 기댑니다.
2 | 이때 골반, 양쪽 날개뼈 아래쪽 끝(하각)을 서로 연결한 등 부위가 벽에 붙어 있어야 합니다.
3 | 이렇게 서 있을 때 **머리가 자연스럽게 벽에 닿거나 두 손가락이 들어갈 정도의 틈이 있어야 합니다.**

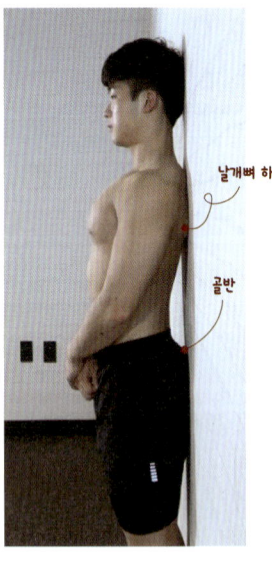
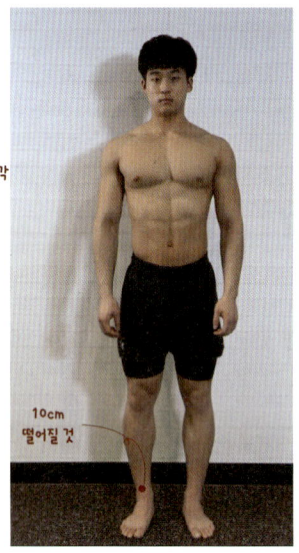

주의
- 억지로 힘을 줘서 머리를 벽에 붙이는 것은 의미가 없습니다.
- 이때 골반, 양쪽 날개뼈 아래쪽 끝(하각)을 서로 연결한 등 부위가 벽에 붙어 있어야 합니다. 만약 골반이 벽에서 떨어져 있는 상태라면 거북목이 있어도 머리가 벽에 붙을 수 있습니다.

▼ 분석 결과

1 | **정상 기준(둘 다 충족해야 함)**
   ✓ 골반과 날개뼈가 동시에 벽에 닿을 것
   ✓ 머리에 힘을 주지 않고 편안하게 벽에 닿을 것

2 | **비정상 케이스(거북목일 가능성이 높음)**
   ✓ 머리가 벽에서 떨어진 경우 – 손가락 2개 이상 (머리가 앞으로 나온 거북목 변형이 와서 벽에 붙지 않는 상태)
   ✓ 머리를 억지로 닿게 하기 위해서 목을 젖히는 경우 (거북목 변형으로 인한 가동 범위 제한으로 벽에 붙이기 힘들어서 보상작용으로 목을 젖혀 벽에 붙인 상태)
   ✓ 머리를 닿게 하려고 억지로 턱을 밀어주는 경우 (거북목 변형으로 인한 가동 범위 제한으로 억지로 벽에 붙이려고 한 상태)

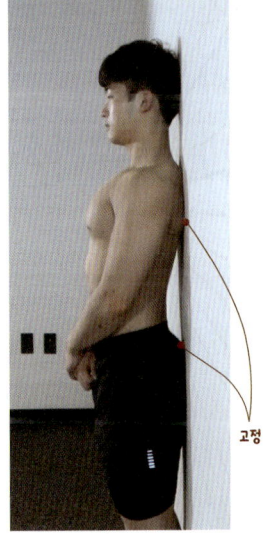 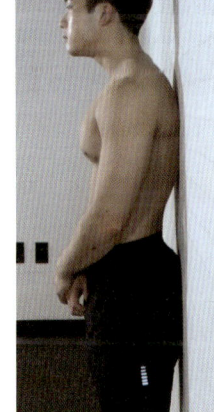 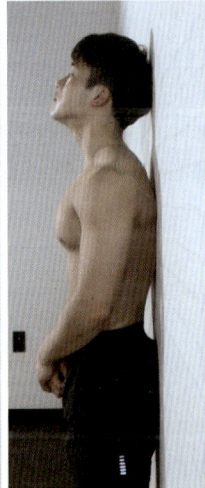 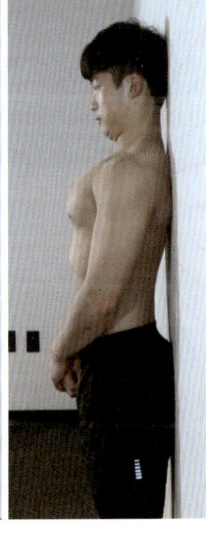

정상 / 비정상

평가2   목의 정렬 확인하기

> ▼ 평가법

1 | 벽 앞에 가까이 섭니다.
2 | 양쪽 어깨를 벽에 붙인 뒤 고개를 돌려 한쪽 뺨을 붙여봅니다. 반대쪽 뺨도 붙여봅니다.

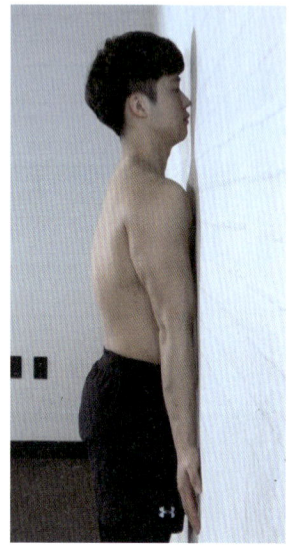 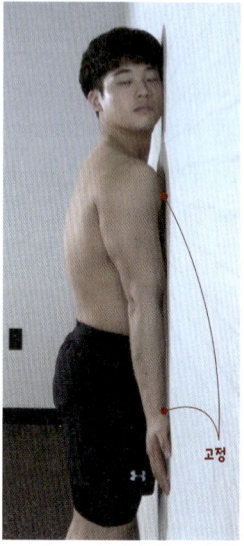 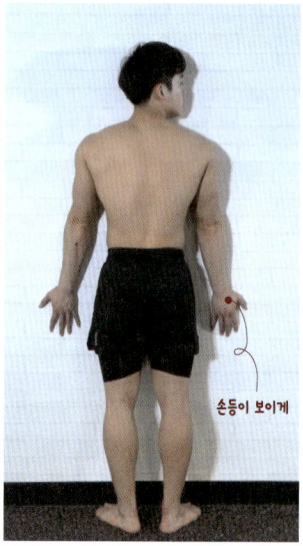

> 주의 • 반드시 손바닥을 벽에 붙여주세요! 손등이 벽에 붙도록 하면 틀린 결과가 나타날 수 있습니다.

▼ 분석 결과

1. 정상 기준(둘 다 충족해야 함)
   - ✓ 양쪽 어깨가 완전히 벽에 붙을 것
   - ✓ 뺨이 벽에 붙어 있을 것

2. 비정상 케이스(거북목일 가능성이 높음)
   - ✓ 어깨가 떨어진 경우 (경추 회전이 제한되는 케이스)
   - ✓ 고개가 덜 돌아간 경우 (거북목 변형으로 인해 경추 회전이 제한되는 케이스)
   - ✓ 고개가 뒤로 젖혀진 경우 (거북목 변형으로 인해 경추 회전과 젖힘이 동시에 제한되는 케이스)

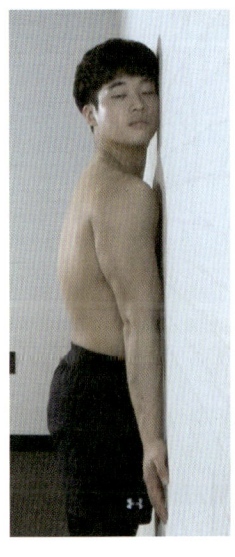

정상

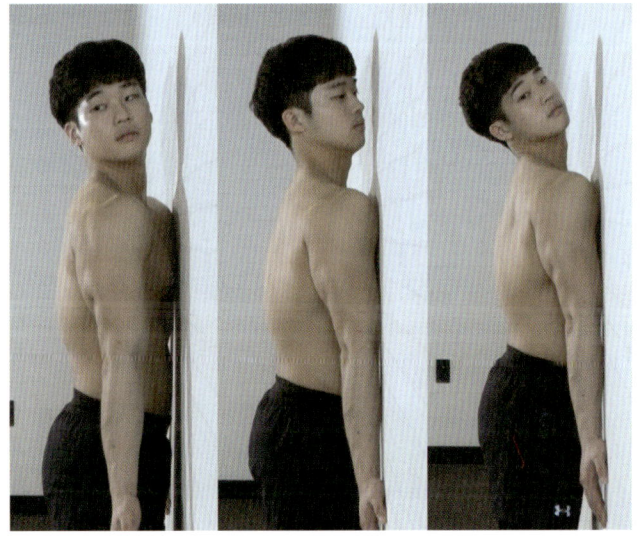

비정상

| 평가3 | 목의 회전 능력 확인하기 |

> ▼ 평가법

1 | 벽 앞에 서서, 목을 반대쪽으로 최대한 돌려준 다음, 천천히 턱을 쇄골에 붙여줍니다.
2 | 이때 턱이 자연스럽게 쇄골에 붙는지 확인합니다.

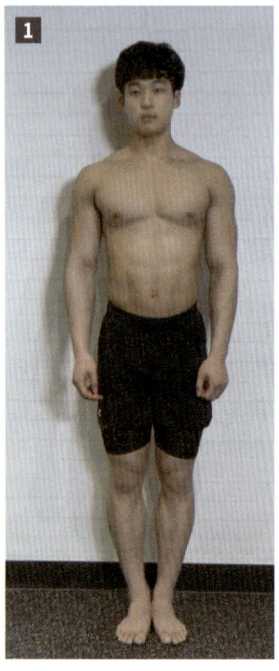 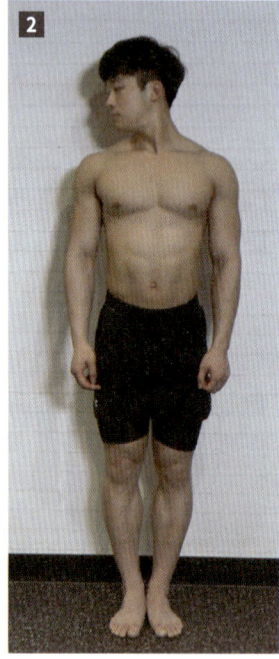 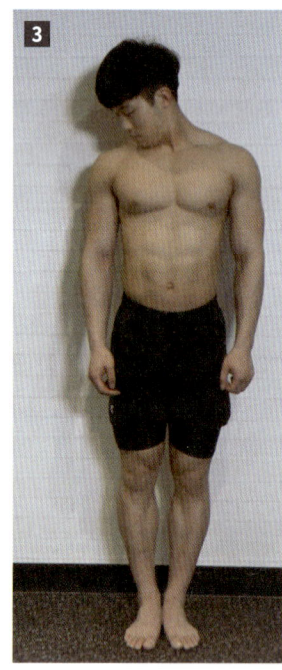

- 반드시 목을 완전히 돌려준 다음에, 턱에 붙여줘야 합니다. 대각선으로 움직이면 검사 결과가 달라질 수 있습니다.

▼ 분석 결과

1 | **정상 기준(둘 다 충족해야 함)**
   - ✓ 편하게 턱이 쇄골에 닿을 것
   - ✓ 목이 통증이 전혀 없는 상태로, 완전히 회전돼야 함

2 | **비정상 케이스**
   - ✓ 목이 덜 돌아가는 경우 (경추 회전이 제한되는 케이스)
   - ✓ 턱이 벌어지는 경우 (경추의 회전과 상부 경추의 굴곡이 제한되는 케이스)
   - ✓ 같은 쪽 어깨가 으쓱하는 경우 (경추의 회전과 상부 경추의 굴곡이 제한되는 케이스)
   - ✓ 반대쪽 어깨가 으쓱하는 경우 (반대쪽 승모근, 견갑 거근이 단축돼서 경추 회전, 굴곡이 제한되는 케이스)

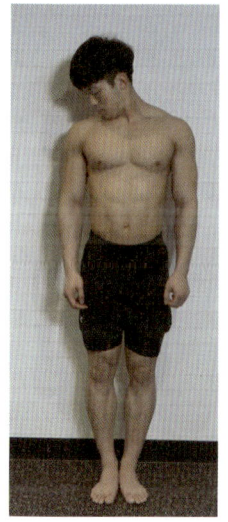

정상

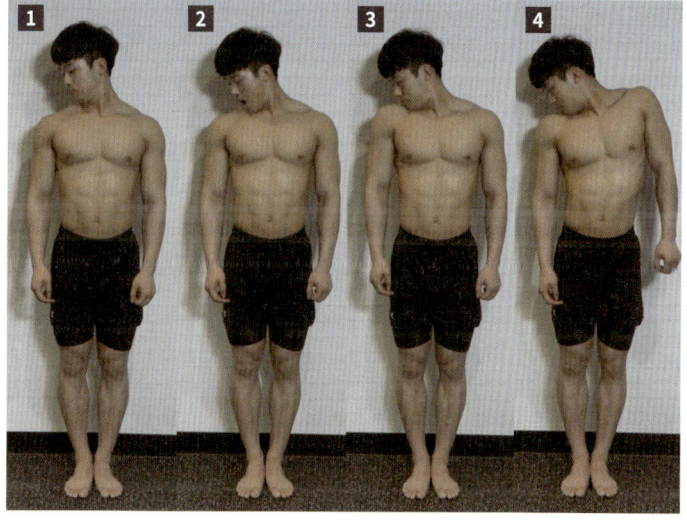

비정상

거북목

평가4 측면 자세 평가하기

▼ 평가법

1 | 바로 선 자세를 취하게 합니다.
2 | 옆에서 보았을 때 귀와 어깨뼈 봉우리에 가상의 수직선을 그어봅니다.
3 | 만약 선이 일치하지 않는다면 거북목을 의심할 수 있습니다.

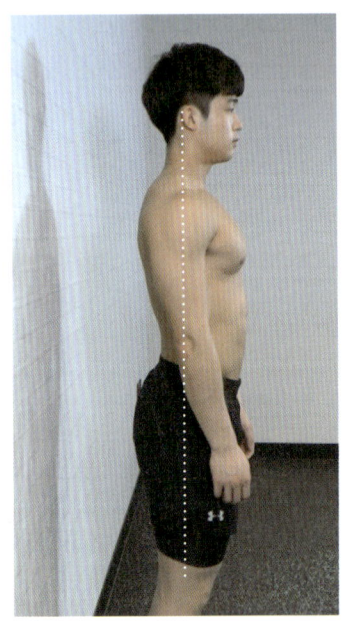 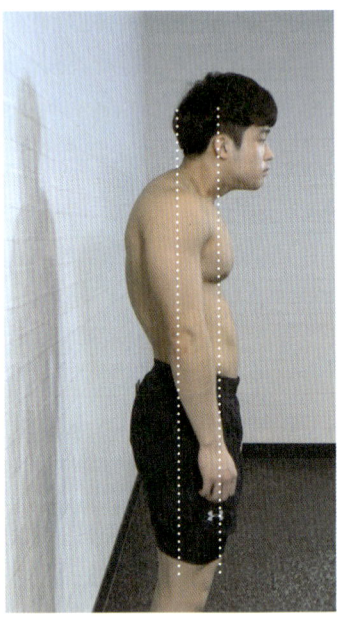

정상   비정상

| 평가5 | 후면 자세 평가하기 |

▼ 평가법

1 | 바로 선 자세를 취하게 합니다.
2 | 뒤에서 보았을 때 뒤통수에 주름이 생기는지 확인합니다.
3 | 뒤통수 밑에 주름이 있다면 거북목을 의심할 수 있습니다.

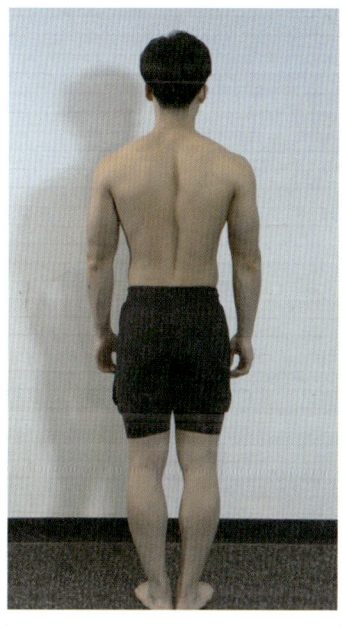

정상

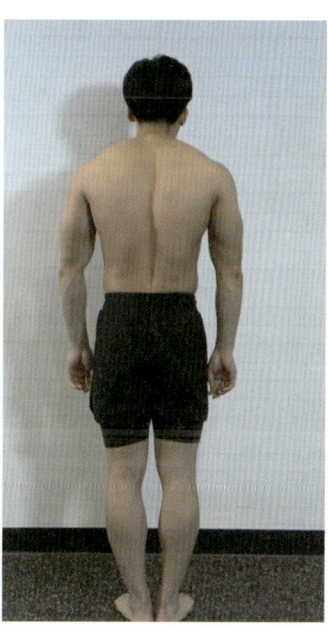

비정상

평가6 FHL 검사

▼ 평가법 1

1 | 발에 힘을 완전히 뺀 상태에서 엄지발가락을 위쪽으로 당겨봅니다. (이때 당겨지지 않는다면 기능성 무지 제한증이 아닌, 구조적인 문제일 수 있다.)
2 | 첫 번째 중족골두 아래쪽에서 압박한 상태에서 엄지발가락을 위쪽으로 들어 올려봅니다.
3 | 이때 **엄지발가락이 펴지지 않는다면 FHL을 의미합니다.** (정상적인 경우 최대 20도까지 올라가지만, FHL이 있는 경우 신전이 완전히 제한되거나 아주 약간의 각도만 발생한다.)

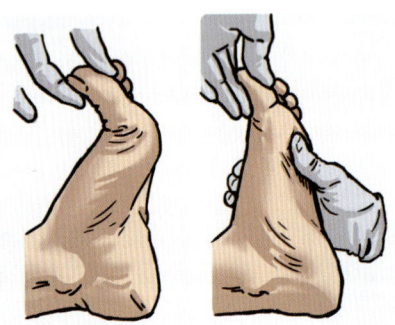

▼ 평가법 2

FHL이 있는 경우, 족저근막의 긴장이 동반된 경우가 많은데 엄지발가락에 긴장을 푼 상태로, 손가락으로 엄지발가락을 들어 올렸을 때, 강한 긴장이 느껴진다면 꼭 교정 루틴에 족저근막 재활운동을 병행해 줄 필요가 있습니다.

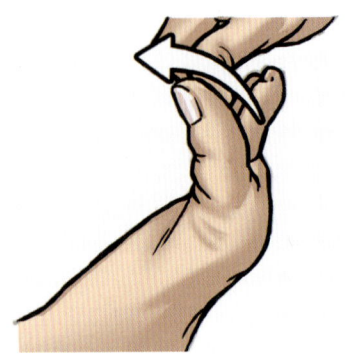

교정 및 치료

거북목 교정 운동법

시작하기 앞서 주의사항을 알려 드리겠습니다.

> **첫 번째** 교정 운동을 할 때 최소한 20~30분 이상은 투자하세요. 짧고 굵게 하는 운동은 재활 운동이 될 수 없습니다.
>
> **두 번째** 아래의 프로그램은 주 2회 운동 프로그램입니다. 이 프로그램을 따라 한다고 즉각적으로 몸이 좋아지지는 않습니다. 다소 시간이 소요될 수 있으니 참고하세요.
>
> **세 번째** 이 프로그램은 몸의 한계를 뛰어넘기 위한 프로그램이 아닙니다. 이 운동을 하는 동안 통증을 호소해서는 안 되니 만약 통증이 있다면 반드시 전문가의 상담을 받도록 합니다.

▼ 거북목은 총 4~5단계에 걸쳐서 교정합니다.

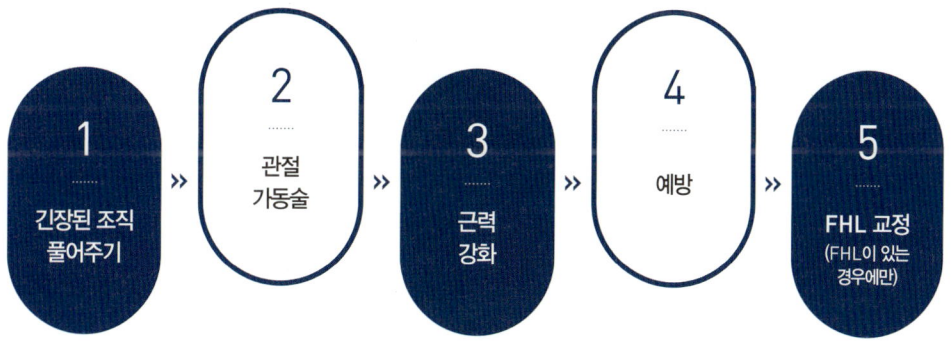

1단계   긴장된 조직 풀어주기

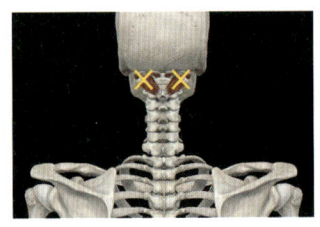

여기 X자로 표시된 이 부위는 후두하근이라고 불리는 근육으로, 거북목이 있는 사람들은 이 근육이 매우 뭉치게 됩니다. 후두하근은 일종의 감지탑 같은 기능을 하는데(고유수용성 감각이 매우 밀집됨), 이 근육을 풀어주지 않으면 뇌는 올바른 목의 위치가 어떤 것인지 알 수 없게 됩니다.

쉽게 말하자면 이 근육이 긴장되면 거북목이 있어도 뇌가 거북목을 정상 자세라고 인식한다는 뜻입니다. 그렇게 되면 아무리 열심히 운동을 해도 자기도 모르게 거북목 자세를 취하게 됩니다.

1 | 후두하근 풀어주기

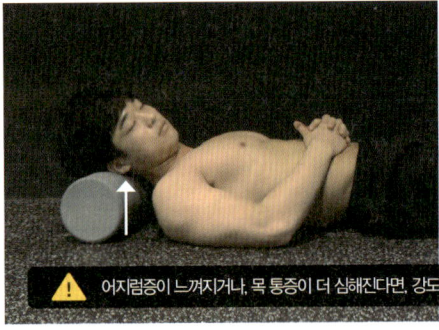 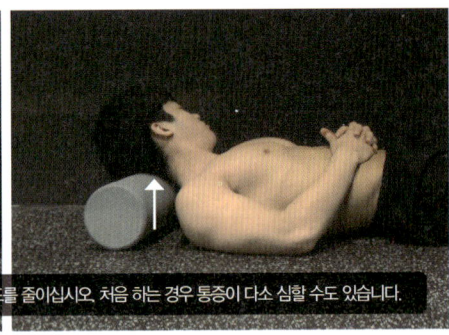

⚠️ 어지럼증이 느껴지거나, 목 통증이 더 심해진다면, 강도를 줄이십시오. 처음 하는 경우 통증이 다소 심할 수도 있습니다.

1. 마사지 볼이 아니라 비슷한 모양의 공(폼롤러)이라면 무엇이든 괜찮습니다.
2. 뒤통수 바로 아래에 마사지 볼(폼롤러)을 놓고 머리의 무게를 이용해서 풀어줍니다.
3. 머리를 좌우/위아래로 돌리면서 아픈 부위를 찾습니다.
4. 아픈 부위를 고정시킨 상태로 5분 동안 지속적으로 압박합니다.
5. 효과적인 이완을 위해 반드시 눈을 감은 채로 시행하는 게 좋습니다.

2 | 후두하근 스트레칭

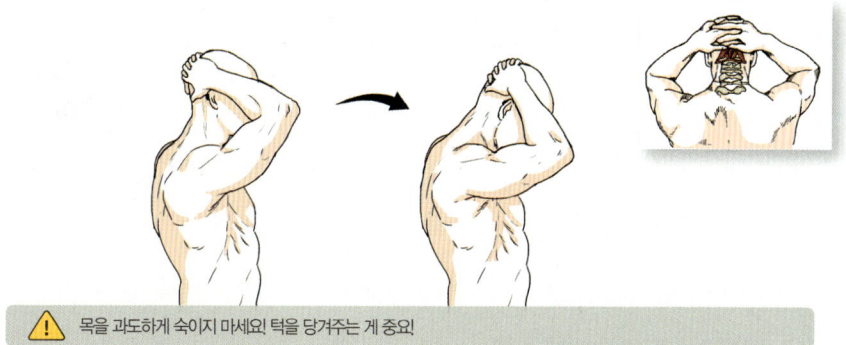

⚠️ 목을 과도하게 숙이지 마세요! 턱을 당겨주는 게 중요!

① 양손으로 뒤통수를 잡아서 깍지를 끼워준 다음, 턱을 살짝 당겨줍니다.

② 턱을 당긴 채로, 목을 '살짝' 숙여줍니다.

③ 뒤통수 부위가 늘어나는 느낌에 집중하면서 15초 3세트 반복합니다.

3 | 흉쇄유돌근 풀어주기

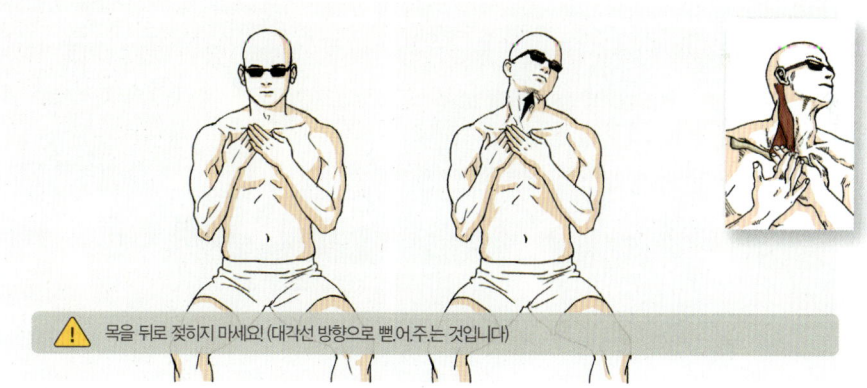

⚠️ 목을 뒤로 젖히지 마세요! (대각선 방향으로 뻗.어.주.는 것입니다)

① 의자에 앉아서 양손으로 쇄골을 잡아서 살짝 아래로 내려서 고정해줍니다.

② 쇄골을 고정한 채로, 목을 반대쪽 대각선 방향으로 뻗어줍니다. (이때 시선도 같이 천장을 향하는 게 좋습니다.)

③ 목 앞쪽 근육이 늘어나는 느낌에 집중하면서 15초 3세트 반복해 줍니다.

4 | 가슴 근육 스트레칭

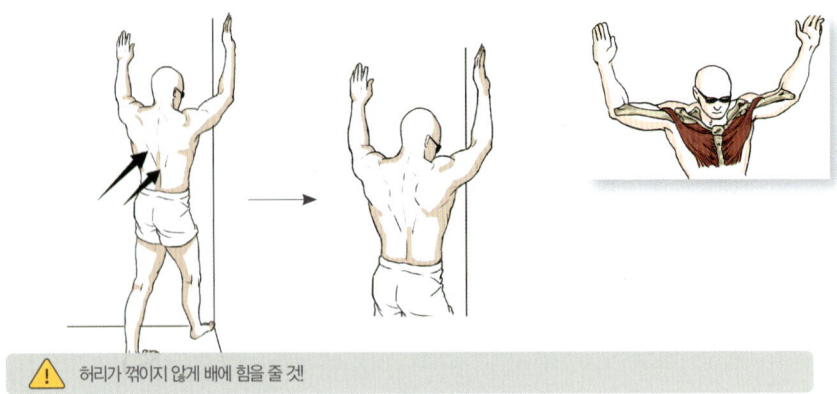

⚠️ 허리가 꺾이지 않게 배에 힘을 줄 것

1. 벽모서리에 서서, 양손을 120도 정도 위로 올려준 다음, 양발을 살짝 벌려서 사진과 같이 자세를 취해줍니다.
2. 가슴을 내밀면서, 몸을 모서리 쪽으로 밀어줍니다.
3. 가슴 근육이 늘어나는 느낌에 최대한 집중하면서 12초씩 3세트 반복합니다.

5 | 어깨 전면부 스트레칭

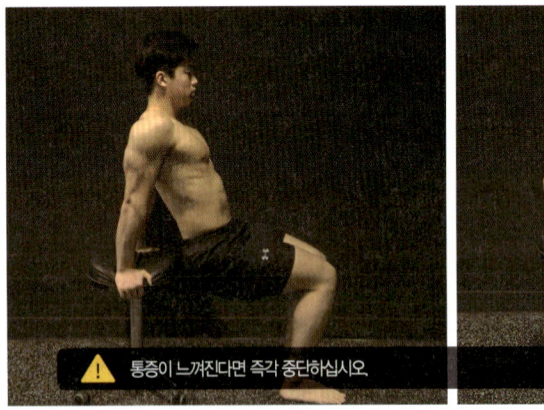 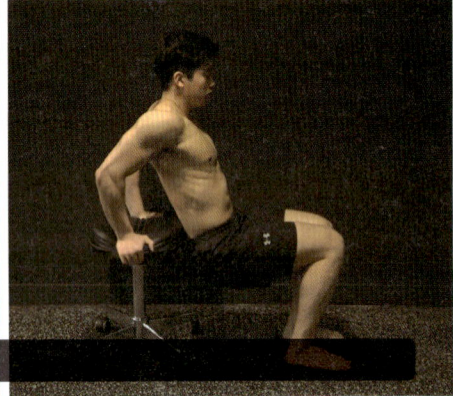

⚠️ 통증이 느껴진다면 즉각 중단하십시오

1. 양손으로 의자를 잡고 몸을 최대한 내려줍니다. (사진 참고)
2. 몸을 내림과 동시에 어깨를 모아줍니다. (견갑골 내전)
3. 팔꿈치가 안쪽을 향하도록 합니다. 바깥쪽으로 벌어지지 않게 하십시오.
4. 이 스트레칭을 할 때 어깨 앞쪽이 늘어나는 느낌이 들어야 합니다.

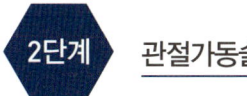 **관절가동술**

1. 폼롤러 위에 눕습니다. (사진 참고)
2. 등에 아치가 생기도록 합니다.
3. 30초 동안 유지하고 5번 반복해 줍니다.

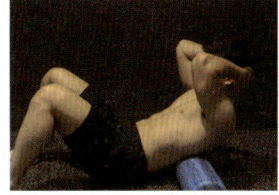 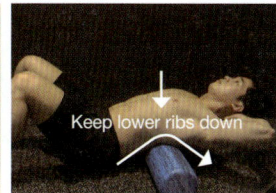

흉추 신전

화살표에서 보이는 것처럼 아래쪽 갈비뼈는 항상 벌어지면 안 됩니다. 만약 아래쪽 갈비뼈가 벌어진다면 허리가 꺾이며, 이는 잘못된 자세입니다.

1 | 목 어깨 가동술

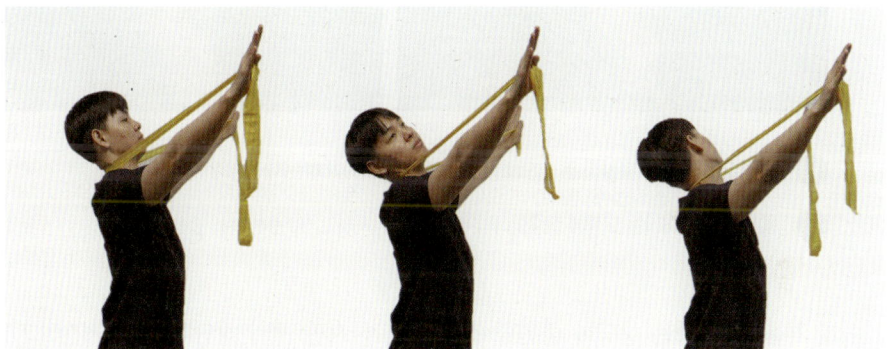

1. 세라 밴드로 목을 감싸준 다음, 양손을 Y자 모양으로 벌려서 120도 정도 들어 올려줍니다.
2. 팔꿈치를 완전히 펴주면서, 고개를 살짝 젖혀준 상태를 유지하고 천천히 고개를 좌우로 회전시켜줍니다. (2~3번)
3. 12개 3세트 반복해 줍니다.

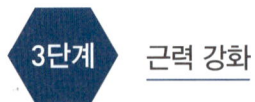 근력 강화

   1~2단계를 무사히 마치셨다면, 여러분들의 목은 지금 훨씬 가볍고 부드러워졌을 것입니다. 그러나 이제 시작입니다. 여기까지만 하면 거북목과는 작별 인사를 할 수 없습니다. 올바른 체형을 유지하기 위해 자세를 유지해 주는 근육을 강화하도록 합니다.

1 | 턱 당기기 Level 1

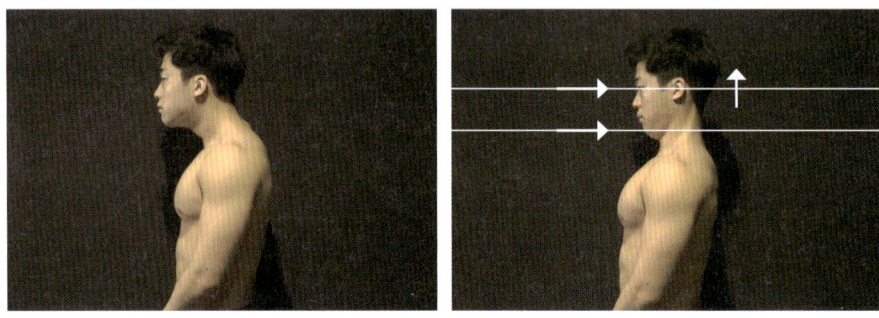

① 턱을 당겨줍니다. (턱살이 두 겹으로 바뀌려면 어떻게 해야 하는지 상상해 보세요)
② 목 뒤쪽이 늘어나는 느낌에 집중합니다. 5초 동안 유지하고, 30번 반복해 줍니다.

   이게 처음에 할 때는 상당히 불편할 것입니다. 하지만 제가 장담하건대, 시간이 지날수록 점점 익숙해지고 편해질 것입니다.

   제가 이 운동을 환자들에게 시킬 때 가장 흔하게 본 실수 중 하나는 고개가 위아래로 움직인다는 것입니다. 눈과 턱이 수평을 향한다는 사실을 명심하십시오. 수평을 만든 상태에서 그대로 뒤로 머리를 움직이는 것입니다.

2 | 턱 당기기 Level 2

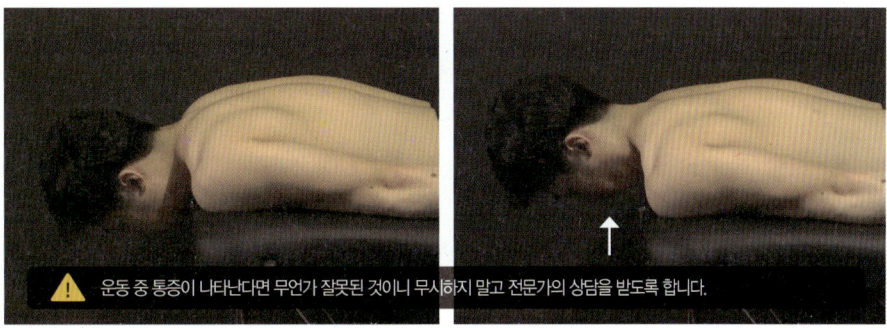

⚠️ 운동 중 통증이 나타난다면 무언가 잘못된 것이니 무시하지 말고 전문가의 상담을 받도록 합니다.

① 1단계가 충분히 익숙해졌을 때 2단계를 진행합니다.

② 침대에 엎드려서 1단계처럼 턱을 당겨줍니다. (사진 참고)

③ 이 운동은 중력을 이용한 운동으로 상당히 난이도가 있습니다. 5초 동안 유지하고, 30번 반복해 줍니다.

3 | 턱 당기기 Level 3

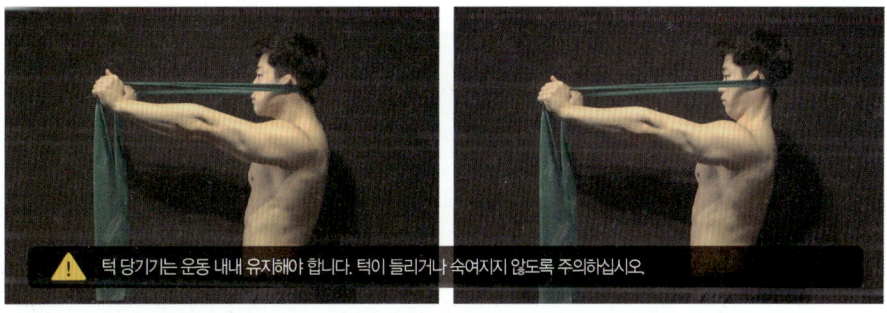

⚠️ 턱 당기기는 운동 내내 유지해야 합니다. 턱이 들리거나 숙여지지 않도록 주의하십시오.

① 2단계가 충분히 익숙해졌을 때 3단계를 진행합니다.

② 뒤통수를 밴드로 잡아서 당겨줍니다. (사진 참고)

③ 5초 동안 유지하고, 30번 반복해 줍니다.

4 | 끄덕이기 운동 Level 1

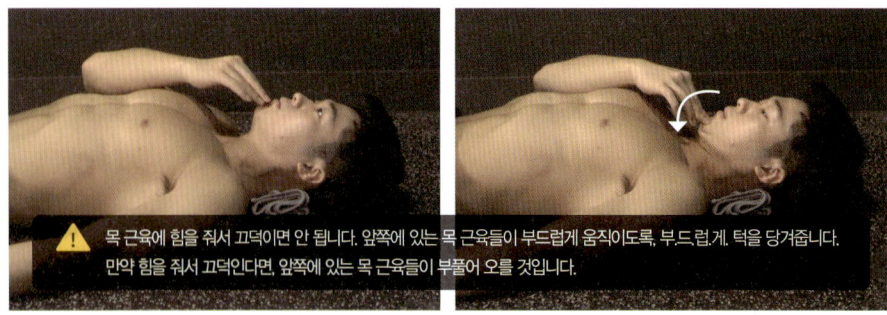

1. 아주 얇은 베개를 베고 바로 눕습니다.
2. 부드럽게 턱을 당겨줍니다. (마치 '응응, 그거야.' 하는 포즈입니다.)
3. 이 운동을 하는 동안 목 뒤쪽 근육이 늘어나는 것도 느껴지겠지만, 앞쪽에 있는 목 근육들이 움직이는 것 또한 느껴질 것입니다.
4. 이때 중요한 것은 앞쪽에 있는 목 근육들이 부풀어 오르는 게 아닌, 움직이는 것입니다.
5. 5초 동안 유지하고, 30번 반복해 줍니다.

5 | 끄덕이기 운동 Level 2

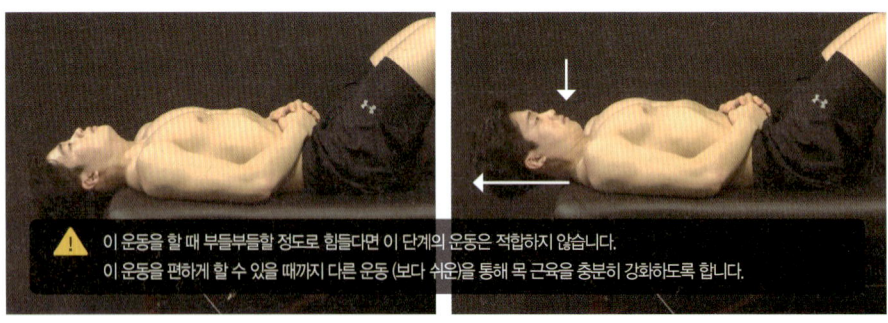

1. 침대에 누워서 1단계처럼 턱을 당겨줍니다. (사진 참고)
2. 목의 중립자세를 유지해 줍니다. (중립자세는 턱을 들어 올리거나, 과도하게 당기지 않는 것을 생각하면 편합니다.)
3. 5~10초 동안 유지하고 20번 반복해 줍니다.
4. 가능한 최대한 목의 긴장을 풀고 부드럽게 유지해 줍니다.

6 | 견갑대 근육 강화하기

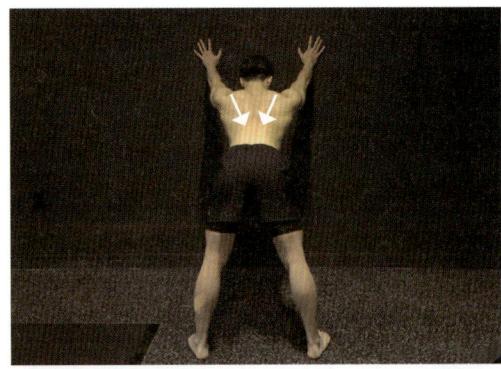

⚠️ 이 운동을 할 때 허리가 꺾이지 않도록 주의합니다. 명심하십시오.
벽에 힘을 줘서 완전히 기대는 게 아니라 살짝, 기대는 것입니다. (스트레칭 목적이 아닌 운동이 목적입니다.)

① 양손으로 벽을 짚고 살짝 기댑니다. (사진 참고)

② 견갑대를 조여줍니다. (화살표 방향 참고)

③ 30초 동안 유지하고 5번 반복해 줍니다.

7 | 전두직근 & 경장근 강화 운동

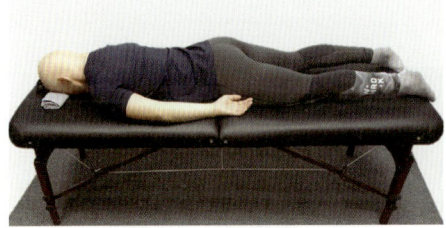 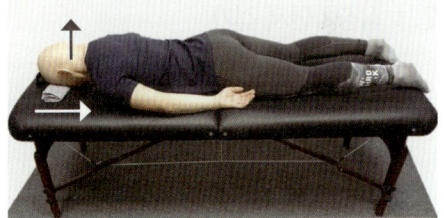

① 이마에 수건을 받치고 엎드립니다.

② 턱을 목젖 방향으로 끌어당기면서 이마로 수건을 가볍게 누르고 **목 중간부위**(경추 4번 극돌기)가 천장 방향으로 약간(대략 2mm 정도 높이로) 들어 올려지도록 합니다.

③ 이때 이마로 강하게 눌러 흉쇄유돌근이 강하게 작용하지 않도록 주의합니다.

④ 귓구멍을 관통하는 쇠막대가 있다고 상상하면서 머리를 굴리듯이 턱을 당기도록 합니다.

⑤ 6초 유지하고 돌아옵니다. 10회씩 3Set 반복합니다.

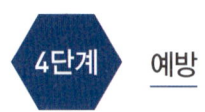 예방

운동/스트레칭도 중요하지만 일상생활 속 교정 또한 그만큼 중요합니다.

1 | 바로 누운 자세로 수면을 취할 때

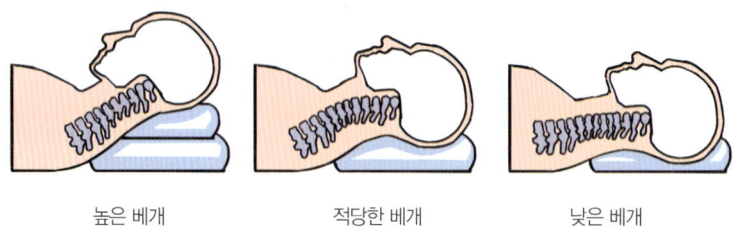

높은 베개　　　　　적당한 베개　　　　　낮은 베개

보다시피 이렇게 높은 베개를 베고 자는 것은 거북목 자세에 매우 치명적입니다. 만약 높은 베개를 베야 잠이 잘 온다면, 베개를 탓하는 게 아니라 체형을 확인해 보세요. 라운드 숄더가 심하다면 등이 굽어서 높은 베개를 베야 편할 수 있습니다.

2 | 상상하면서 걷기

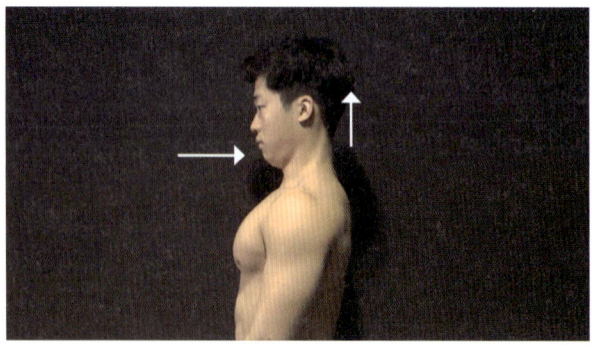

누군가 밧줄로 자신의 머리를 위로 잡아당긴다고 상상하면서 걷습니다. 이러한 상상을 하는 게 자연스럽게 턱을 당기게 만들어 주고, 거북목을 예방하는 데 도움을 줍니다.

FHL 교정

앞서 다뤘듯, 거북목은 FHL에 의해서도 나타날 수 있으며 앞서 FHL 검사에서 양성 반응이 나타난 경우 다음의 운동 또한 꼭 병행해 주시는 게 좋습니다.

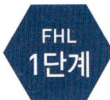 **FHL 교정하기**

1 | 비복근 마사지

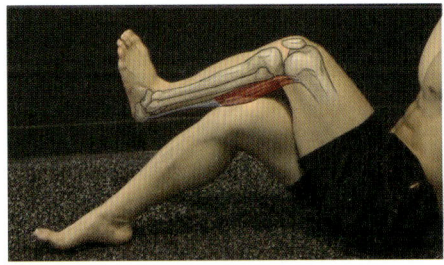 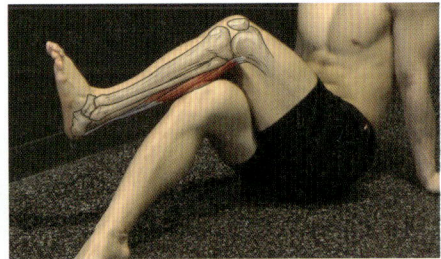

① 우선 바닥에 앉아서 한쪽 종아리를 반대쪽 무릎 위쪽에 올려줍니다.

② 다리를 바깥쪽 안쪽으로 천천히 움직여 주면서 종아리 근육을 무릎뼈에 튕겨줍니다.

③ 종아리가 풀리는 느낌에 최대한 집중하면서 위쪽부터 아래쪽까지 전부 풀어줍니다.

2 | 마사지 볼을 이용한 비복근 마사지

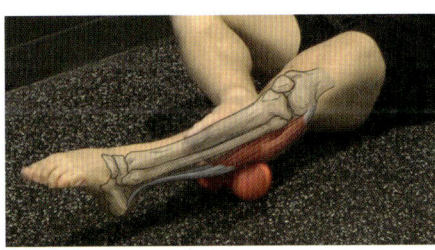 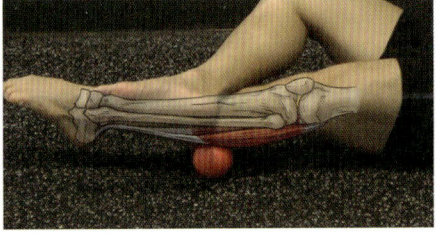

① 우선 종아리 아래에 땅콩볼을 놓고 반대쪽 다리로 정강이를 눌러서 압박해 줍니다.

② 그리고 천천히 발등을 젖혔다, 내렸다를 반복하면서 부드럽게 풀어줍니다.

③ 종아리가 풀리는 느낌에 최대한 집중하면서 위쪽부터 아래쪽까지 전부 풀어줍니다.

3 | 하퇴삼두근 스트레칭

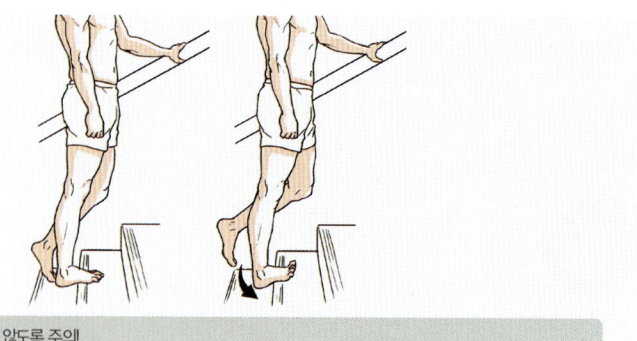

⚠️ 발뒤꿈치가 떨어지지 않도록 주의!

① 한 손은 벽이나 손잡이를 잡아서 고정하고 발 중앙 부위를 계단 모서리에 놓습니다.

② 발뒤꿈치를 천천히 내려줍니다.

③ 비복근 부위가 늘어나는 느낌에 집중하면서 5초에 걸쳐서 내려준 다음, 반대쪽 발(멀쩡한 쪽 발)로 다시 올라옵니다.

④ 다시 천천히 내려주면서 3세트 반복합니다.

4 | 비복근 스트레칭

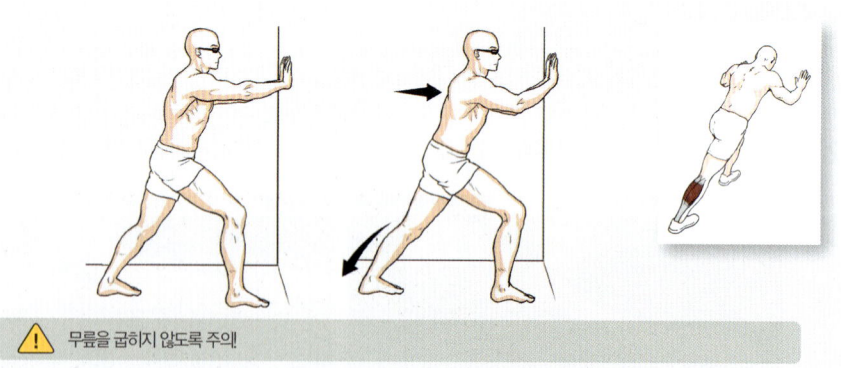

⚠️ 무릎을 굽히지 않도록 주의!

① 양손으로 벽을 잡고 양발을 앞뒤로 넓게 벌려 섭니다.

② 발뒤꿈치를 바닥에 붙여준 채로 몸을 앞으로 숙여줍니다. (이때 골반, 허리는 중립을 유지합니다.)

③ 뒤쪽 비복근 부위가 늘어나는 느낌에 집중하면서 15초씩 3세트 반복합니다.

5 | 맨손을 이용한 가자미근 마사지

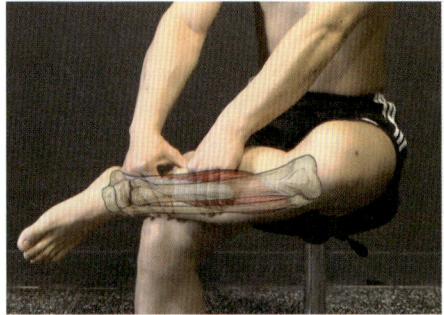 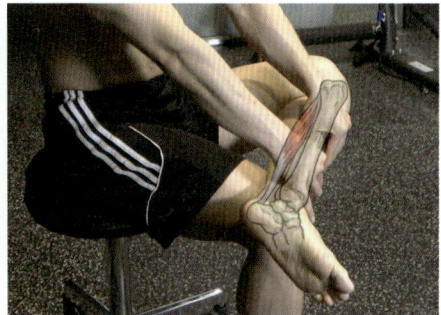

① 의자에 앉아서 한쪽 다리를 반대쪽 무릎 위에 올려놓고 양쪽 엄지손가락으로 푹 패인 공간을 찾아줍니다.

② 그리고 양쪽 엄지손가락의 압박을 유지한 채로 근육을 위로 쭈욱 걷어낸다고 상상하면서 지긋이 눌러줍니다.

③ 근육이 부드러워진 게 느껴지면 약간 위쪽이나 아래쪽도 똑같이 반복해 줍니다.

6 | 맨손을 이용한 족저방형근 마사지

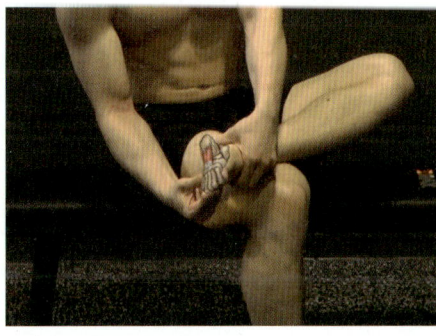 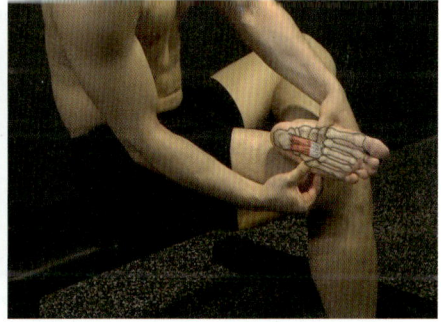

① 의자에 앉아서 한쪽 다리를 반대쪽 무릎 위에 올려놓고 양쪽 엄지손가락으로 발뒤꿈치 부위를 꾹 눌러줍니다.

② 그리고 양쪽 엄지손가락의 압박을 유지한 채로 발바닥을 닦아준다고 생각하면서 천천히 벌려줍니다.

③ 3번 정도 반복해 준 다음, 아래쪽부터 위쪽까지 전부 풀어줍니다.

7 | 아킬레스건, Achilles tendon

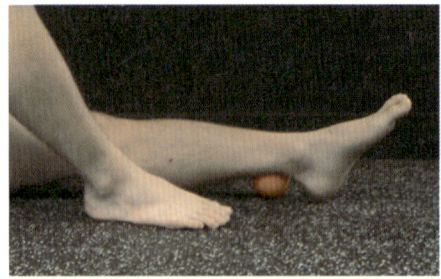
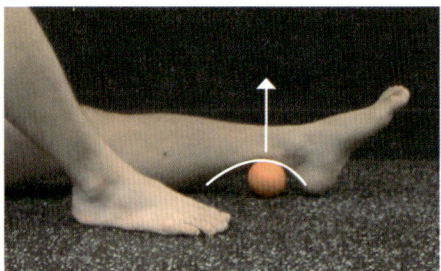

1. 바닥에 앉아서 다리를 쭉 펴줍니다.
2. 아킬레스건 밑에 마사지 볼을 놓습니다.
3. 체중을 이용해서 마사지 볼을 압박합니다.
4. 발을 좌우로 움직이면서 아킬레스건을 풀어줍니다.
5. 최소한 1~3분 이상 유지해 줍니다.

8 | 맨손을 이용한 장비골근 마사지

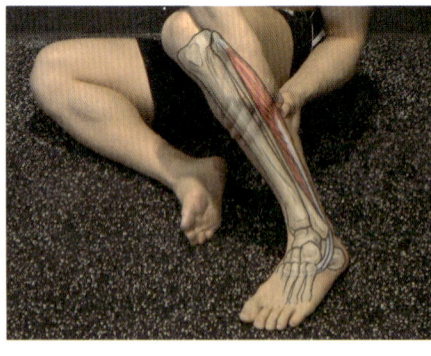
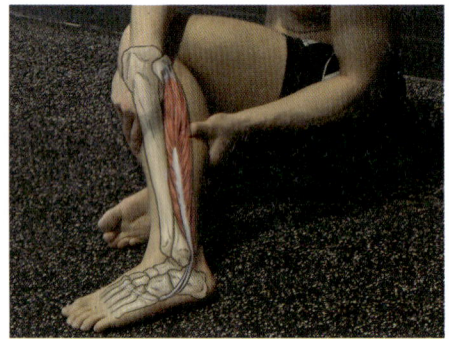

1. 우선 바닥에 앉아서, 정강이 바깥쪽을 양쪽 엄지손가락으로 위쪽부터 아래쪽까지 지긋이 압박합니다.
2. 그다음엔 압박을 유지한 채로 아래로 밀어내듯이 풀어줍니다.
3. 정강이 바깥쪽 근육이 풀어지는 느낌에 최대한 집중하면서 계속 반복합니다.

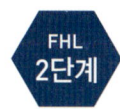 **엄지발가락, 발가락 심부 근육 트레이닝**

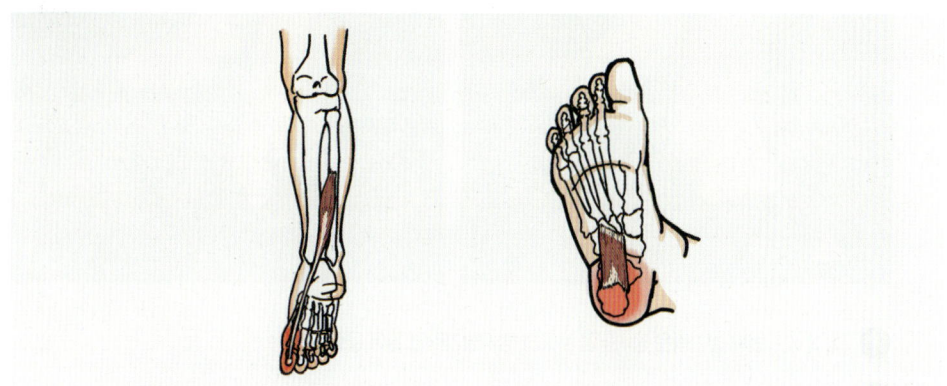

특히 FHL은 엄지발가락과 매우 직접적인 연관성이 있기 때문에 엄지발가락에 충분한 근력과 유연성이 없다면, 걸을 때마다 발이 안쪽으로 무너지게 되고, 이는 곧 FHL로 이어지게 됩니다.

1 | 엄지발가락 강화 운동

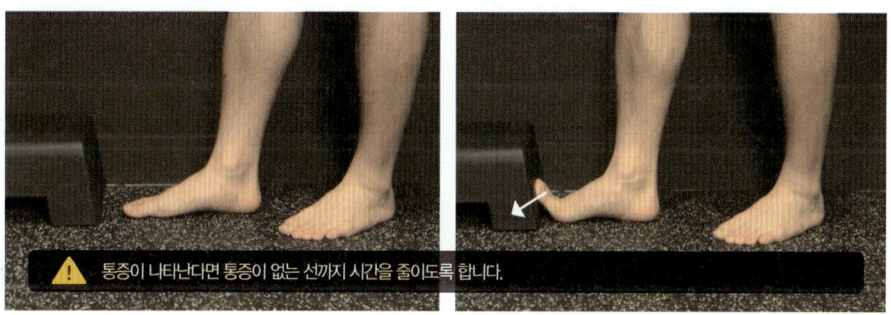

⚠ 통증이 나타난다면 통증이 없는 선까지 시간을 줄이도록 합니다.

① 엄지발가락을 벽에 대고 최대한 늘려줍니다. (사진 참고)

② 30초 정도 유지합니다.

③ 이 자세를 유지한 상태로 엄지발가락에 힘을 꽉 줘서 30초 동안 벽을 눌러줍니다. (이때 발바닥 근육이 수축하는 게 확실히 느껴져야 합니다.)

④ 3번 반복합니다.

2 | 발가락 들어 올리기

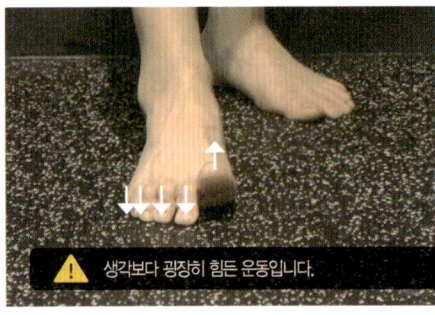
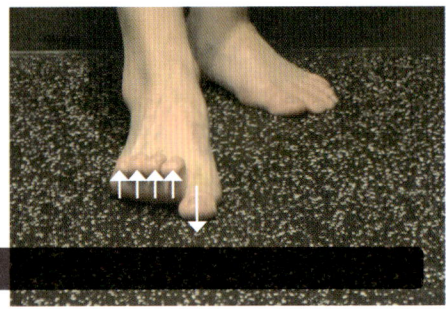

1. 2, 3, 4, 5번째 발가락은 땅바닥을 누르고 엄지발가락만 들어 올립니다.
2. 반대로 엄지발가락은 땅바닥을 누르고 2, 3, 4, 5번째 발가락은 들어 올립니다.
3. 이 2가지 동작을 부드럽게 반복합니다. 30번 반복합니다. (가능하다면 그 이상 반복할 수 있습니다.)

3 | 발가락 모아주기/벌리기

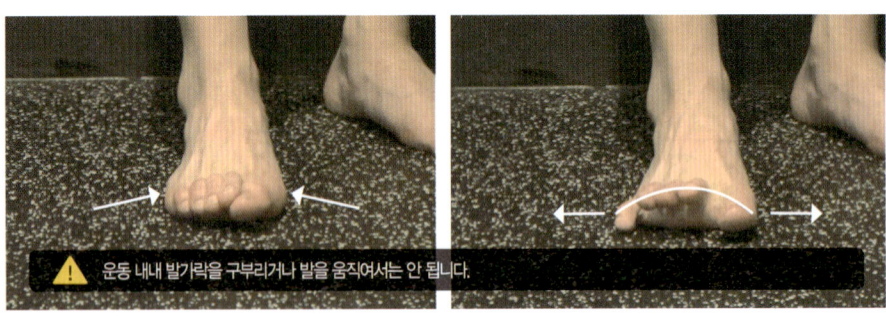

1. 발가락을 벌려줍니다. (발가락을 구부리거나, 발을 움직이지 마세요.)
2. 발가락을 모아줍니다. (발가락을 구부리거나, 발을 움직이지 마세요.)
3. 이 2가지 동작을 부드럽게 반복합니다.
4. 30번 반복합니다. (가능하다면 그 이상 반복할 수 있습니다.)

 ## 근력 강화

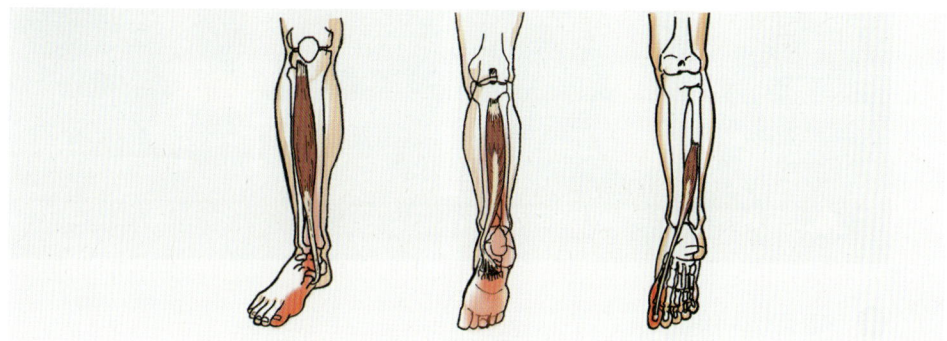

　FHL이 있는 사람들은 발의 아치가 무너져 있는 경우가 많은데, 이를 해결하기 위해 꼭 발의 아치를 되살려주는 운동을 해줘야 합니다. 발의 아치는 전경골근과 후경골근 그리고 발가락 근육 활성화 운동을 해줌으로써 되살려줄 수 있는데, 이런 운동들을 할 때는 반드시 SFE를 유지해 주는 게 좋습니다. SFE^{Short Foot Exercise}는 발가락을 잡아당겨 아치를 만들어주는 발가락 심부 근육들을 활성화시켜주는 기법으로 운동효과도 높아질 뿐만 아니라, 평발과 FHL 교정에도 많은 도움이 됩니다.

1 | 발가락 심부 근육 활성화 운동

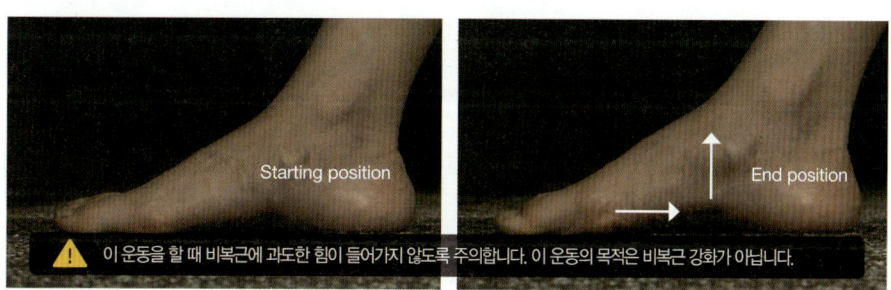

⚠️ 이 운동을 할 때 비복근에 과도한 힘이 들어가지 않도록 주의합니다. 이 운동의 목적은 비복근 강화가 아닙니다.

① 어깨너비로 발을 벌린 상태로 섭니다.

② 발가락에 힘을 완전히 뺀 상태로, 바닥을 움켜줍니다. (마치 엄지발가락을 뒤쪽으로 당겨준다고 상상해 보세요.)

③ 동작을 제대로 하고 있다면, 발바닥 근육이 강하게 수축하는 게 느껴질 것입니다. (만약 쥐나는 듯한 느낌이 든다면 그것 또한 제대로 하는 게 맞습니다.)

④ 5초 동안 유지하고 20번 반복해 줍니다.

2 | 발/발바닥 근력 운동-1

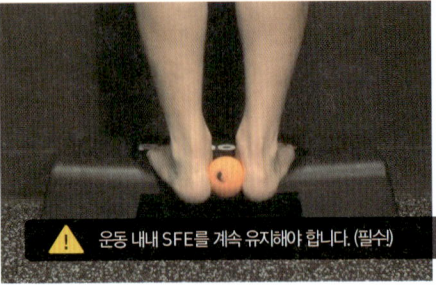
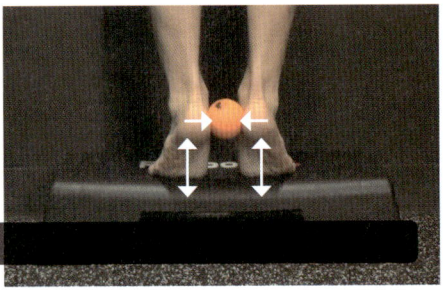

1. 벽돌 끝에 섭니다.
2. 양쪽 발목 사이에 마사지 볼을 끼웁니다.
3. SFE(발가락 운동의 아버지)를 활성화시키면서 공을 압박합니다.
4. 공을 압박하면서 발을 들어 올렸다 내렸다 반복해 줍니다. 30번 반복합니다.

3 | 족저근막염 재활 운동

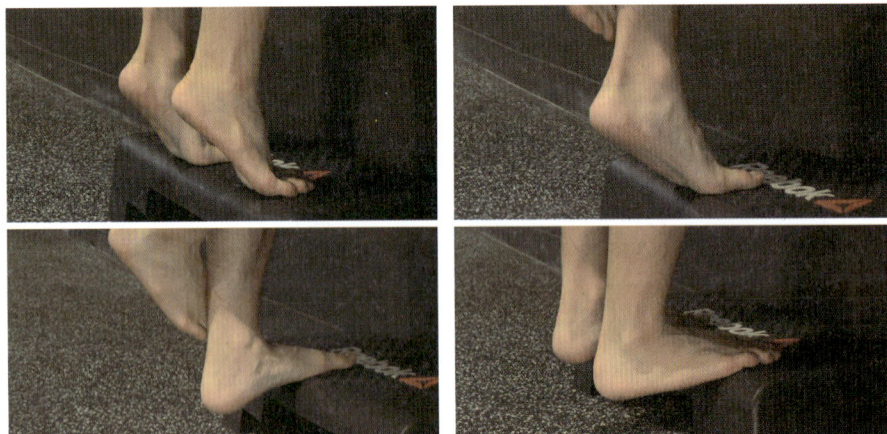

1. 의자나 계단 위에 올라가서 벽을 짚고, 양쪽 발로 올라가서 까치발을 들어줍니다.
2. 멀쩡한 발은 반대쪽 무릎 위에 걸치고, 족저근막이 있는 발로 체중을 지지하면서 천천히 내려줍니다.
3. 다시 양쪽 발로 계단 위로 올라간 다음, 똑같이 반복해 줍니다.
4. 12개씩 4세트 반복합니다.

FHL의 핵심 원인, 장비골근 약화

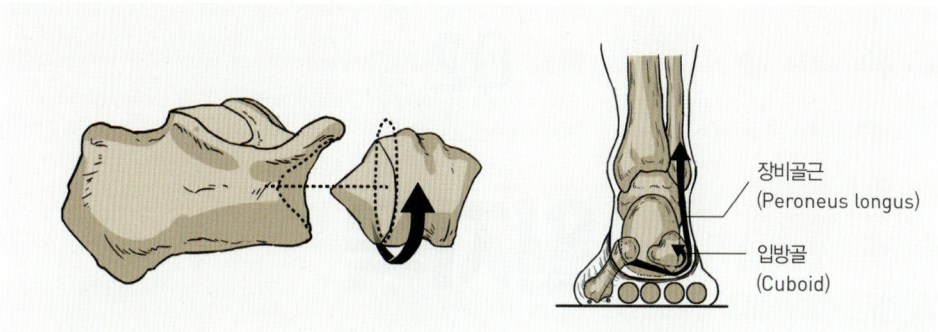

장비골근은 보행 중 족근골간 관절Midtarsal joint을 고정시켜서 아치를 안정화시키는 역할을 합니다. 앞서 말했듯 아치의 안정화는 엄지발가락이 펴질 때 반드시 필요한 요소 중 하나이기 때문에, 이러한 역할을 해주는 장비골근의 약화는 FHL로 이어질 수밖에 없습니다.

장비골근 운동

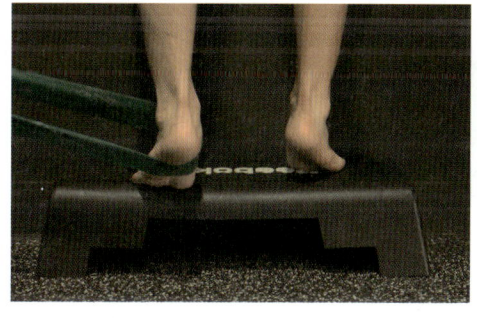 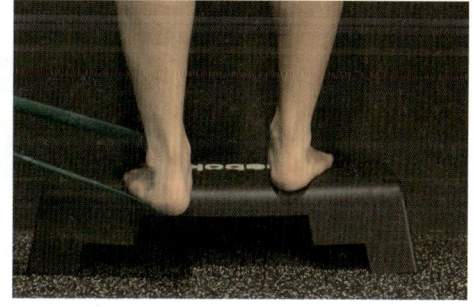

① 엄지발가락에 체중이 실리도록 한 상태로, 최대치의 4분의 1 정도로 뒤꿈치를 들어 올려줍니다. (장비골근이 약한 상태에서 완전히 들어 올리게 될 경우, 안정적으로 장비골근 운동을 하는 게 불가능합니다.)

② 발의 안쪽에 밴드를 묶고, 바깥쪽으로 당겨주는 저항을 가해줍니다.

③ 이때 무게중심은 내내 엄지발가락 쪽에 실리도록 유지해야 합니다.

④ 또한 발목 외측부에 힘이 들어가는 느낌에 집중합니다.

⑤ 30초씩 5세트 반복합니다.

02

일자목

Flat neck posture

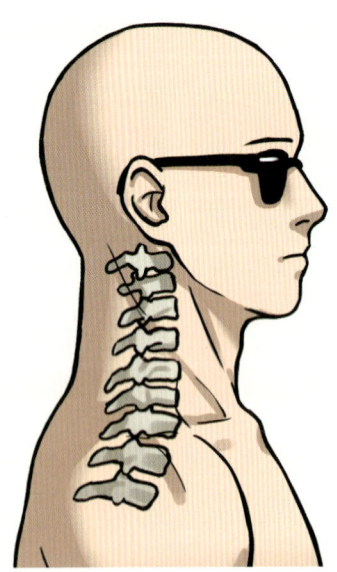

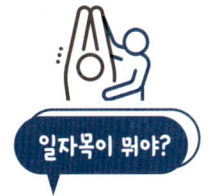

일자목

  일자목은 말 그대로 목뼈가 일자 형태로 변형된 체형을 의미한다. (왼쪽-일자목, 오른쪽 정상) 정상적인 목에는 커브가 있어서 목에 가해지는 스트레스를 효과적으로 줄여줄 수 있지만, 일자목은 커브가 전혀 존재하지 않아, 목에 가해지는 스트레스를 그대로 받기 때문에 일자목이 있는 사람들은 정상적인 사람보다 훨씬 빠르게 목 디스크가 나타나게 되고 항상 목이 뻐근한 증상이 나타나게 된다.

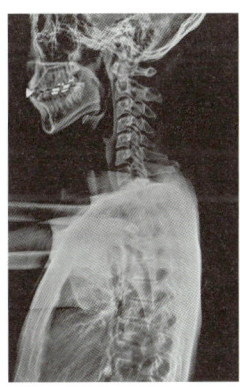 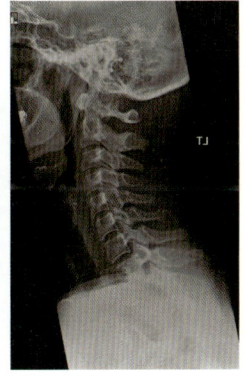

일자목 체형

일자목은 거북목과 혼동하기 쉬운 체형인데, 사실 일자목과 거북목은 완전히 다른 체형이며 치료방법 또한 전혀 다르다. (대부분의 거북목(A, B)은 T1의 각도가 큰 반면, 일자목(C, D)은 T1의 각도가 작다.)

※T1: T1은 흉추(Thoracic spine) 1번을 의미한다.

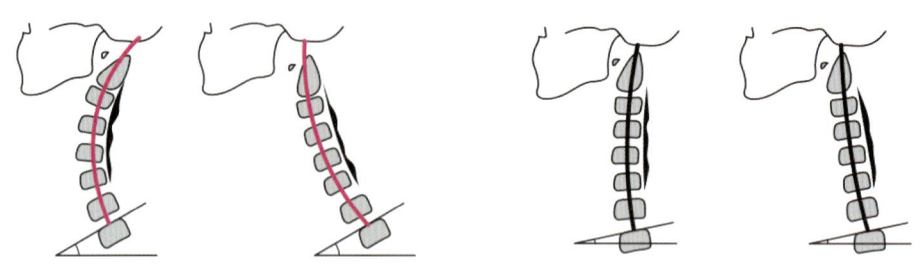

일자목 패턴

거북목과 일자목의 가장 큰 차이점은 T1의 각도인데, T1의 각도가 크다면, 등이 둥글게 말린 체형이 나타나고, T1의 각도가 작다면, 등이 일자로 펴진 체형이 나타난다. 그래서 T1의 각도가 큰 거북목 체형에 도움이 되는 운동들은 T1의 각도가 작은 일자목 체형에 안 좋은 경우가 많다. (때문에 절대로 일자목과 거북목은 혼동해서는 안 된다.)

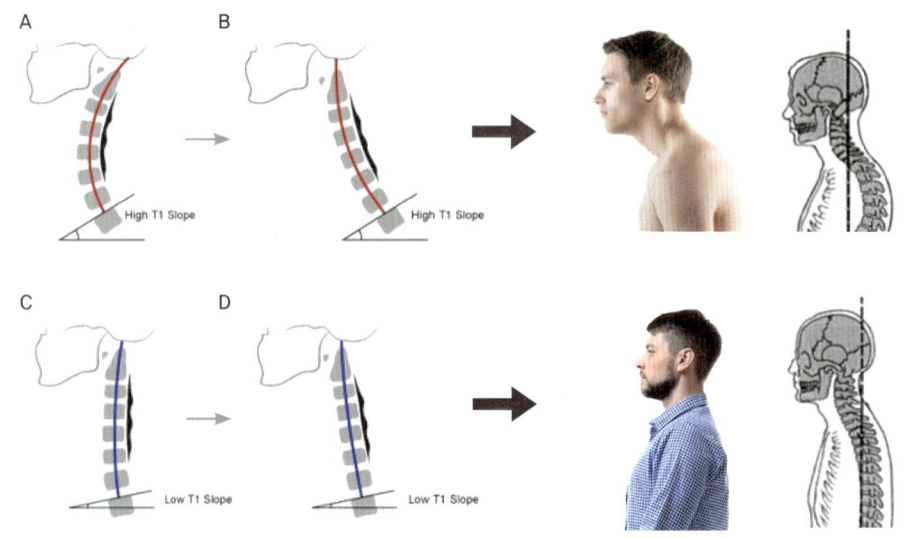

일자목 원인

일자목의 원인은 굉장히 다양하며, 올바른 교정을 위해서는 이러한 원인을 명확하게 이해하는 게 중요하다. (원인에 따라서 치료 방법도 전혀 달라지기 때문이다.)

일자목은 특히 장시간 서 있는 생활습관을 가진, 군인들에게서 나타나기 생기기 쉬운데, 이는 차렷 자세를 할 때, 턱을 당긴 상태로 허리를 편평하게 세우기 때문이다. (심지어 장시간 유지하기 때문에 매우 치명적이다.)

※ 심지어 외국에서는 일자목을 군인목, Military neck syndrome 이라고도 부른다.

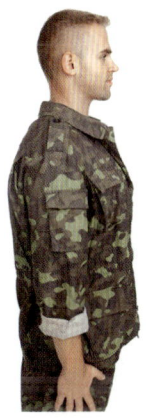 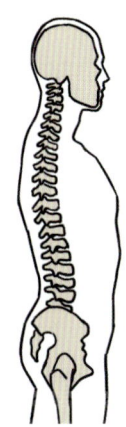

일자목을 유발하는 대표적인 안 좋은 생활습관   커브가 약한 마른 체형

이 외에도 선천적으로 마른 체형에서도 나타나기 쉬운데, 근육이 적고 마른 체형의 경우, 척추의 커브 자체가 상당히 약하기 때문에 일자목이나 편평 등에 노출될 가능성이 굉장히 높다.

진단 및 평가

평가1 벽에 붙여보기

▼ 평가법

1 | 벽에 날개뼈와 골반이 붙도록 섭니다.
2 | 그 다음 뒤통수와 어깨를 벽에 붙여봅니다. (목에 억지로 힘을 주지 않도록 합니다.)
3 | 자세가 준비되면 목 뒤에 손가락을 넣어봅니다.

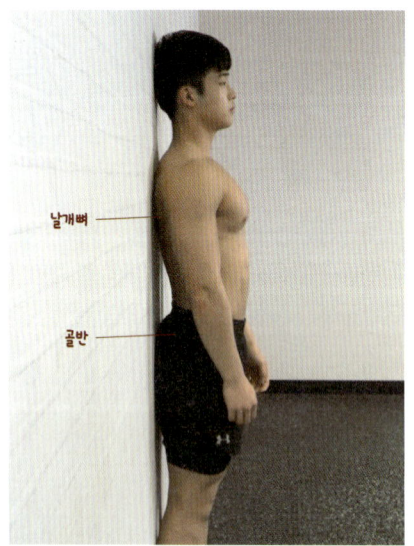

주의 • 억지로 힘을 줘서 머리를 벽에 붙이는 것은 의미가 없습니다.

▼ 분석 결과

1 | **정상 기준(둘 다 충족해야 함)**
   ✓ 골반과 날개뼈가 동시에 벽에 닿을 것.
   ✓ 목과 벽 사이의 거리가 손가락 2개 이상 들어갈 정도의 간격이 나올 것.

2 | **비정상 케이스**
   ✓ 목에 손을 넣었을 때, 손가락이 2개 이하로 들어간다면 일자목 의심.

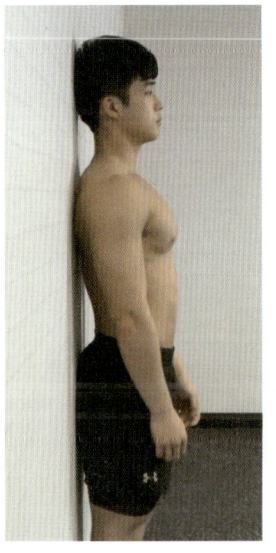
정상

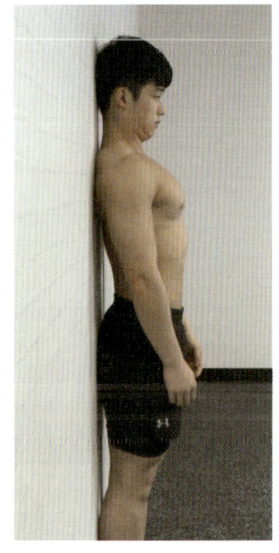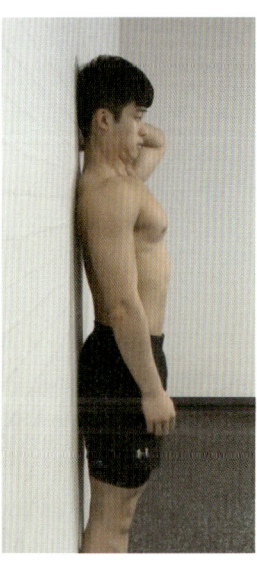
비정상

평가2 · 척추 관찰 검사

▼ **평가법**

1 | 거울을 보고 옆으로 섭니다.
2 | 옆모습을 봤을 때, 척추가 S자 모양인지 확인합니다.

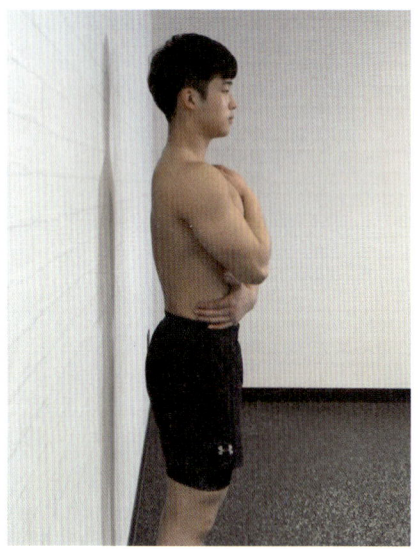

주의 • 복부에 힘을 주거나, 허리에 힘을 주지 말고 힘을 완전히 푼 상태에서 진행합니다.

▼ 분석 결과

1 | **정상 기준**
   ✓ 옆에서 봤을 때 척추가 S자 형을 유지해야 함.

2 | **비정상 케이스**
   ✓ 옆에서 봤을 때 척추가 I자 형으로 나타남. (혹은 커브의 깊이가 매우 얕음)

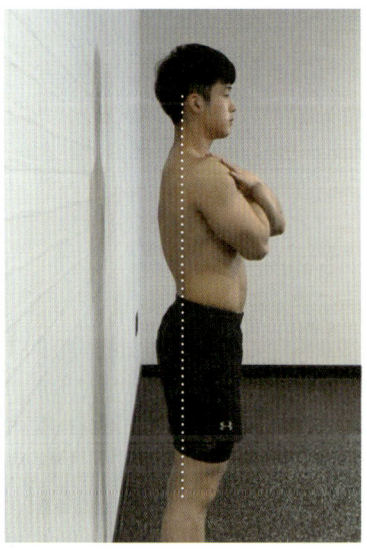
정상

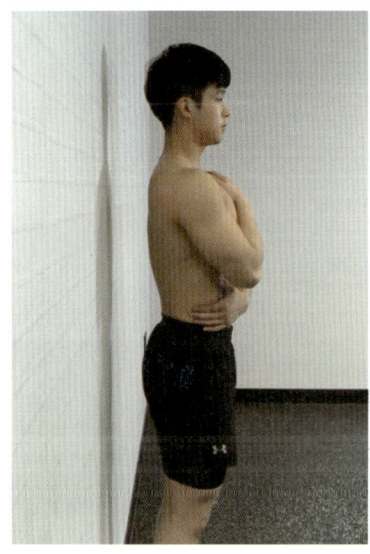
비정상

일자목

평가3   선 자세에서 45도로 숙여보기

> ▼ 평가법

1 | 선 자세에서 시작해서, 팬티라인을 접어준다고 상상하면서 허리를 천천히 숙여줍니다.
2 | 사진과 같이 척추가 S자 형으로 나타나는지 확인합니다.

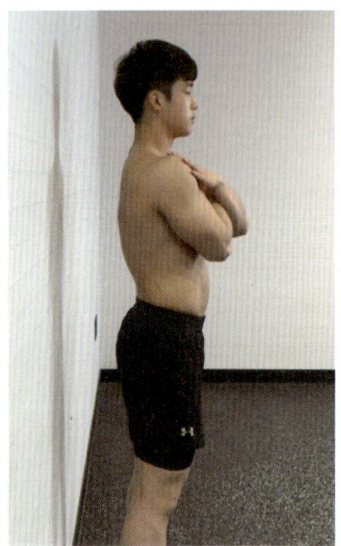 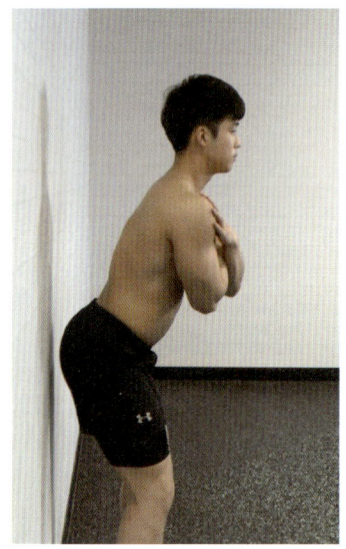

주의 • 벽 앞에 서서, 엉덩이를 벽에 붙여준다고 상상하면서 접어주세요.

▼ 분석 결과

1 | 정상 기준
- ✓ 허리를 숙였을 때 자연스럽게 S자형 척추가 나타나야 함.

2 | 비정상 케이스
- ✓ 허리를 숙였을 때 허리는 둥글게 굽고, 등은 펴짐.

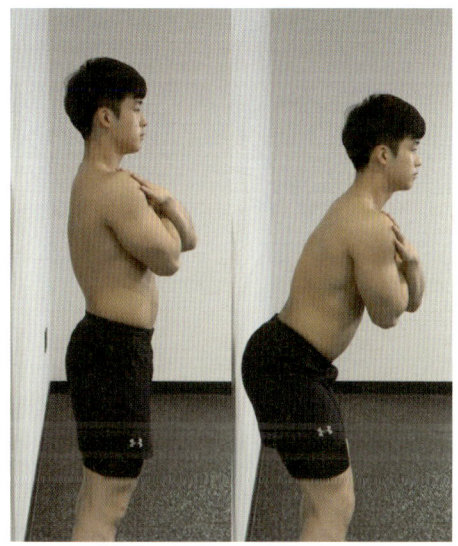

정상

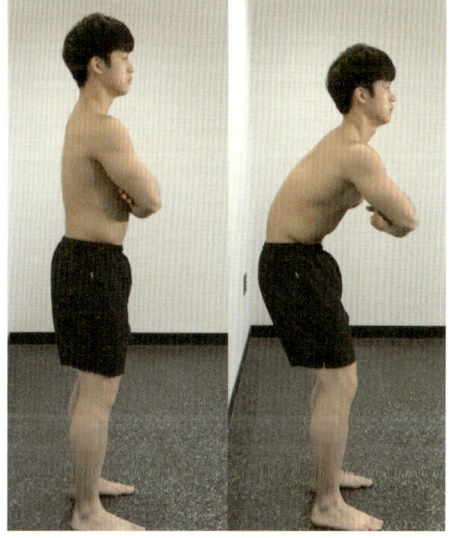

비정상

교정 및 치료

일자목 교정 방법

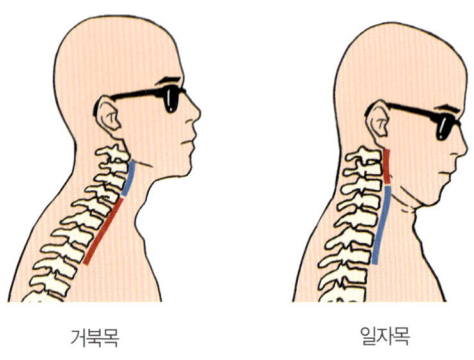

거북목　　　　　　　일자목

일자목 교정은 약해진 척추 커브를 회복시키고, 근육 불균형을 개선하는 방향으로 진행하며, 이는 총 3단계로 구성된다.

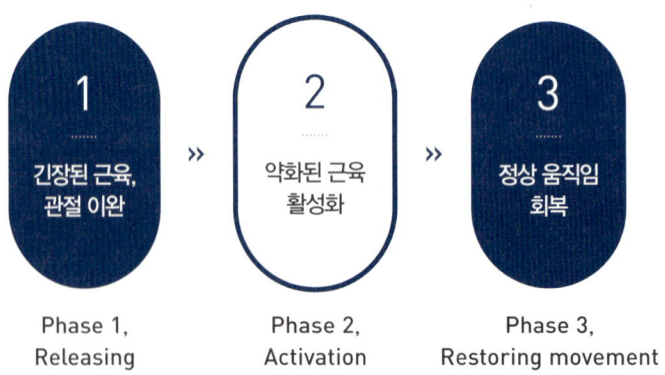

Phase 1,　　　　Phase 2,　　　　Phase 3,
Releasing　　　Activation　　　Restoring movement

1단계   긴장된 근육 풀어주기

1 | 맨손을 이용한 견갑거근 마사지

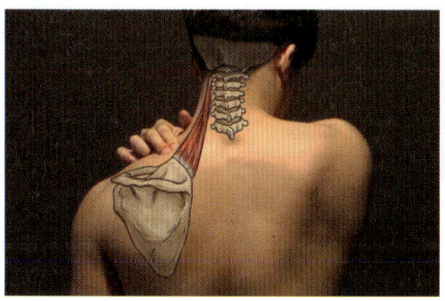 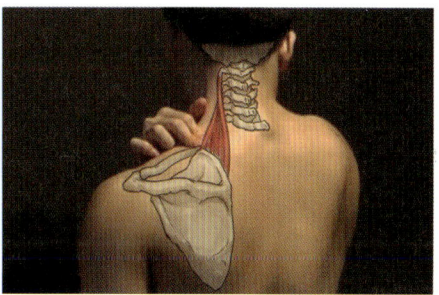

① 한 손을 반대쪽 어깨 뒤로 넘겨서, 날개뼈를 찾아준 다음 바로 대각선 위쪽을 잡아서 고정해 줍니다.

② 그 상태에서 머리를 천천히 대각선 방향으로 숙여줬다가, 젖혀주는 걸 반복합니다.

③ 어깨 근육이 풀리는 느낌에 최대한 집중합니다.

2 | 맨손을 이용한 승모근 마사지

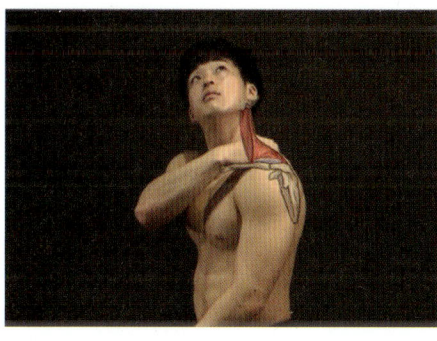 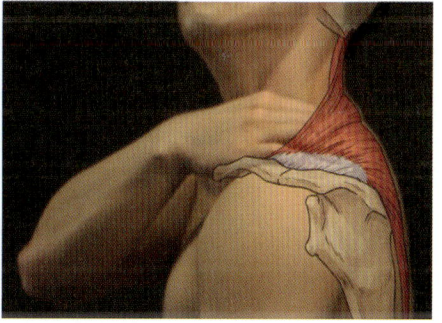

① 의자에 앉아서 한 손을 어깨 뒤로 넘겨 승모근 부위를 잡고 꾹 압박해 줍니다.

② 그 상태에서 목을 반대쪽으로 꺾어준 다음 대각선 방향으로 숙여줬다가 목만 반대쪽으로 돌려줍니다.

③ 목이 꺾이지 않도록 주의하면서 천천히 돌려줬다가 다시 숙여줍니다.

④ 어느 정도 풀리면 약간 위치를 바꿔서 똑같이 반복해 줍니다.

⑤ 뻐근한 근육이 풀리는 느낌에 최대한 집중하면서 12번 반복합니다.

일자목

3 | 맨손을 이용한 능형근 마사지

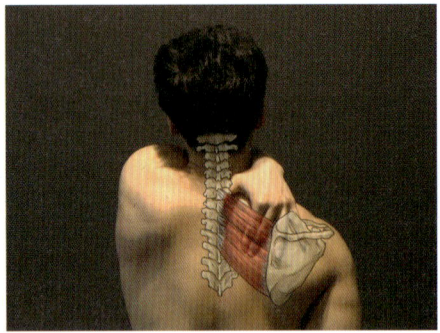 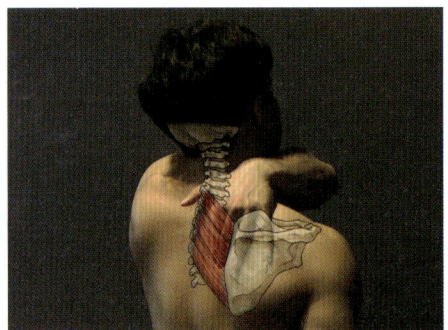

① 의자에 앉아서 한 손은 뒤로 넘겨준 다음, 반대쪽 손은 어깨 뒤로 넘겨서 날개뼈 안쪽에 위치한 능형근을 잡아줍니다.

② 그리고 이렇게 위아래로 천천히 풀어주면서 12초 정도 반복합니다.

③ 근육이 부드러워진 게 느껴지면 약간 위치를 바꿔서 조금 위쪽 혹은 아래쪽도 똑같이 반복해서 풀어줍니다.

4 | 흉추 굴곡 가동성 운동&스트레칭

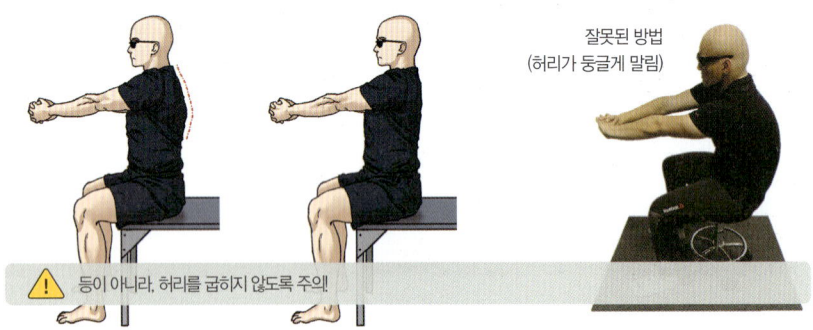

① 허리를 펴고 바로 앉습니다.

② 양손을 깍지 끼고 앞으로 뻗어 명치 앞쪽에 깍지 낀 손이 위치되도록 합니다.

③ 깍지 낀 손을 앞으로 쭉 밀어내고 명치 위치 뒤쪽 등뼈가 뒤로 밀려 나오도록 서로 반대로 밀어냅니다.

④ 15초 유지, 4회 반복합니다.

5 | 경추 굴곡근 스트레칭

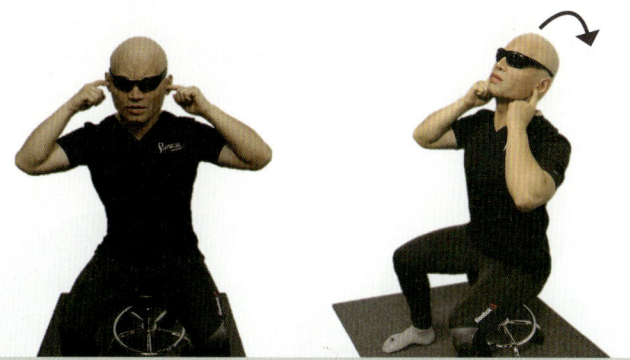

⚠️ 과도하게 머리를 뒤로 넘기지 않도록 하고 머리를 뒤로 넘길 때 귓구멍이 제자리에 있지 않고 뒤로 과도하게 이동되지 않도록 한다. 과도한 스트레칭은 경추의 불안정성과 신경근의 압박을 일으킬 수 있다.

1. 바로 앉은 자세를 취합니다.
2. 양쪽 귓구멍에 검지를 넣습니다.
3. 귓구멍이 제자리에 있게 한 상태로 머리를 천천히 뒤로 넘깁니다.
4. 끝 범위에 적당히 도달하면 5초 유지 후 돌아옵니다.
5. 6회 정도 반복합니다.

일자목

2단계 | 약화된 근육 활성화

1 | 네발기기 자세에서 경추 신전근 강화 운동

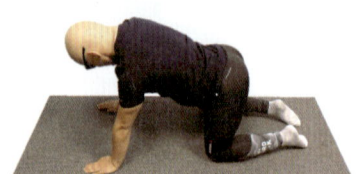 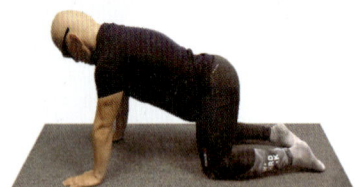

① 네발기기 자세(고양이 자세)를 취합니다.

② 허리를 살짝 바닥 쪽으로 눌러 펴고 배꼽을 넣는 힘을 줍니다.

③ 손으로 바닥을 밀어내고 등을 둥글게 하면서 천장 방향으로 밀어 올립니다.

④ 이때 허리가 굽혀지지 않도록 하고 승모근, 견갑거근에 과도한 힘을 주지 않도록 합니다. 이는 어깨를 골반 방향으로 살짝 내려주는 동작을 통해 이루어질 수 있습니다.

⑤ 머리를 뒤로 펴 줍니다. 이때 등과 허리 정렬을 유지하고 어깨에 힘이 들어가지 않도록 하면서 목뒤 근육을 이용해 펴도록 합니다.

⑥ 뒤로 편 머리를 다시 원위치로되돌립니다.

⑦ 20회씩 2set 반복합니다.

2 | 복직근 강화를 위한 크런치

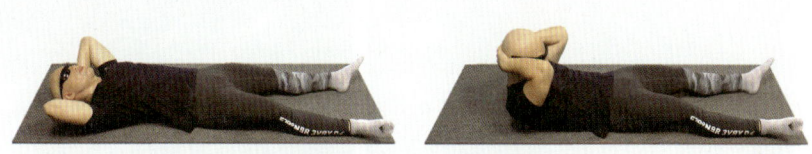

⚠️ 3번의 단계에서 목을 지나치게 굽히지 않도록 하고 양손으로 머리 무게를 받쳐주어 목에 가해지는 부담을 감소시키도록 한다.

1. 무릎을 굽혀 바로 누운 자세를 취합니다.
2. 양손을 머리 뒤로하여 깍지를 끼고 머리 무게를 받칩니다.
3. 등을 둥글게 말아준다는 느낌으로 상체를 들어 올립니다.
4. 이때 날개뼈가 바닥에서 들어올려져 닿지 않을 때까지 상체를 들어 올리고 허리는 들어 올리지 않도록 합니다.
5. 3초 유지 후 바닥으로 내려옵니다. 10회씩 3set 반복합니다.

3 | 외복사근 강화 운동

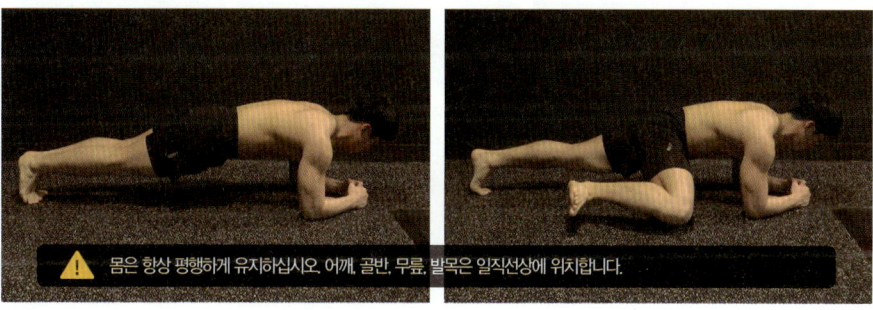

⚠️ 몸은 항상 평행하게 유지하십시오. 어깨, 골반, 무릎, 발목은 일직선상에 위치합니다.

1. 사진과 같은 자세를 합니다. (양 무릎을 구부리고, 팔꿈치로 체중을 지지)
2. 좋은 자세를 유지하기 위해 계속 코어근육을 수축해 줍니다.
3. 한 쪽 무릎을 같은 쪽 팔꿈치 쪽을 향해 당겨줍니다.
4. 5초 동안 유지하고 반대쪽도 반복해 줍니다. (10번 반복)

일자목

4 | 흉추 가동술 운동

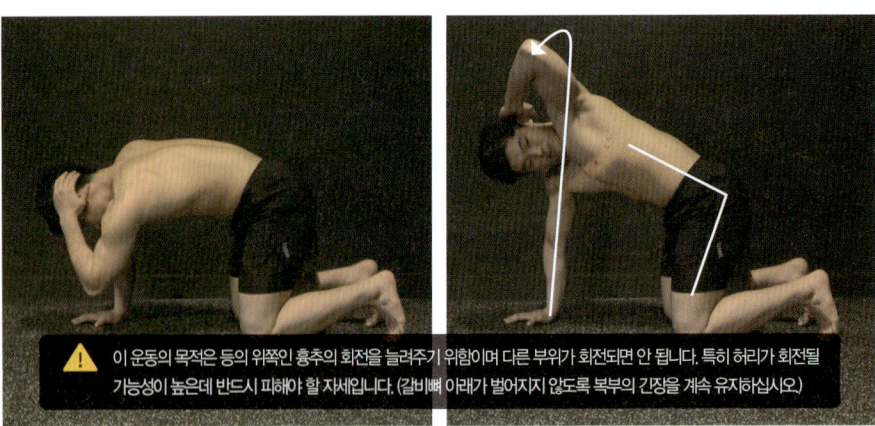

⚠ 이 운동의 목적은 등의 위쪽인 흉추의 회전을 늘려주기 위함이며 다른 부위가 회전되면 안 됩니다. 특히 허리가 회전될 가능성이 높은데 반드시 피해야 할 자세입니다. (갈비뼈 아래가 벌어지지 않도록 복부의 긴장을 계속 유지하십시오.)

① 네발기기 자세로 엎드립니다. (사진 참고)

② 한 손은 머리 뒤를 잡습니다.

③ 머리를 잡은 손의 방향대로 척추를 회전합니다.

④ 20번 정도 반복해 줍니다. 반대쪽도 반복해 줍니다.

5 | 고관절 굴곡근 강화

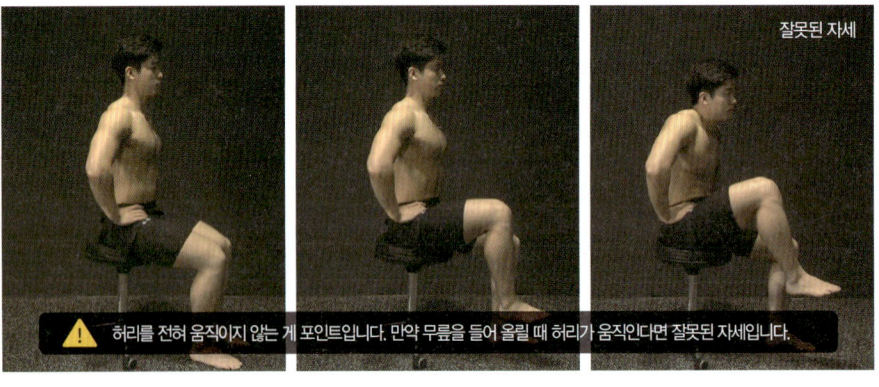

⚠ 허리를 전혀 움직이지 않는 게 포인트입니다. 만약 무릎을 들어 올릴 때 허리가 움직인다면 잘못된 자세입니다.

① 바르게 앉습니다. (사진 참고)

② 허리는 움직이지 않고 무릎만 천장 쪽으로 들어 올립니다.

③ 5초간 유지합니다.

④ 반대쪽도 반복해 주고, 30번 반복합니다.

3단계 정상 움직임 회복 운동

1 | 앉은 자세에서 고관절 경첩 운동

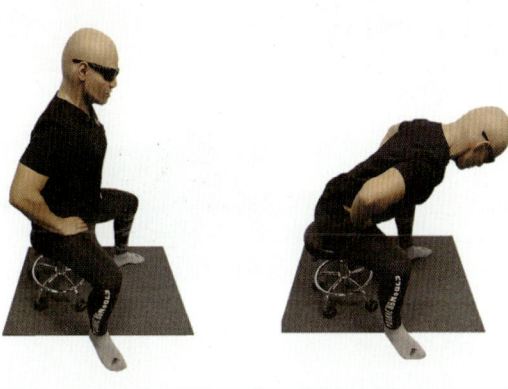

⚠️ 허리가 둥글게 말리지 않도록 주의!

① 똑바로 앉은 자세를 취하고 손은 허벅지 위에 편하게 올려놓습니다.
② 꼬리뼈를 치켜세워 허리를 폅니다. (이때 과도하게 치켜세워 허리가 너무 펴지지 않도록 합니다.)
③ 가슴을 적당히 펴고 날개뼈를 살짝 뒤-아래쪽 방향으로 1cm 정도 끌어당겨줍니다.
④ 턱을 살짝 당겨 정면을 응시합니다.
⑤ 고관절을 이용해 앞으로 기울였다가 돌아옵니다.
⑥ 이때 허리와 등의 움직임은 없어야 합니다. 마치 상체가 막대처럼 뻣뻣하다는 상상을 하며 움직입니다.
⑦ 10회씩 3set 반복합니다.

2 | 네발기기 자세에서 고관절 경첩 운동

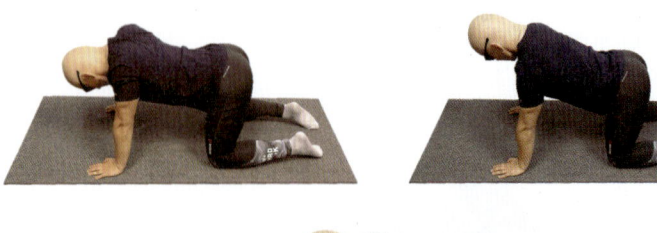

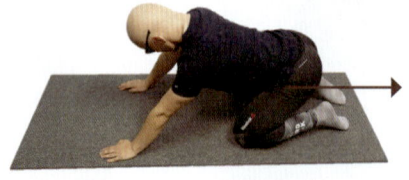

⚠️ 어깨를 오므려 등을 둥글게 말지 않도록 한다.

① 네발기기 자세를 취합니다.

② 꼬리뼈를 치켜세워 허리를 펴 줍니다. 이때 과도하게 치켜세워 허리가 너무 펴지지 않도록 합니다.

③ 허리를 편 상태로 유지한 다음 팔로 바닥을 밀고 등을 천장 방향으로 밀어올리는 느낌으로 등을 둥글게 말아줍니다.

④ 이때 허리가 움직이지 않도록 주의합니다.

⑤ 턱을 당겨 머리가 바닥 쪽으로 떨어지지 않도록 합니다.

⑥ 허리와 등, 머리의 정렬을 유지하면서 골반을 엉덩이 방향으로 뒤로 이동시킵니다.

⑦ 이때 흔하게 등이 펴지거나 허리가 굽혀질 수 있으니 교정 자세를 완전히 유지하면서 움직이도록 주의합니다.

⑧ 10회씩 3set 반복합니다.

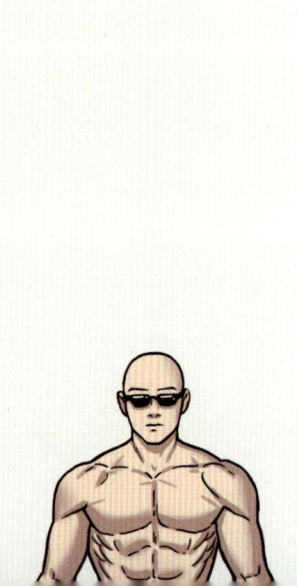

03

굽은 등

Rounded shoulder

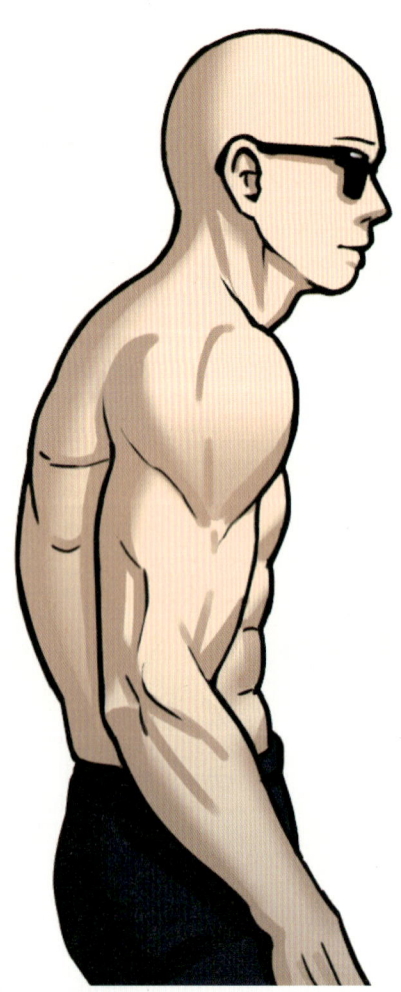

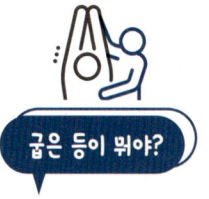

굽은 등

쉽게 말하자면 우리가 흔하게 볼 수 있는 나쁜 자세 그 자체라고 볼 수 있습니다. 굽은 등(라운드 숄더)이 있으면 사진에서 보다시피 어깨가 앞으로 쏠리게 됩니다. 이걸 전문용어로 표현하자면 견갑골이 전인 / 전방경사 / 거상 되고 상완골이 전방전위+내회전되었다고 합니다.

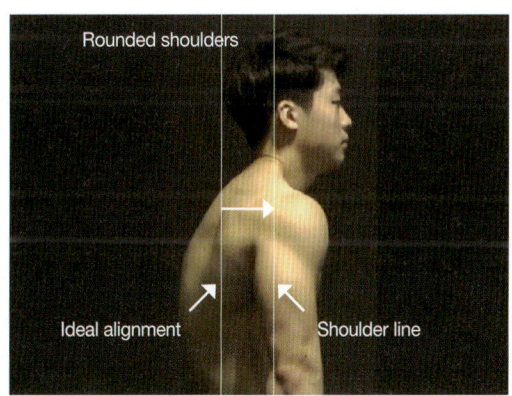

굽은 등은 왜 생길까?

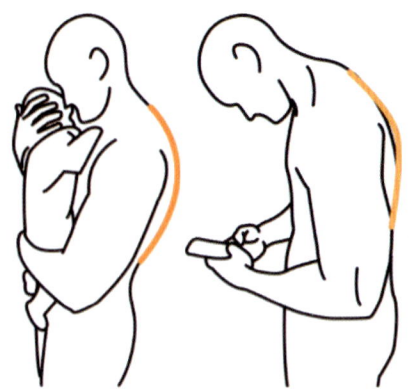

제가 장담하건대 지금 손을 든 사람들은 대부분의 시간을 구부정한 자세로 보냈을 것입니다. 아닌가요? 구부정한 자세를 하루 종일 지속하는 것은 올바른 자세를 유지할 수 있게 해주는 근육들을 망가뜨립니다.

굽은 등은 특별한 원인이 있는 게 아니라 일상생활 동안 나쁜 자세를 지속하게 되면서 생기게 됩니다. 아래의 일상생활 중 하나라도 해당된다면 손을 들어보세요.

1. 하루 종일 앉아 있는다.
2. 컴퓨터/노트북/스마트폰/태블릿을 오랫동안 쓴다.
3. 장시간 고개를 숙이고 있는다.
4. 장시간 운전을 한다.
5. 허리를 구부리고, 짐을 옮긴다.
6. 옆으로 잔다. (수면 자세)

근육들에게 무슨 일이?!

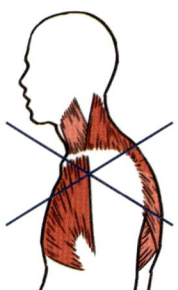

늘어나는 근육들
심부 경추굴곡근

짧아지는 근육
상부 승모근과 견갑거근

짧아지는 근육
흉근

늘어나는 근육들
하부 승모근과 전거근

긴장되는 근육 (이 근육들은 어깨를 앞으로 당겨줍니다.)

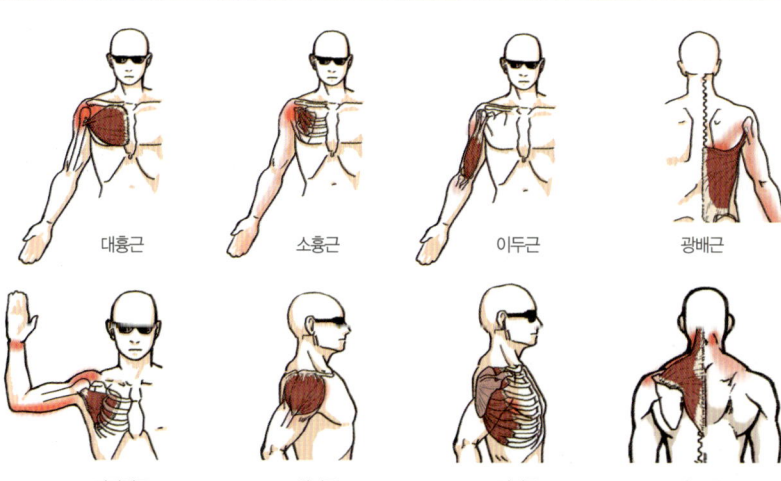

대흉근 소흉근 이두근 광배근

견갑하근 삼각근 전거근 승모근

약해지는 근육 (이 근육들은 어깨를 뒤로 당겨줍니다.)

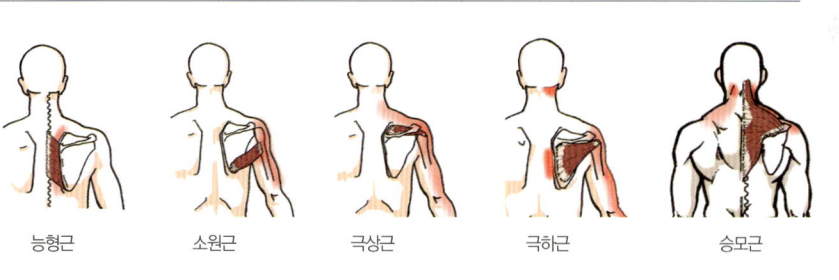

능형근 소원근 극상근 극하근 승모근

굽은 등

진단 및 평가

평가1 누웠을 때 어깨 높이

▼ 평가법

1 | 누웠을 때 양 어깨가 바닥에 닿는지 확인합니다.
2 | 정상적인 경우 양 어깨는 바닥에 닿지만, 라운드 숄더가(굽은 등)이 있다면 어깨가 바닥에 닿지 않고 떠 있을 것입니다.

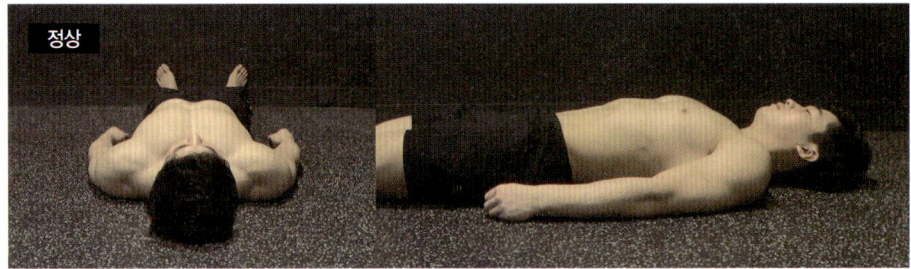

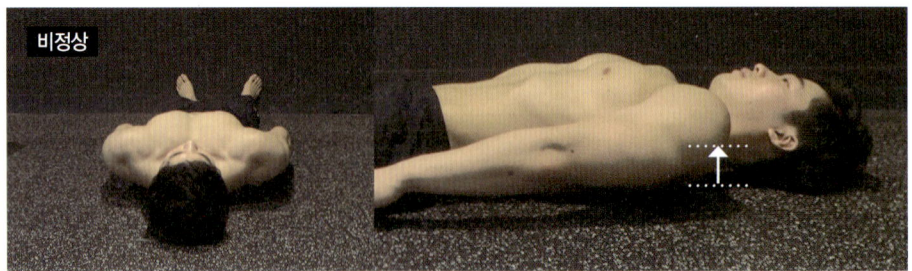

 • 억지로 어깨를 붙이려고 하지 마십시오. 만약 그렇게 한다면 어깨는 붙지만 대신 허리가 바닥에서 뜨게 될 것입니다.

평가2 굽은 등 자가진단

▼ 평가법

1 | 벽에 발뒤꿈치부터 엉덩이 등 머리를 다 붙입니다.
2 | 턱을 살짝 당기고 양 팔을 90도로 들어 올린 뒤 벽에 붙입니다.
3 | 팔꿈치와 손등이 전부 벽에 닿는지 확인합니다.

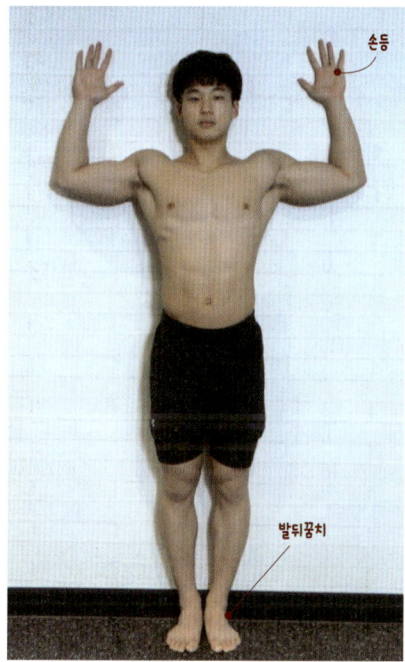
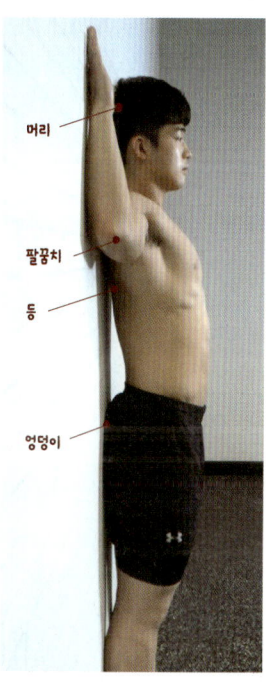

주의 • 발뒤꿈치가 떨어지지 않게 합니다.

굽은 등
065

> ▼ 분석 결과

1 | **정상 기준(둘 다 충족해야 함)**
   - ✓ 골반과 등이 벽에 닿음
   - ✓ 팔이 뜨지 않고 벽에 완전히 닿음

2 | **비정상 케이스**
   - ✓ 허리가 뜨는 경우 (광배근이 짧거나 어깨의 외회전이 제한돼서 생기는 보상작용)
   - ✓ 팔 위쪽이 뜨는 경우 (어깨가 앞으로 굽어서, 견갑골과 어깨 가동 범위가 제한되는 케이스)
   - ✓ 목이 앞으로 내밀어지는 경우 (어깨가 아닌, 등이 굽은 케이스)
   - ✓ 팔꿈치가 뜨는 경우 (견갑골과 어깨의 가동 범위에 제한이 생긴 케이스)

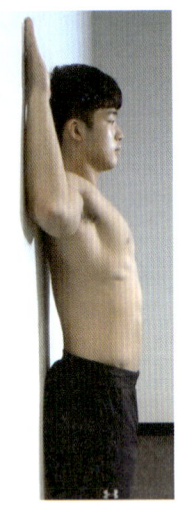 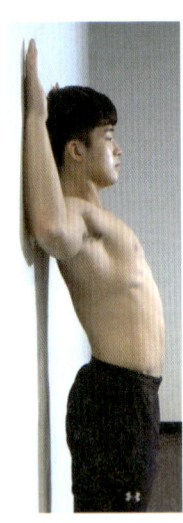 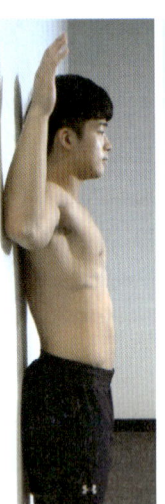 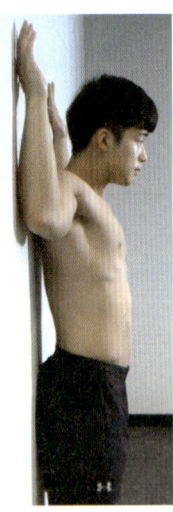 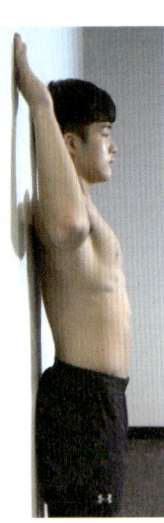

정상   비정상

평가3 굽은 등 자가진단2

> ▼ 평가법

1 | 거울을 보고 선 자세에서 눈을 감습니다.
2 | 팔에 힘을 빼기 위해 어깨를 3~5번 정도 털어줍니다.
3 | 정면, 후면, 측면 모습을 촬영합니다.

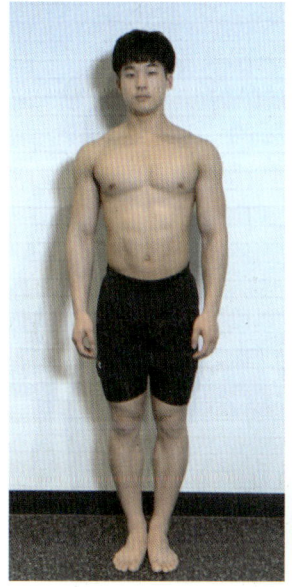 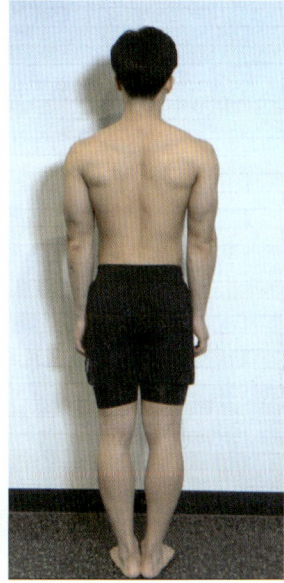 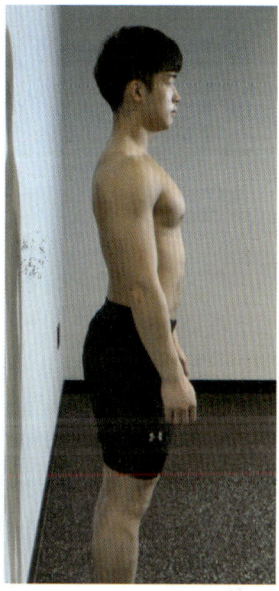

정면 후면 측면

주의 • 억지로 등을 세워주려고 하지 마세요.

▼ 분석 결과

1. 정상 기준(둘 다 충족해야 함)
   - ✓ 귀와 어깨뼈 중앙이 수직선상에 위치함
   - ✓ 손등이 바깥쪽을 향함

2. 비정상 케이스
   - ✓ 날개뼈가 바깥쪽으로 벌어진 경우 (견갑골 전인 근육의 단축이 예상되는 케이스)
   - ✓ 손등이 정면을 향하는 경우 (어깨 내회전 근육들의 단축이 예상되는 케이스)
   - ✓ 팔꿈치가 굽혀져 있는 경우 (팔꿈치 굴곡근의 단축이 예상되는 케이스)
   - ✓ 등이 과도하게 굽은 경우 (선천적인 굽은 등 혹은, 복근은 단축되고 기립근은 약해진 케이스)

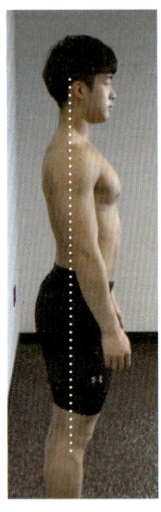 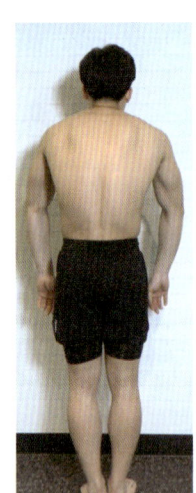 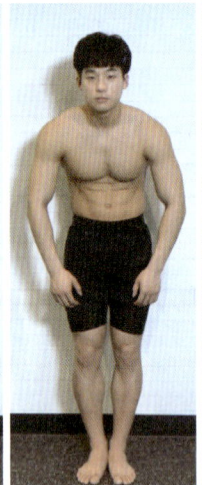 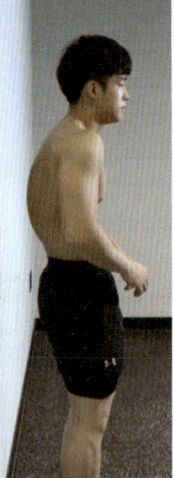 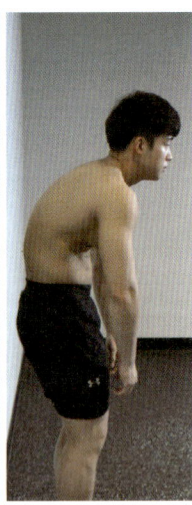

정상   비정상

평가4   굽은 등 자가진단3

> ▼ 평가법

1 | 팔걸이가 있는 의자를 45도 정도 회전시켜준 다음, 정면을 보고 앉습니다.
2 | 회전 검사를 시행하는 쪽의 다리(다음 사진의 경우 오른쪽)로 반대쪽 발목을 고정시켜준 다음, 양쪽 무릎을 붙여줍니다.
3 | 양손을 교차하여 양쪽 어깨를 잡아줍니다.
4 | 그 상태에서 천천히 상체만 회전시켜줍니다. (최대한)

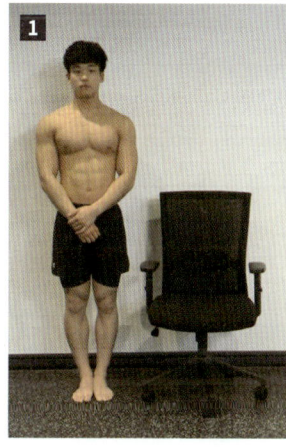 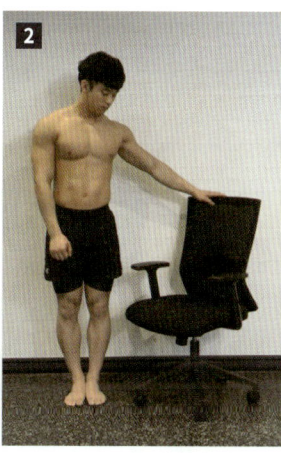 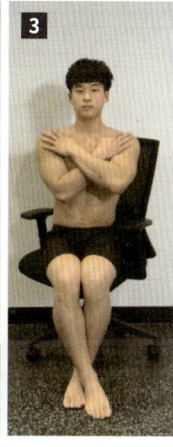 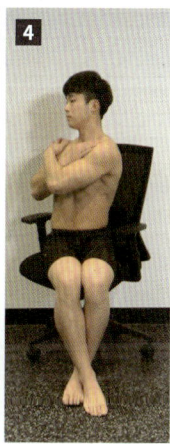

> 주의 • 의자는 회전시키고, 몸은 반드시 정면을 향한 상태로 검사하는 게 좋습니다.

▼ 분석 결과

1 | **정상 기준(둘 다 충족해야 함)**
   - ✓ 몸을 돌리는 쪽 다리로 고정
   - ✓ 의자 팔걸이와 몸통의 회전 각도가 일치

2 | **비정상 케이스**
   - ✓ 의자 팔걸이와 몸통의 회전 각도가 불일치 (회전이 덜됨, 흉추의 가동 범위가 제한되는 케이스)
   - ✓ 몸이 굽혀짐 (흉추의 가동 범위가 제한돼서, 흉추의 굽힘으로 보상 패턴이 나타나는 케이스)
   - ✓ 무릎이 벌어짐 (흉추의 가동 범위가 제한돼서, 골반을 움직이는 보상 패턴이 나타나는 케이스)
   - ✓ 반대쪽 다리로 발목을 고정하는 경우 (제대로 된 검사가 진행되지 않은 상태)

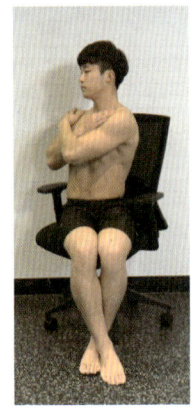 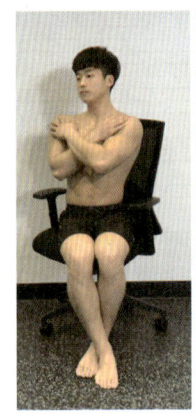 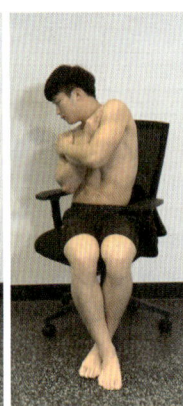 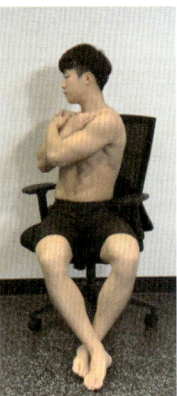 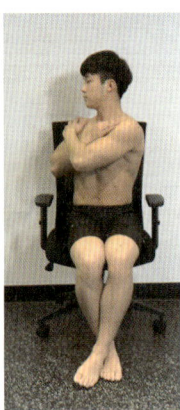

정상 | 비정상

교정 및 치료

굽은 등 교정 운동법

시작하기 앞서 주의사항을 알려 드리겠습니다.

> **첫 번째** 교정 운동을 할 때 최소한 20~30분 이상은 투자하세요. 짧고 굵게 하는 운동은 재활 운동이 될 수 없습니다.
>
> **두 번째** 아래의 프로그램은 주 2회 운동 프로그램입니다. 이 프로그램을 따라 한다고 즉각적으로 몸이 좋아지지는 않습니다. 다소 시간이 소요될 수 있으니 참고하세요.
>
> **세 번째** 이 프로그램은 몸의 한계를 뛰어넘기 위한 프로그램이 아닙니다. 이 운동을 하는 동안 통증을 호소해서는 안 되니 만약 통증이 있다면 반드시 전문가의 상담을 받도록 합니다.

▼ 굽은 등은 총 3단계에 걸쳐서 교정합니다.

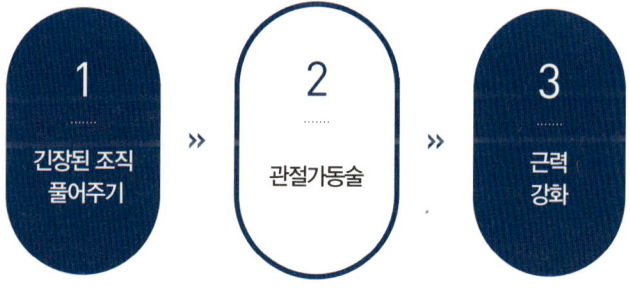

1단계   긴장된 조직 풀어주기

긴장된 조직들은 계속 구부정한 자세를 유발합니다. 즉, 이러한 조직들을 풀어주지 않으면 계속 구부정한 자세를 하게 되고, 결국 교정은 실패하게 됩니다.

긴장된 조직들을 풀기 위해 마사지 볼 하나만 있으면 됩니다. 푸는 방법에 대해서 알려드리겠습니다.

1. 풀고자 하는 부위에 볼을 놓습니다.
2. 체중을 이용해서 볼을 압박합니다.
3. 볼을 압박하면서 긴장된 부위 주변으로 원을 그려줍니다. (이때 통증이 나타날 수 있는데 그건 당연한 현상입니다.)
4. 각 부위 별로 1~2분씩 반복합니다. (통증이 줄어들 때까지 풀어주는데, 2분 이상이 걸릴 수도 있습니다.)

⚠️ 절대로 숨을 참지 마세요. 숨을 참을 필요가 전혀 없습니다. 또한 자연스러운 호흡을 해야 조직들이 제대로 풀립니다.

1 | 대흉근 풀어주기

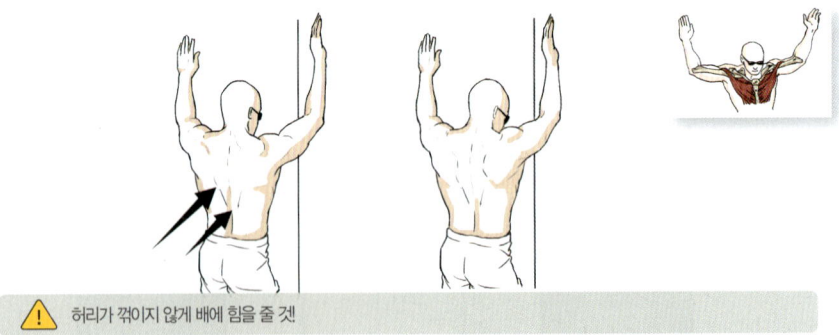

⚠️ 허리가 꺾이지 않게 배에 힘을 줄 것

① 벽 모서리에 서서 양손을 120도 정도 위로 올려준 다음, 양발을 살짝 벌려서 사진과 같이 자세를 취해줍니다.
② 가슴을 내밀면서 몸을 모서리 쪽으로 밀어줍니다.
③ 가슴 근육이 늘어나는 느낌에 최대한 집중하면서 12초씩 3세트 반복합니다.

2 | 소흉근 풀어주기

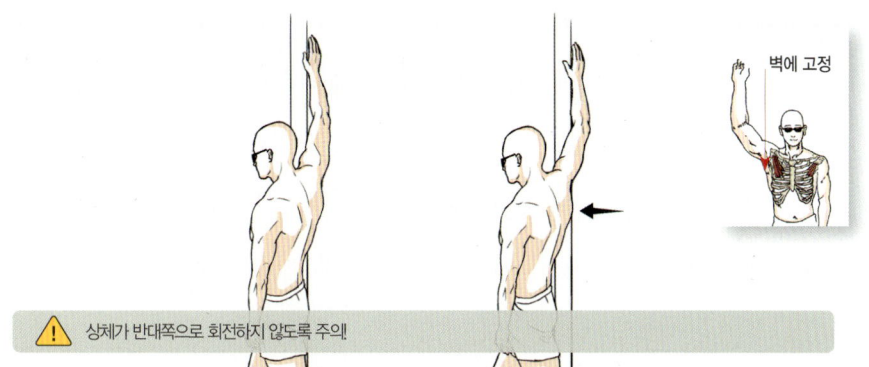

⚠ 상체가 반대쪽으로 회전하지 않도록 주의!

① 벽 모서리 앞에서 손을 120도 정도 올려준 다음, 우측 그림의 빨간 선 부위까지 전부 벽에 닿게 밀착시켜줍니다.

② 천천히 상체를 내밀어 주면서 몸 전체를 앞으로 이동시켜줍니다.

③ 소흉근 부위가 늘어나는 느낌에 집중하면서 15초씩 3세트 반복합니다.

3 | 관절낭 풀어주기

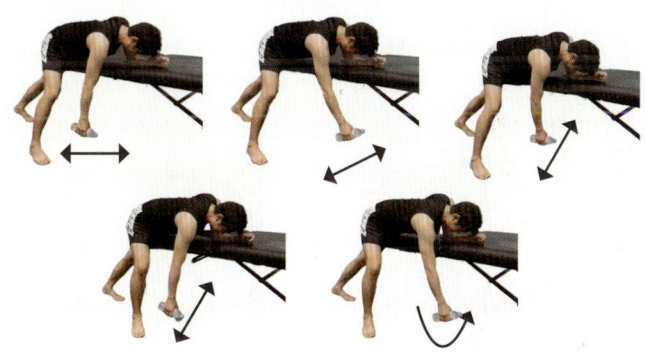

① 한 손은 탁자나 책상을 잡아서 고정하고 나머지 한 손은 물병이나 가벼운 물건을 잡고 사진과 같은 자세를 취해줍니다.

② 어깨가 빠진다는 느낌이 들지 않도록 날개뼈를 살짝 조여준 상태를 유지하면서 물병을 앞뒤로 움직여 줍니다. (5회 반복)

③ 이번에는 안쪽 바깥쪽으로도 움직여 줍니다. (5회 반복)

④ 2가지 동작이 끝나면 이번에는 원을 그려줍니다. (5회 반복) 앞-뒤, 안쪽-바깥쪽, 원 이렇게 3가지 동작을 1세트입니다.

4 | 능형근 풀어주기

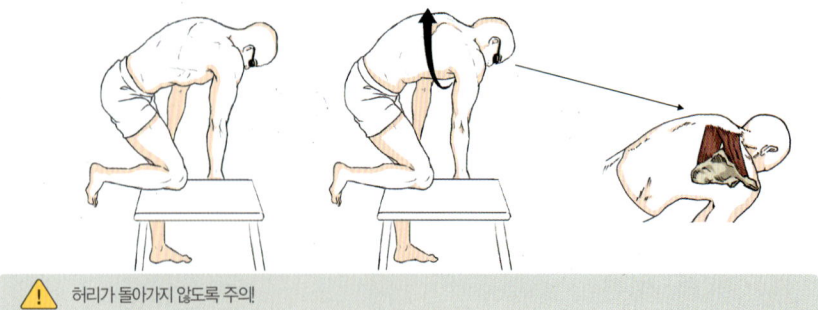

⚠️ 허리가 돌아가지 않도록 주의!

① 벤치에 한쪽 발과 손을 올려놓고 반대쪽 손은 손바닥이 벤치를 향하도록 잡아줍니다.

② 팔꿈치를 완전히 펴주고 벤치를 잡은 상태를 유지한 채로 상체를 반대쪽으로 돌려줍니다.

③ 날개뼈 안쪽 부위가 늘어나는 느낌에 최대한 집중하면서 15초씩 3세트 반복합니다.

5 | 능형근 & 중부승모근 스트레칭

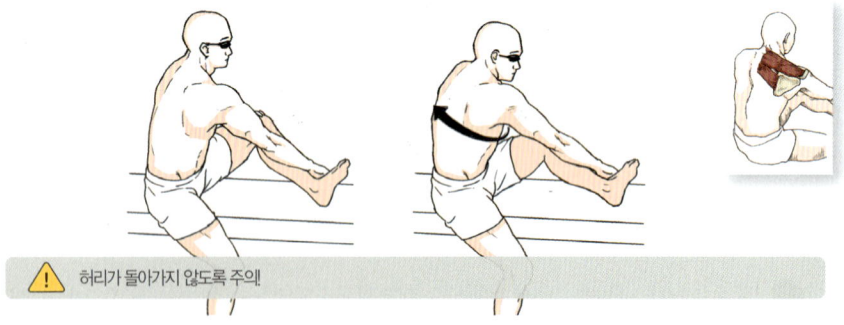

⚠️ 허리가 돌아가지 않도록 주의!

① 벤치에 앉아서 한쪽 다리를 올려준 다음, 반대쪽 손으로 발 바깥쪽에 손을 넣고 고정시켜줍니다.

② 상체를 반대쪽으로 돌려주면서 날개뼈 안쪽을 최대한 늘려줍니다. (이때, 팔꿈치가 굽혀지거나 다리가 움직여서는 안 됩니다.)

③ 날개뼈 안쪽 부위가 늘어나는 느낌에 최대한 집중하면서 15초씩 3세트 반복합니다.

6 | 맨손을 이용한 삼각근 풀어주기

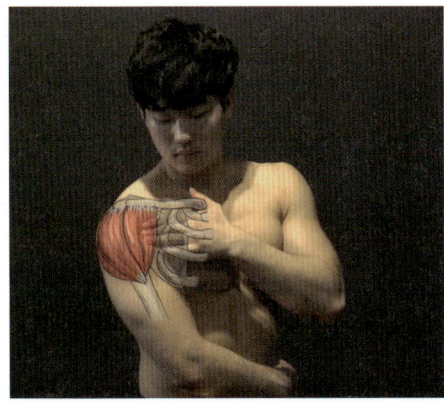 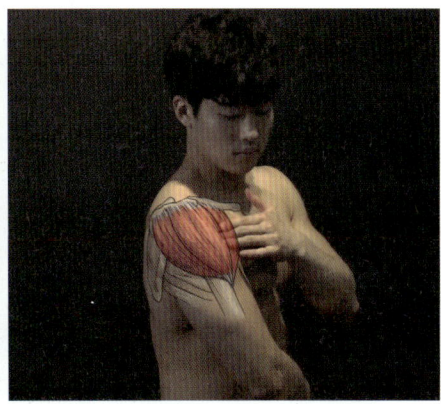

① 의자에 앉아서 한 손은 골반을 잡아 고정하고 반대쪽 손은 삼각근을 잡아서 부드럽게 풀어줍니다.
② 어깨 근육이 부드러워지는 느낌에 최대한 집중하면서 좌우로 튕겨주듯이 풀어줍니다.

7 | 맨손을 이용한 소흉근 마사지

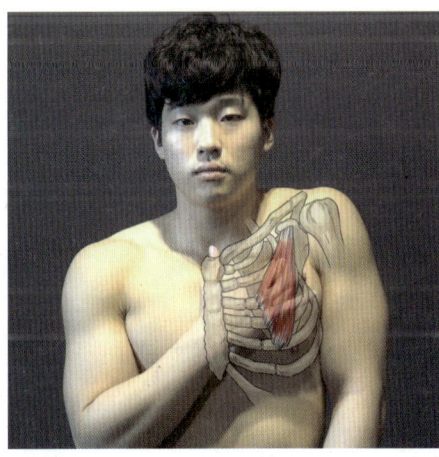 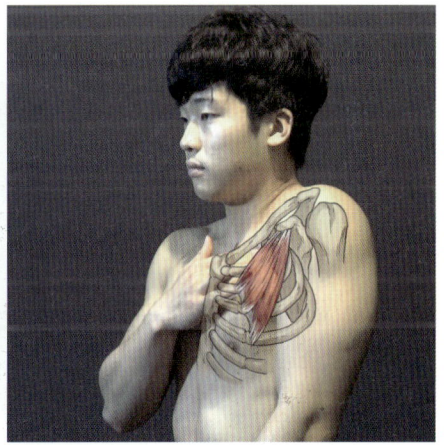

① 우선 검지와 중지로 쇄골 바깥쪽, 아래쪽을 만져보면 두툼한 근육, 소흉근이 만져집니다.
② 그 부위를 꾹 눌러준 상태로 어깨를 으쓱했다가, 천천히 내려줍니다.
③ 가슴 근육이 부드럽게 풀리는 느낌에 최대한 집중하면서 15초 반복합니다.

굽은 등

8 | 마사지 볼을 이용한 삼각근(전면) 마사지

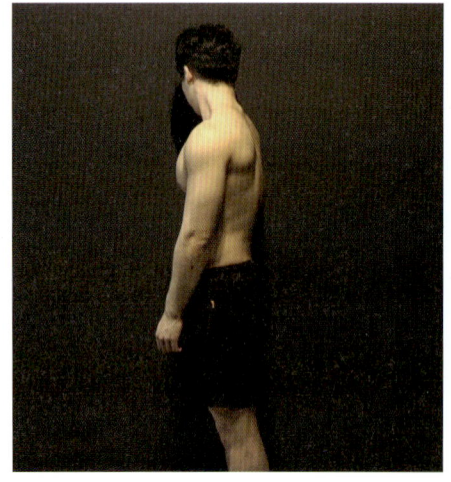
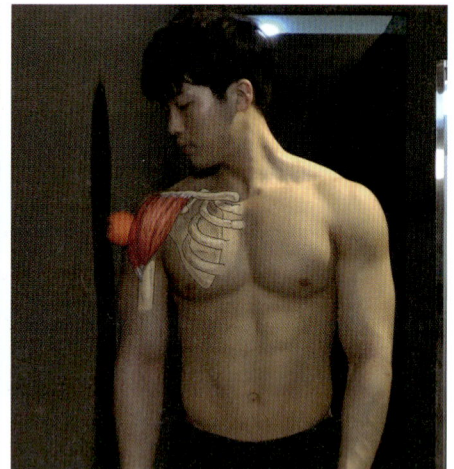

① 우선 벽에 마사지 볼을 대고 어깨 측면 부위가 닿도록 섭니다.

② 그리고 몸을 앞뒤로 천천히 움직이면서 어깨 근육이 풀어지는 느낌에 최대한 집중합니다.

③ 15초 반복합니다.

9 | 상지 신경 가동술

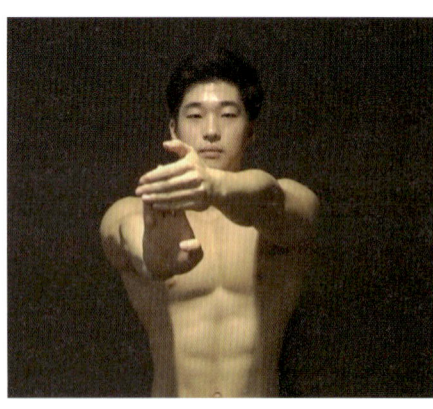
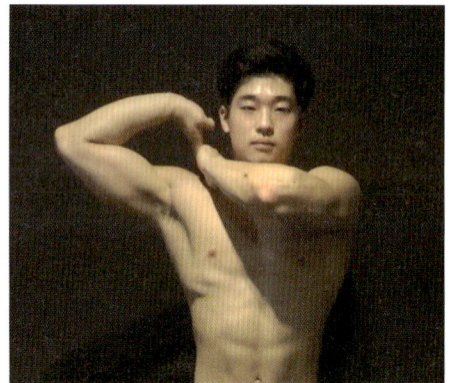

① 한 손은 손바닥을 완전히 펴주고 반대쪽 손으로 네 손가락을 잡아줍니다.

② 네 손가락을 잡은 상태를 유지하고, 사진과 같이 뒤집어서 전완 부위가 쫙 늘어나는 느낌에 최대한 집중해 줍니다. (12초 3세트)

10 | 승모근 늘려주기

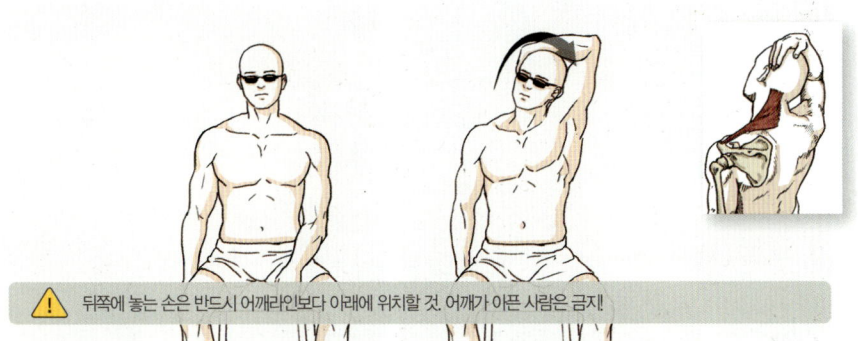

⚠️ 뒤쪽에 놓는 손은 반드시 어깨라인보다 아래에 위치할 것. 어깨가 아픈 사람은 금지!!

① 의자에 앉아서 오른손은 바닥을 잡아서 고정하고 왼손은 오른쪽 귀 뒤쪽, 위쪽 부위 뒤통수를 잡고 대각선 방향으로 당겨줍니다.

② 고개가 살짝 오른쪽으로 돌아가도록 당겨줍니다. (귀 위쪽을 잡고 당기면 자연스럽게 고개가 회전됩니다.)

③ 승모근 부위가 늘어나는 느낌에 최대한 집중하면서 15초씩 3세트 반복합니다.

11 | 전거근 풀어주기

뒷 모습 앞 모습

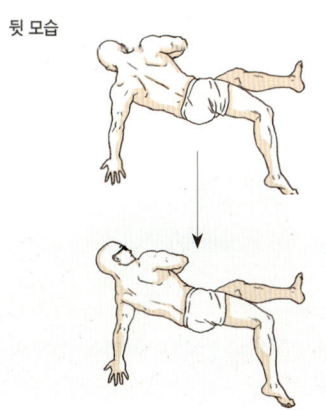 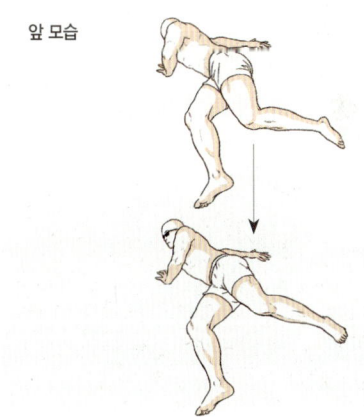

① 바닥에 누워서 왼쪽 손등이 천장을 향하게 하고, 오른쪽 무릎과 팔꿈치를 굽혀서 자세를 잡아줍니다.

② 자세를 유지한 채로, 오른쪽 손으로 바닥을 밀어줍니다.

③ 갈비뼈 쪽에 있는 근육들이 늘어나는 느낌에 집중하면서 15초씩 3세트 반복합니다.

굽은 등

12 | 폼롤러를 이용한 광배근 마사지

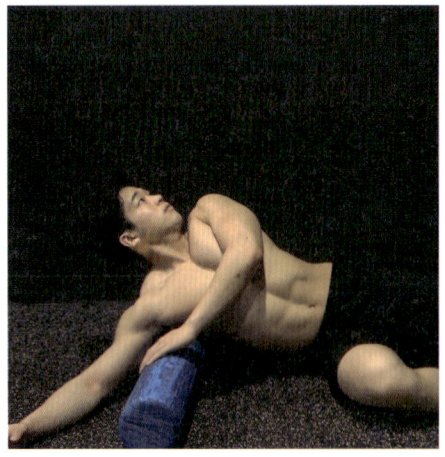
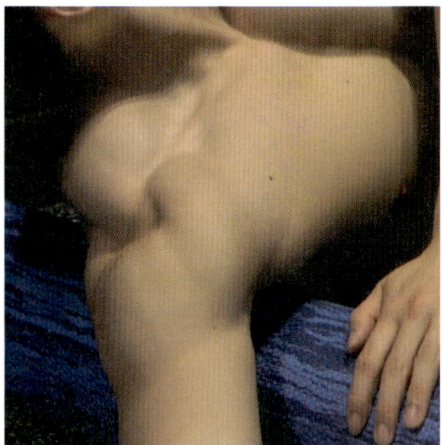

① 겨드랑이 밑에 폼롤러를 놓고 옆으로 누워줍니다. (이때 아래쪽 다리는 무릎을 굽혀서 체중을 안정적으로 지지해 주는 게 중요합니다.)

② 이 상태에서 천천히 상체만 앞/뒤로 움직이면서 천천히 풀어줍니다.

③ 충분히 풀린 게 느껴지면, 폼롤러를 약간 아래쪽으로 내려줘서 전체적으로 모두 풀어줍니다.

13 | 측면 어깨, 광배근 풀어주기

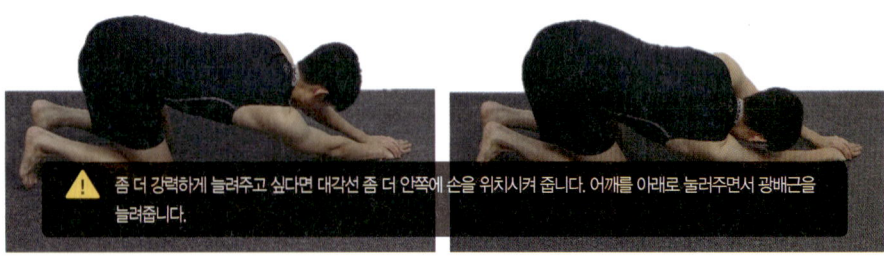

⚠ 좀 더 강력하게 늘려주고 싶다면 대각선 좀 더 안쪽에 손을 위치시켜 줍니다. 어깨를 아래로 눌러주면서 광배근을 늘려줍니다.

① 무릎을 대고 사진과 같이 팔을 대각선 앞으로 최대한 뻗어 줍니다.

② 겨드랑이를 바닥 방향으로 눌러줍니다.

③ 상체를 오른쪽으로 이동하여 왼쪽 옆 라인을 최대한 늘려줍니다.

2단계 관절가동술

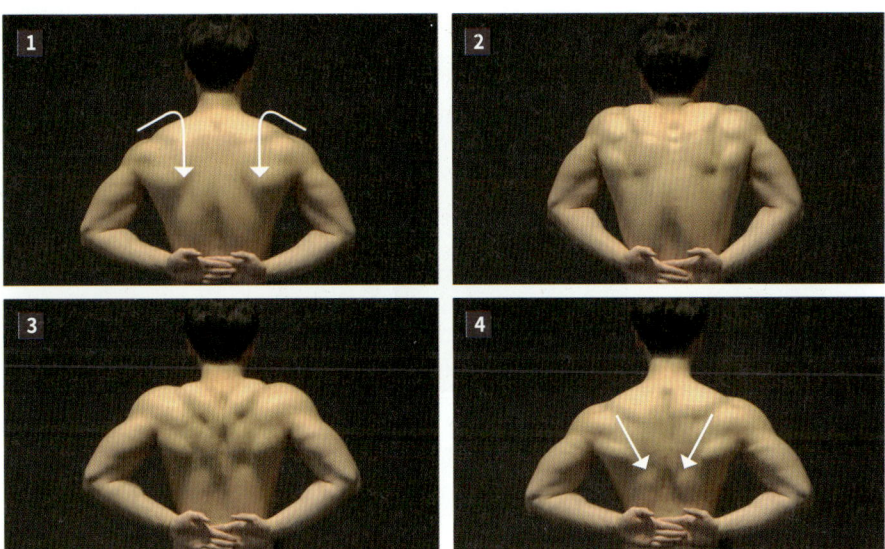

1. 양손을 등 뒤로 넘깁니다. (사진 참고)
2. 한 손 위에 손을 겹쳐줍니다.
3. 견갑골을 부드럽게 당겨줍니다. (화살표 참고)
4. 30초 동안 유지합니다.
5. 5번 반복해 줍니다.

1 | 흉추 가동술 운동

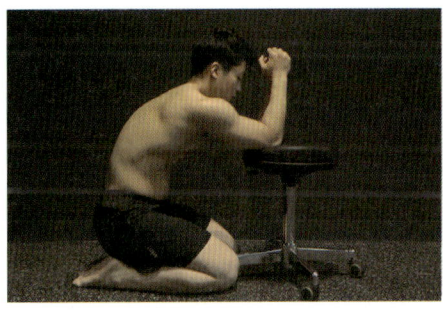 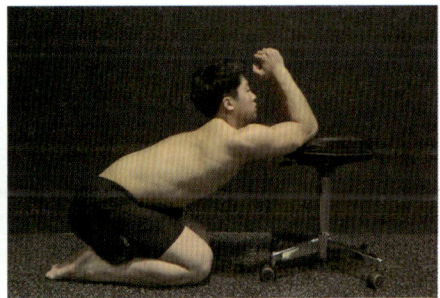

1. 의자에 양쪽 팔꿈치를 기대고 사진과 같이 무릎을 꿇고 앉습니다.
2. 양손에 깍지를 끼고 허리와 목을 젖혀주면서 등 허리를 최대한 펴줍니다. (2번)
3. 숨을 들이쉬면서 천천히 등을 둥글게 말아줍니다.
4. 숨을 내쉬면서 다시 2번 자세로 돌아옵니다.

굽은 등

3단계 근력 강화

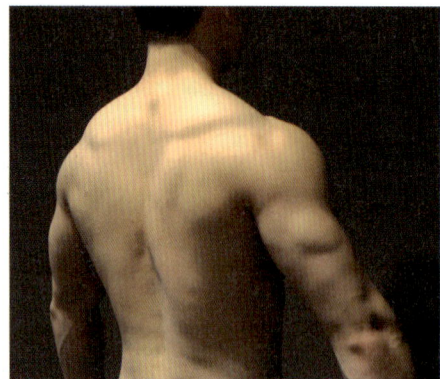 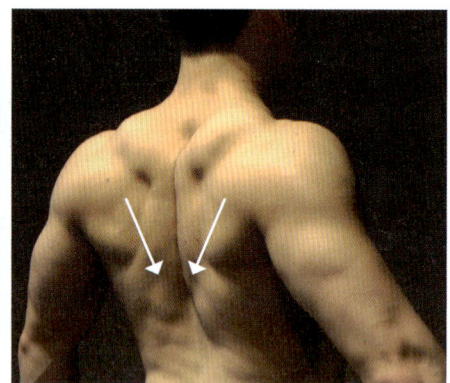

축하드립니다. 2단계를 무사히 마치셨다면 여러분들의 어깨는 지금 훨씬 가볍고 부드러워졌을 것입니다. 그런데 이제 시작입니다.

여기까지만 하면 어깨는 결국 다시 굽어지게 되고 무거워지게 됩니다. 올바른 체형을 유지하기 위해 자세를 유지해 주는 근육을 강화하도록 합니다.

견갑골 후인/후방 경사

1. 어깨뼈를 뒤로 당겨주고 내려줍니다.
2. 어깨뼈 사이와 어깨뼈 사이 아래 부위가 수축하는 것을 느끼십시오.
3. 이 근육들을 제외한 나머지 근육들은 이완되는 것에 집중합니다.
4. 집중 집중 집중하십시오.

 너무 과도하게 어깨를 당겨주거나 내려주지 마십시오. 어깨가 당겨지지 않는다고 허리를 대신 꺾지 마십시오.

1 | 팔꿈치 벌려주기

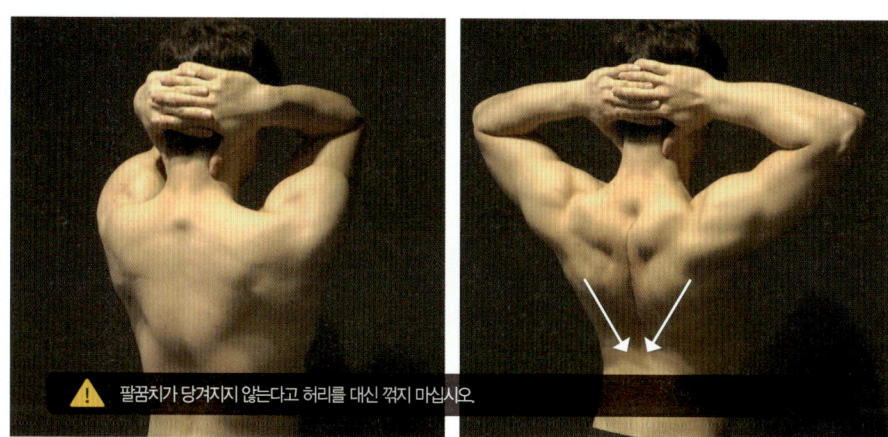

⚠ 팔꿈치가 당겨지지 않는다고 허리를 대신 꺾지 마십시오.

① 팔꿈치가 정면을 향하도록 양손으로 뒤통수를 잡습니다. (사진 참고)

② 팔꿈치를 뒤로 당겨줍니다. (사진 참고)

③ 팔꿈치를 뒤로 당기면서 어깨뼈를 뒤로, 아래로 당겨줍니다.

④ 5초 동안 유지하고 20번 반복해 줍니다.

2 | 어깨 내려주기

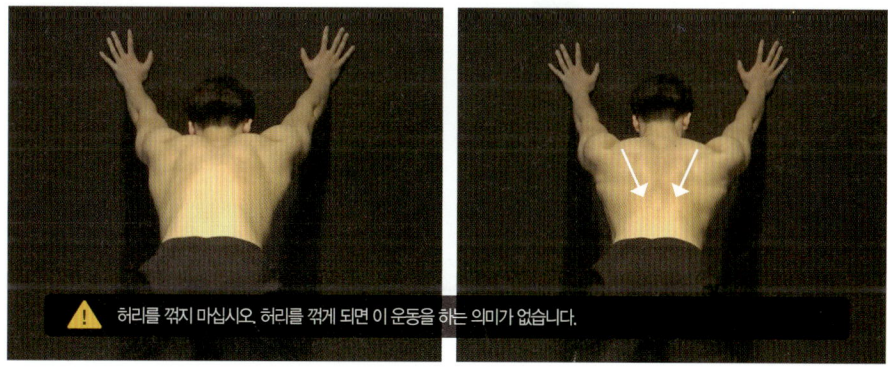

⚠ 허리를 꺾지 마십시오. 허리를 꺾게 되면 이 운동을 하는 의미가 없습니다.

① 양손으로 벽을 짚습니다. (사진 참고)

② 손으로 벽을 단단히 짚고, 몸을 기울여 줍니다.

③ 어깨뼈를 뒤로, 아래로 당겨줍니다.

④ 30초, 5번 반복해 줍니다.

3 | 극하근 강화와 견관절 움직임 조절 훈련

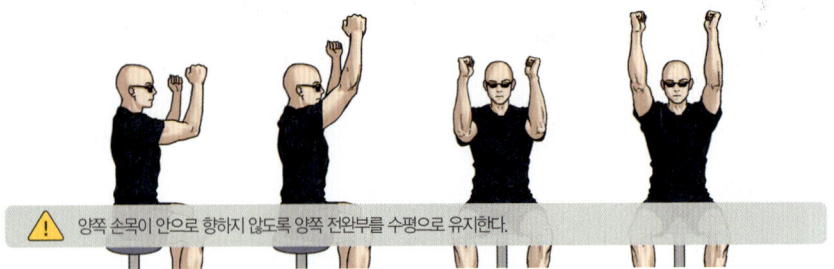

⚠️ 양쪽 손목이 안으로 향하지 않도록 양쪽 전완부를 수평으로 유지한다.

① 바로 선 자세나 앉은 자세를 취합니다.

② 양쪽 팔꿈치와 어깨를 90도로 굽힙니다. 이때 양쪽 전완 부위가 어깨 앞에 있어야 하며 서로 평행하게 위치해야 합니다.

③ 양쪽 팔꿈치를 펴면서 어깨를 머리 위로 굽혔다가 2번의 위치로 돌아옵니다.

④ 10회씩 3set 반복합니다.

4 | 앉은 자세에서 고관절 경첩 운동

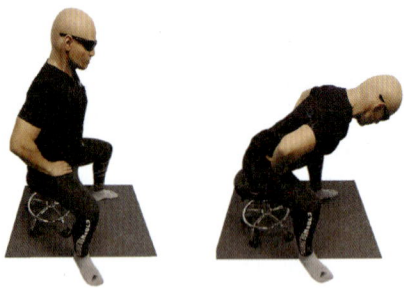

① 똑바로 앉은 자세를 취하고 손은 허벅지 위에 편하게 올려놓습니다.

② 꼬리뼈를 치켜세워 허리를 폅니다. (이때 과도하게 치켜세워 허리가 너무 펴지지 않도록 합니다.)

③ 가슴을 적당히 펴고 날개뼈를 살짝 뒤-아래쪽 방향으로 1cm 정도 끌어당겨줍니다.

④ 턱을 살짝 당겨 정면을 응시합니다.

⑤ 고관절을 이용해 앞으로 기울였다가 돌아옵니다.

⑥ 이때 허리와 등의 움직임은 없어야 합니다. 마치 상체가 막대처럼 뻣뻣하다는 상상을 하며 움직입니다.

⑦ 10회씩 3set 반복합니다.

5 | 어깨 돌려주기

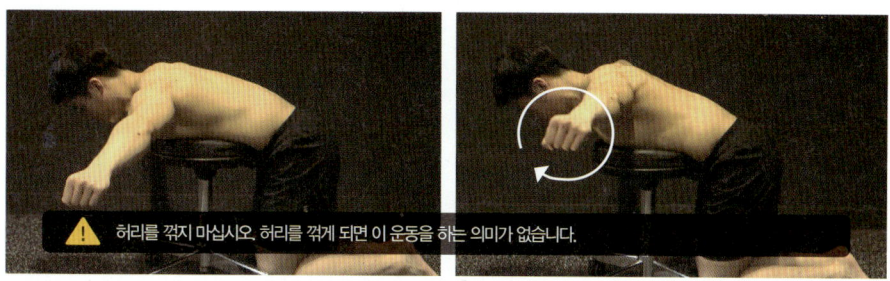

① 의자에 가슴을 기대고 엎드립니다. (사진 참고)
② 양팔을 바깥으로 뻗습니다. (사진 참고)
③ 이 상태에서 어깨뼈를 뒤로, 아래로 당겨줍니다.
④ 이 상태에서 원을 그려줍니다. (사진 참고)
⑤ 30~60초 동안 반복합니다.

6 | W운동 (의자에 기대서)

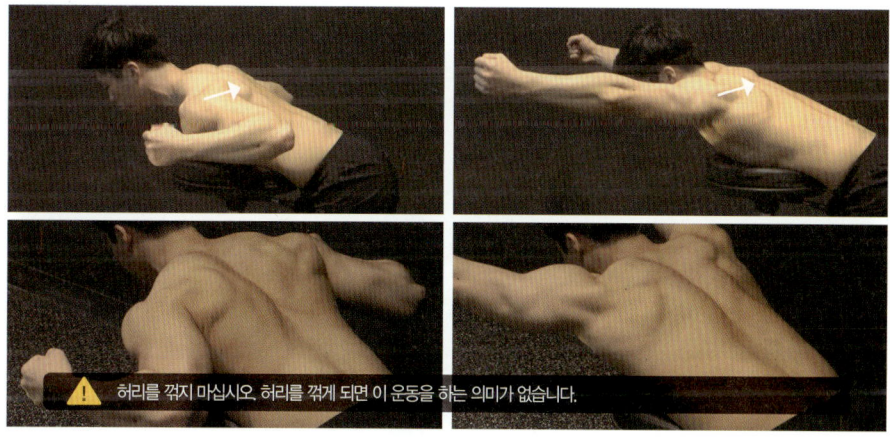

① 의자에 가슴을 기대고 엎드립니다. (사진 참고, 사진상에서는 의자가 잘 보이지 않습니다.)
② 양팔을 W 자세로 만들어 줍니다. (사진 참고)
③ W 자세에서 11자 자세로 바꿔줍니다.
④ 이 모든 동작에서 항상 어깨를 뒤로, 아래로 당기고 있어야 합니다.
⑤ 10번 반복합니다.

7 | 선 자세로 W 운동

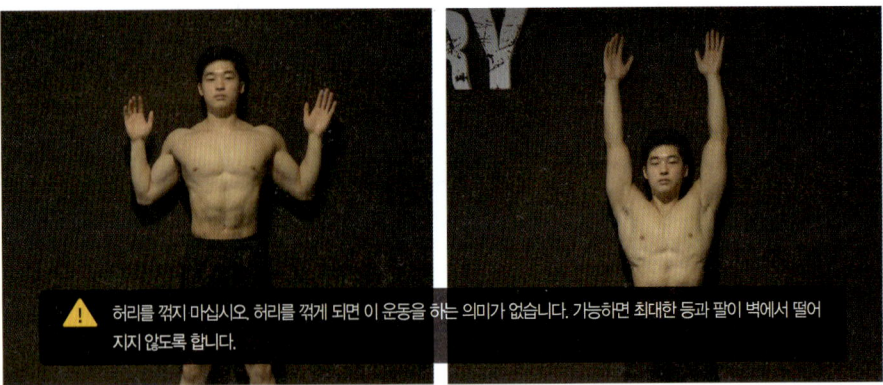

1. 벽에 등을 기대고 섭니다.
2. 모든 동작에서 팔과 등이 벽에 완전히 닿도록 합니다. (벽에서 떨어지지 마십시오.)
3. 양팔로 W 자세를 만들어 줍니다.
4. W 자세에서 11자 자세로 바꿔줍니다.
5. 이 모든 동작에서 항상 어깨를 뒤로, 아래로 당기고 있어야 합니다.
6. 10번 반복합니다.

8 | 중부 승모근 강화 운동

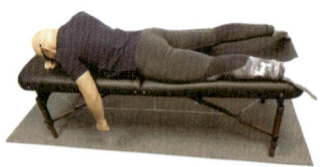 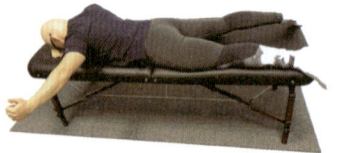

⚠ 3번의 과정에서 날개뼈를 끌어당겨야 하며 어깨 관절만 움직이지 않도록 한다.

1. 한 손으로 이마를 받치고 엎드린 자세를 취합니다.
2. 다른 한 손은 어깨 관절을 90도로 벌려 팔꿈치는 펴고 엄지손가락이 천장 방향으로 향하게 돌립니다.
3. 손을 천장 방향으로 들어 올립니다. 이때 날개뼈를 척추 방향으로 끌어당기듯이 들어 올립니다.
4. 10회씩 3set 반복합니다.

9 | 하부 승모근 강화 운동

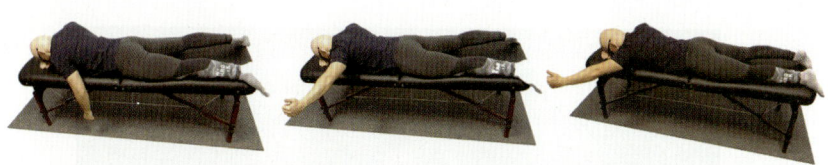

⚠️ 3번의 과정에서 날개뼈를 끌어당겨야 하며 어깨 관절만 움직이지 않도록 한다.

① 한 손으로 이마를 받치고 엎드린 자세를 취합니다.

② 다른 한 손은 어깨 관절을 135도로 벌려 팔꿈치는 펴고 엄지손가락이 천장 방향으로 향하게 돌립니다.

③ 손을 천장 방향으로 들어 올린다. 이때 날개뼈를 척추 방향으로 끌어당기듯이 들어올립니다.

④ 10회씩 3set 반복합니다.

10 | 굽은 등 통합운동

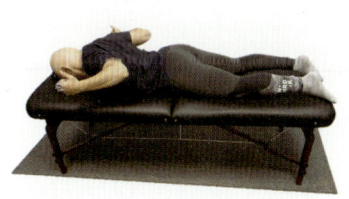 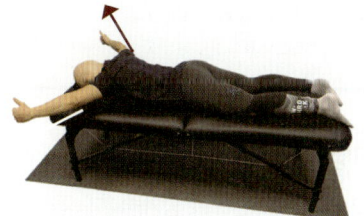

① 이마 아래에 수건을 받치고 엎드려 눕습니다.

② 양팔을 90도로 벌리고 팔꿈치는 90도로 굽힌 자세를 취한 다음 엄지손가락을 천장 방향으로 향하게 합니다.

③ 앞서 위치시킨 자세 그대로 팔을 지면과 평행해지는 위치로 들어올립니다. 이때 팔만 들어 올리는 것이 아니라 견갑골을 척추 방향으로 끌어당기듯이 들어올립니다.

④ 팔을 들어 올린 채로 팔꿈치를 펴면서 천천히 머리 방향으로 손을 뻗는다. 오른손은 1시 방향, 왼손은 11시 방향으로 뻗는다. 팔이 바닥으로 떨어지지 않도록 주의합니다.

⑤ 다시 3번의 자세로 돌아옵니다.

⑥ 10회씩 3set 반복합니다.

3단계   마무리 (예방)

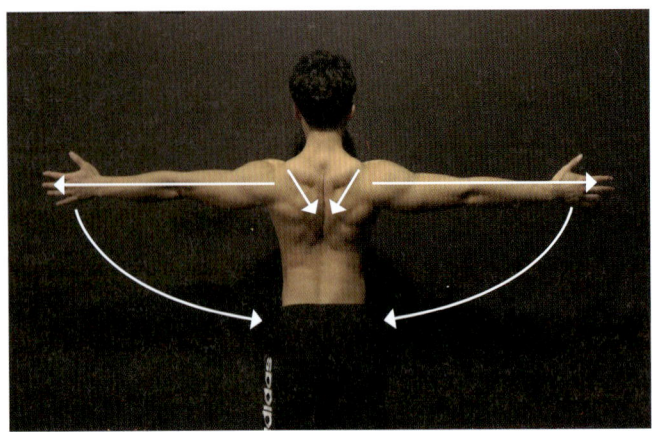

어떤 자세가 올바른 자세일까?

오늘 알려드린 모든 운동들을 하더라도, 평소에 안 좋은 자세를 하고 있으면 다시 악화될 수 있습니다. 이 운동을 통해 평소 바른 자세를 유지할 수 있도록 자세를 잡아주는 근육들을 활성화시켜주세요.

1. 양팔을 최대한 옆으로 벌려 줍니다. (사진 참고)
2. 양팔을 약간 뒤로 당겨줍니다.
3. 어깨뼈 사이가 부드럽게 수축하는 것을 느껴야 합니다.
4. 손바닥이 천장을 향하게 합니다.
5. 양팔을 부드럽게 아래로 내려줘서 원래 자세로 돌아옵니다.
6. 바로 지금의 어깨 자세를 항상 유지하도록 합니다.

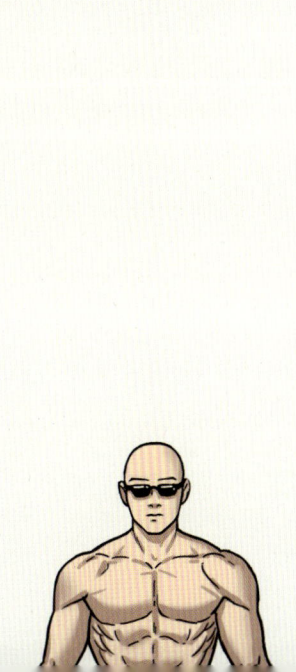

04
편평 등
Flat back

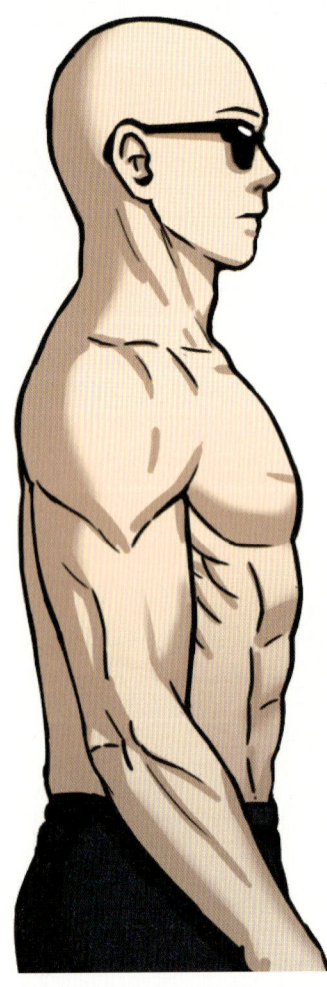

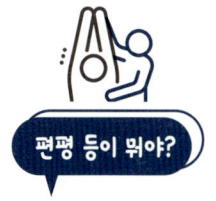

편평 등이 뭐지?

　얼핏 보기엔 멀쩡해 보이는 이 체형은 쉽게 말하자면 커브가 없는, 허리가 평평한 체형을 의미합니다. 옆에서 봤을 때 일자처럼 보인다고 해서 '**일자 척추**'라는 이름도 가지고 있습니다.

　이 체형이 정말로 안 좋은 이유는 척추의 커브가 허리에 가해지는 압력을 분산 시키는데 아주 큰 역할을 하기 때문입니다. (즉 커브가 없는 편평 등은 허리 건강 아주 안 좋은 체형이다.)

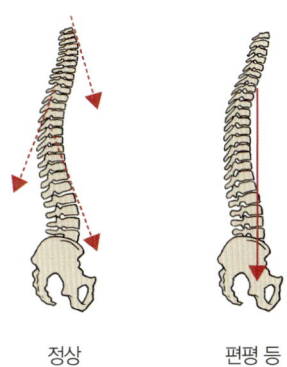

정상　　　편평 등

　왼쪽의 척추를 보면 충격이 효과적으로 분산되는데 반면, 오른쪽의 척추를 보면 아무런 분산이 되지 않고 허리에 그대로 충격이 가해지는 것을 알 수 있습니다. 실제로 편평 등은 S자 척추에 비해 최대 10배나 많은 스트레스를 받게 됩니다. (A.I.Kapandji, 관절 생리학)

편평 등의 특징

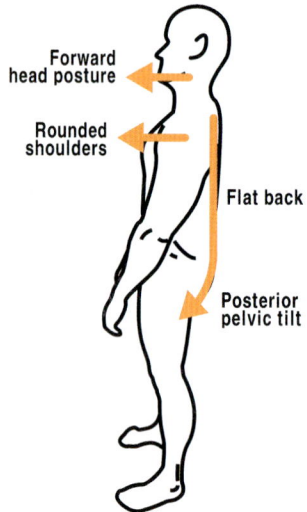

- 편평 등은 정상 척추에 비해 척추가 아주 빠르게 노화됩니다.
- 편평 등은 거북목을 유발합니다.
- 편평 등은 라운드 숄더(굽은 등)를 유발합니다.
- 편평 등은 편평한 흉추/요추가 나타납니다.
- 편평 등은 골반 후방경사가 나타납니다.

여기 귀여운 동물 미어캣이 있습니다. 이 미어캣을 보면 혹시 허리를 곧게 세우려고 (발악?) 하는 자신의 모습이 생각나지 않으신가요? 사실 등은 오히려 구부려져 있는 게 올바른 자세입니다. 즉, 억지로 허리를 세우는 습관은 오히려 등의 커브를 없애서 허리의 부담을 늘려주게 되는 것입니다.

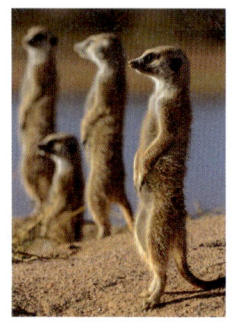

왜 편평 등이 생긴 걸까?

편평 등은 척추의 커브가 사라진 체형으로, 원래 척추의 커브는 등 쪽에 1개 허리 쪽에 1개, 총 2개가 존재합니다.

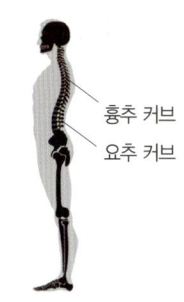

등 쪽에 위치한 커브 (흉추 커브)

등 쪽에 위치한 커브는 모순적이게도, 올바른 자세를 유지하려는 노력 때문에 사라지게 됩니다. '등받이' 없는 의자에서 허리를 펴주려는 노력이 오히려 등 허리에 위치한 흉추 커브를 감소시킵니다.

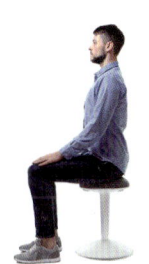

허리 쪽에 위치한 커브

허리 쪽에 위치한 커브는 골반 후방경사 때문에 사라지게 됩니다. 골반 후방경사는 골반이 뒤쪽으로 회전한 것을 의미합니다. (왼쪽 사진) 골반 후방경사는 흔히 말하는 구부정한 자세에 의해 생긴다고 볼 수 있습니다. (오른쪽 사진) 사실 이 정도로 심한 자세는 아닐지라도, 허리가 등받이에 닿지 않는 자세는 많이 해보셨을 것입니다.

정리하자면, 결국 잘못된 자세(앉는 습관) 때문에 편평 등이 생겼다고 볼 수 있습니다.

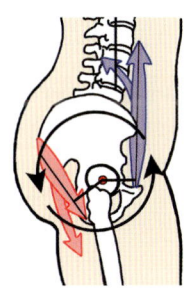 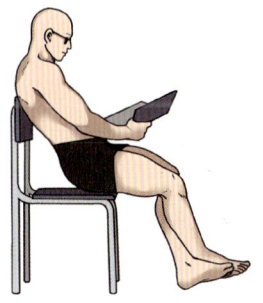

근육들에게 무슨 일이?

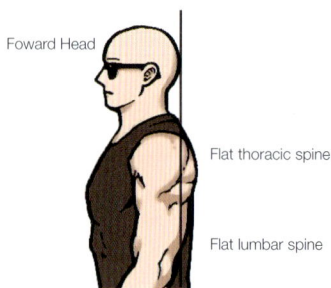

긴장되는 근육

편평 등 체형이 있을 경우 아래의 근육들이 긴장됩니다.

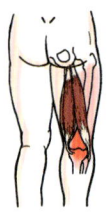 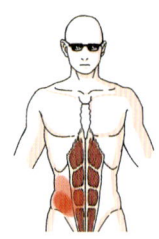 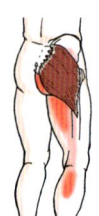

대퇴이두근　　　　복직근　　　　대둔근

약해지는 근육

편평 등 체형이 있을 경우 아래의 근육들이 약해집니다.

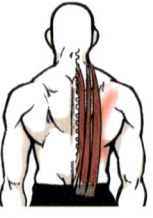 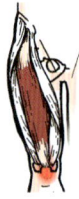 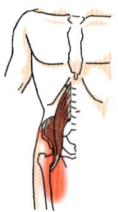

기립근　　　　대퇴직근　　　　장요근

진단 및 평가

평가1 벽에 기대서 관찰하기

▼ 평가법

1 | 거울을 보고 옆으로 섭니다.
2 | 옆모습을 봤을 때, 척추가 S자 모양인지 확인합니다.

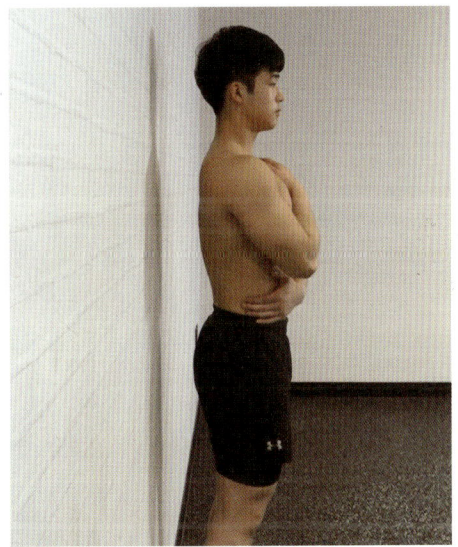

주의 • 복부에 힘을 주거나, 허리에 힘을 주지 말고 힘을 완전히 푼 상태에서 진행합니다.

편평 등

▼ 분석 결과

1. **정상 기준**
   ✓ 옆에서 봤을 때 척추가 S자 형을 유지해야 함.

2. **비정상 케이스**
   ✓ 옆에서 봤을 때 척추가 I자 형으로 나타남. (혹은 커브의 깊이가 매우 얕음)

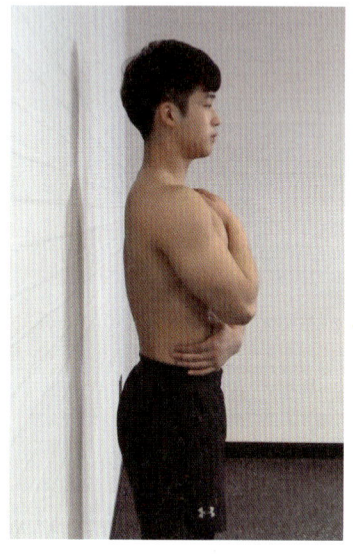
정상

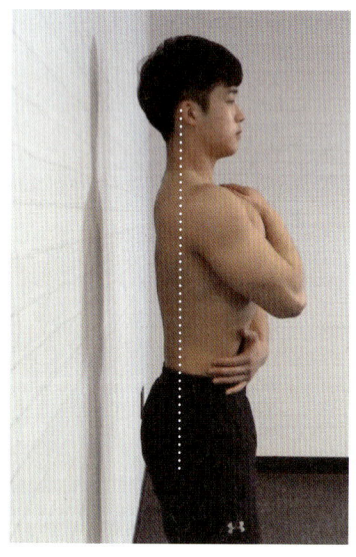
비정상

평가2   벽에 기대서 관찰하기

> ▼ 평가법

1 | 벽에서 발을 10cm 정도 거리를 두고 섭니다.
2 | 몸 전체를 벽에 자연스럽게 붙여줍니다. (억지로 허리를 붙이지 않습니다.)
3 | 자세가 준비되면 허리 쪽으로 손을 넣어봅니다.

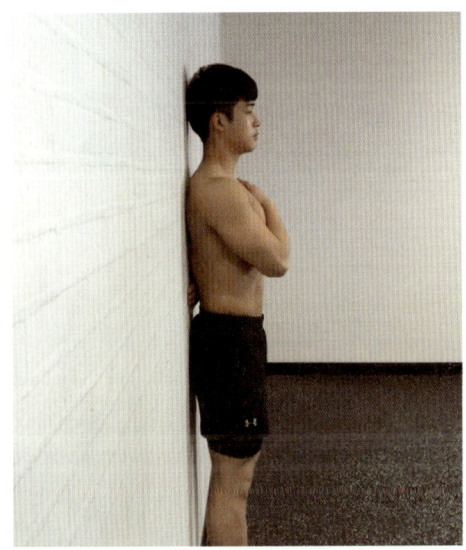

> **주의** • 억지로 힘을 줘서 붙여서는 안 됩니다. 자연스럽게 기댔을 때를 관찰해 보세요.

▼ 분석 결과

1 | 정상 기준
  - 벽에 자연스럽게 기댔을 때, 허리에 손이 편하게 들어가야 함.

2 | 비정상 케이스
  - 허리에 공간이 없는 경우
  - 발을 벽에 너무 가까이 붙여서 허리가 꺾이는 경우 (벽에서 10cm 거리를 두고 서야 함)
  - 발을 벽에 너무 멀리 붙여서 허리가 붙는 경우 (평가 자체가 틀림)

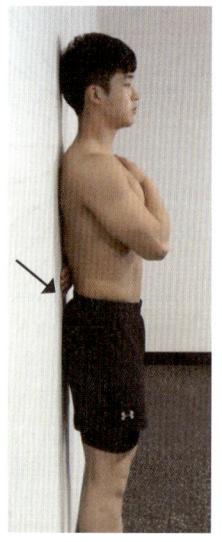

정상

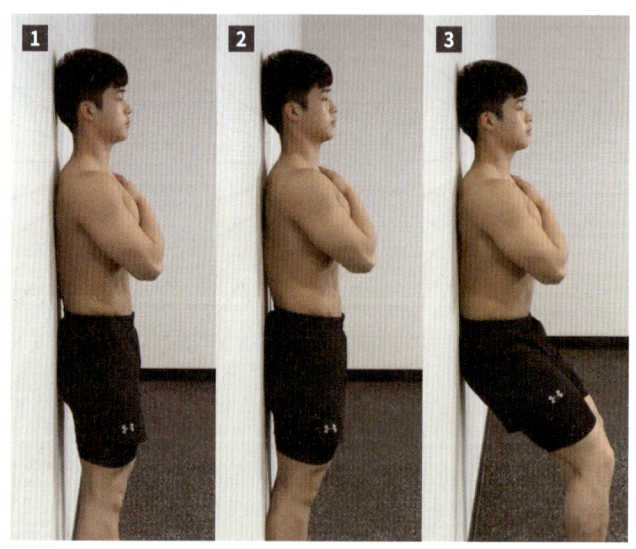

비정상

평가3   선 자세에서 45도로 숙여보기

▼ 평가법

1 | 선 자세에서 시작해서 팬티라인을 접어준다고 상상하면서 허리를 천천히 숙여줍니다.
2 | 사진과 같이 척추가 S자 형으로 나타나는지 확인합니다.

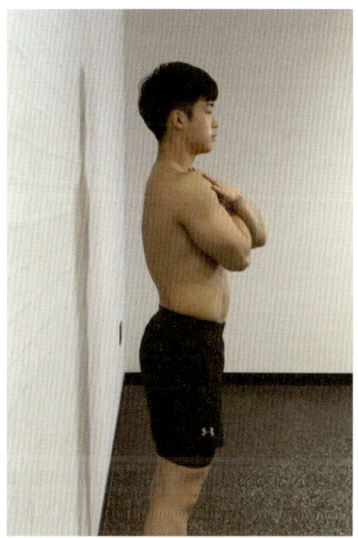 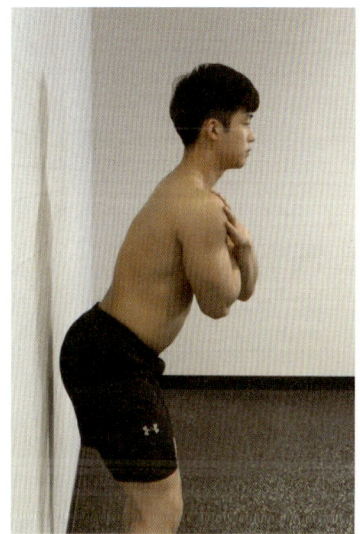

주의 • 벽 앞에 서서, 엉덩이를 벽에 붙여준다고 상상하면서 접어주세요.

▼ 분석 결과

1 | 정상 기준
   ✓ 허리를 숙였을 때 자연스럽게 S자형 척추가 나타나야 함.

2 | 비정상 케이스
   ✓ 허리를 숙였을 때 허리는 둥글게 굽고 등은 펴짐.

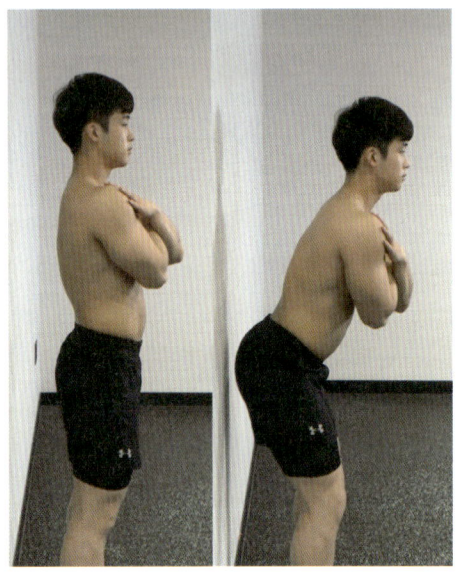

정상

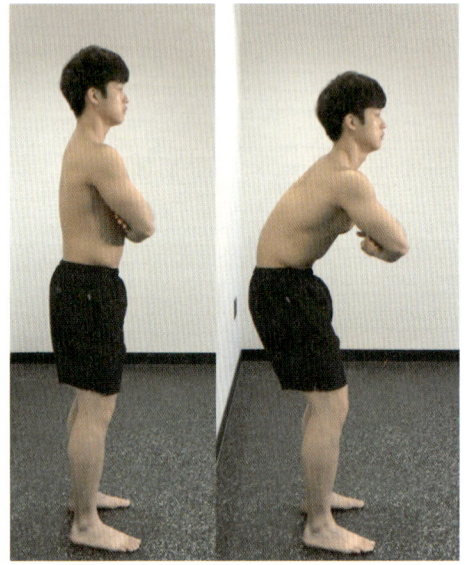

비정상(편평 등)

평가4 골반 기울임 검사

▼ 평가법

골반 후방경사가 의심되는 경우, 거울 옆에 서서 골반의 제일 앞에서 튀어나온 뼈(ASIS)와 골반의 제일 뒤에 튀어나온 뼈(PSIS)의 위치를 비교합니다. (ASIS, PSIS라고 해서 어렵게 생각할 필요 없이 가장 튀어나온 뼈를 찾으면 된다.)

이때 앞쪽에 튀어나온 뼈가 뒤쪽에 튀어나온 뼈보다 높은 곳에 위치한다면 골반 후방경사일 가능성이 높고, 정상적인 경우, 앞쪽에 튀어나온 뼈가 뒤쪽에 튀어나온 뼈보다 약간 낮습니다. (여자가 남자보다 좀 더 낮다.)

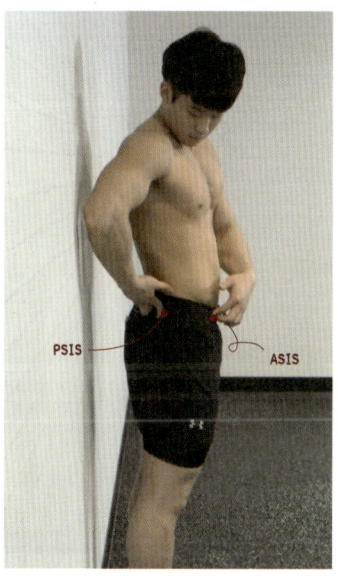

▼ 분석 결과

1 | 정상 기준
   ✓ 가장 앞쪽에 튀어나온 뼈가, 가장 뒤쪽에 튀어나온 뼈보다 살짝 낮거나 평행해야 함.

2 | 비정상 케이스
   ✓ 가장 앞쪽에 튀어나온 뼈가 가장 뒤쪽에 튀어나온 뼈보다 높은 곳에 위치함.

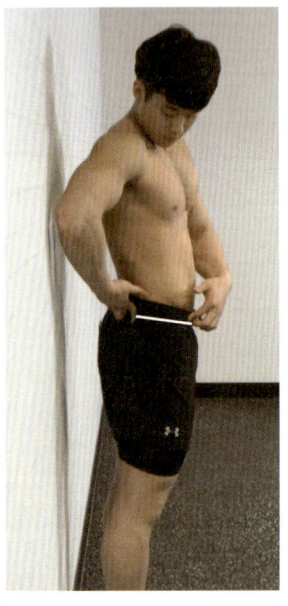 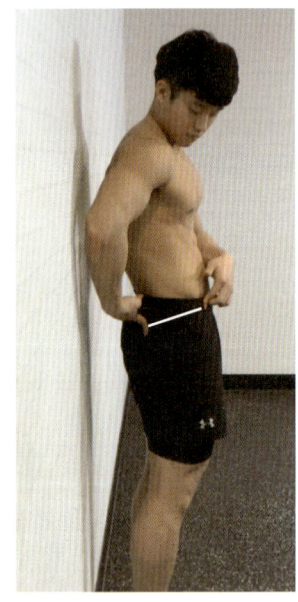

정상   비정상(골반 후방경사)

평가5 골반 기울임 검사

> ▼ 평가법

1 | 거울을 보고 옆으로 섭니다.
2 | 손을 골반 옆에 대고 앞과 뒤쪽 뼈를 찾아봅니다.
3 | 앞쪽에 튀어나온 뼈와 뒤쪽에 튀어나온 뼈의 높이를 확인합니다.
4 | 두 뼈의 높이가 같거나 약간 앞쪽이 낮다면 정상입니다.
5 | 만약 앞쪽에 튀어나온 뼈가 뒤쪽 뼈보다 더 높다면 골반 후방경사로 인한 편평 등을 의심할 수 있습니다.

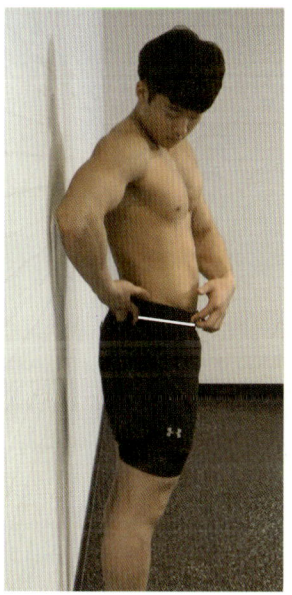

주의 • 복부에 힘을 주거나, 허리에 힘을 주지 말고 힘을 완전히 푼 상태에서 진행합니다.

편평 등

평가6 골반 기울임 검사

▼ 평가법

1 | 선 자세에서 시작해서 팬티라인을 접어준다고 상상하면서 허리를 천천히 숙여줍니다.
2 | 상체는 고정시킨 상태에서 골반만 천천히 움직여 줍니다.
3 | 순서는 중립 → 골반 전방경사 → 중립 → 후방 경사 순서로 진행합니다.

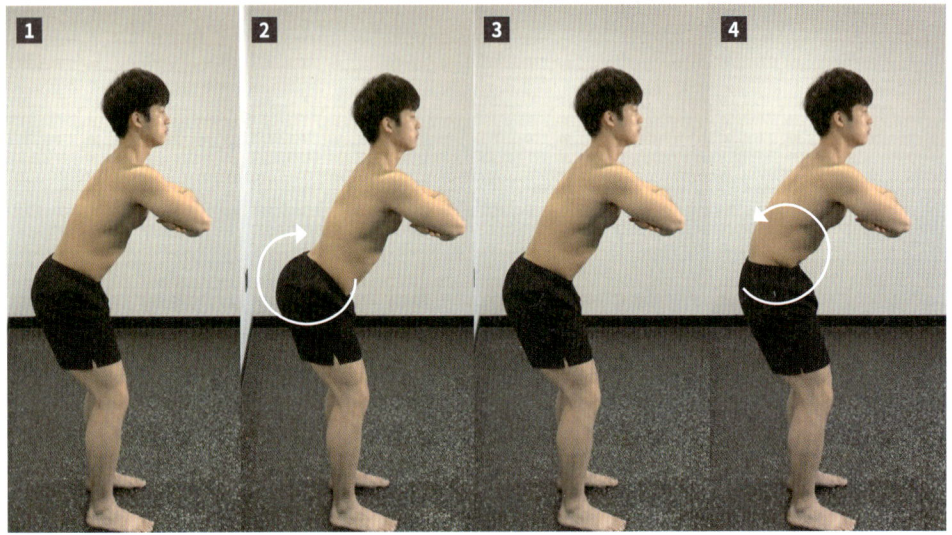

 • 반드시 골반 전방경사를 먼저 검사해야 합니다. (여성의 경우 골반의 구조 자체가 전방경사처럼 보이는 경우가 있음)

▼ 분석 결과

1 | 정상 기준(둘 다 충족해야 함)
  ✓ 골반이 떨리지 않고 부드럽게 골반을 움직일 수 있음.
  ✓ 상체가 고정된 채로 골반만 움직임.

2 | 비정상 케이스
  ✓ 골반이 떨리는 경우 (코어 근육 약화)
  ✓ 골반 후방경사가 제한되는 경우
  ✓ 골반 전방경사가 제한되는 경우
  ✓ 골반이 움직이는 대신 상체가 대신 움직임 (골반 움직임 분리가 안됨)

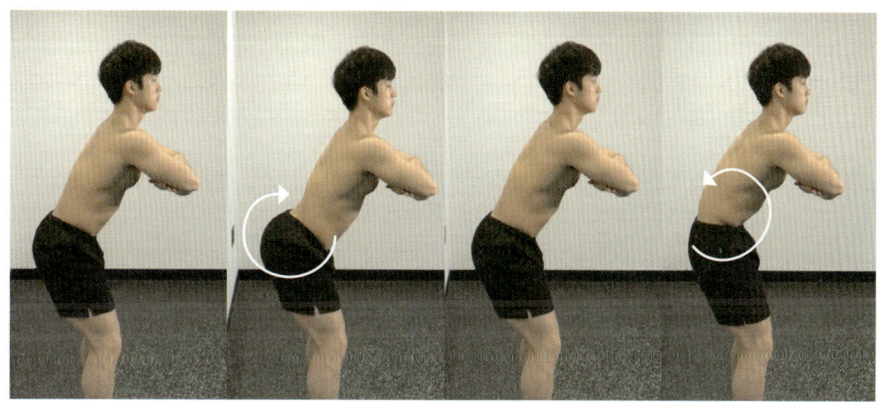

정상

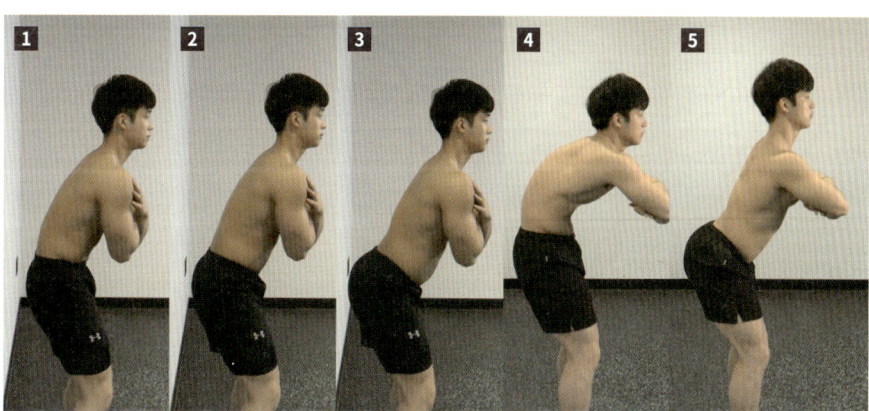

비정상

교정 및 치료

편평 등 교정법

시작하기 앞서 주의사항을 알려 드리겠습니다.

첫 번째 교정 운동을 할 때 최소한 20~30분 이상은 투자하세요. 짧고 굵게 하는 운동은 재활 운동이 될 수 없습니다.

두 번째 아래의 프로그램은 주 2회 운동 프로그램입니다. 이 프로그램을 따라 한다고 즉각적으로 몸이 좋아지지는 않습니다. 다소 시간이 소요될 수 있으니 참고하세요.

세 번째 이 프로그램은 몸의 한계를 뛰어넘기 위한 프로그램이 아닙니다. 이 운동을 하는 동안 통증을 호소해서는 안 되니 만약 통증이 있다면 반드시 전문가의 상담을 받도록 합니다.

▼ 편평 등은 커브 형태에 따라 2가지로 분류해서 교정합니다.

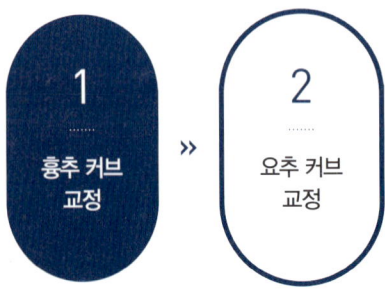

흉추(Thoracic) 커브 교정

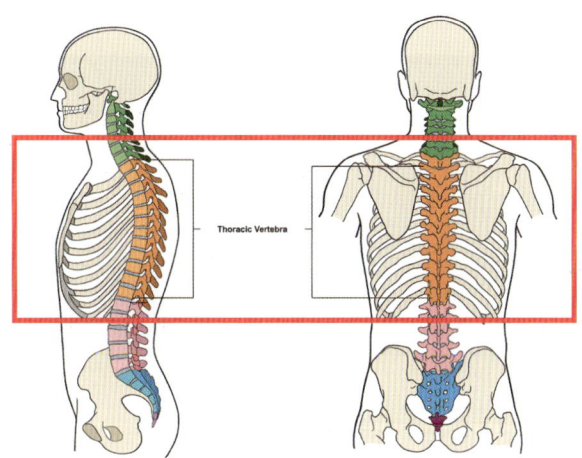

1단계 긴장된 조직 풀어주기

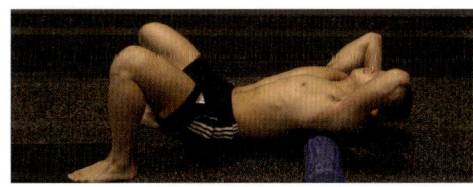 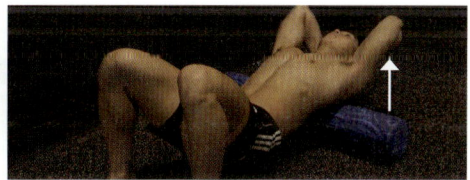

① 등허리 부위에 폼롤러가 위치하도록 눕고, 양손에 깍지를 껴서 목을 지지해 줍니다.

② 양쪽 다리를 벌려서 엉덩이를 들어 올리고, 체중을 폼롤러에 싣는다고 상상하면서 지긋이 눌러줍니다.

③ 5초 정도 눌러준 다음, 약간 자리를 바꿔서 위쪽부터 아래쪽까지 전부 풀어줍니다.

④ 천천히 폼롤러를 위아래로 굴리면서 뻐근한 근육이 부드러워지는 느낌에 최대한 집중하고 15초 반복합니다.

⑤ 이때 허리나 등이 둥글게 말리지 않도록 주의하는 게 좋습니다.

2단계 | 긴장된 근육 스트레칭

1 | 상부 흉추 늘려주기

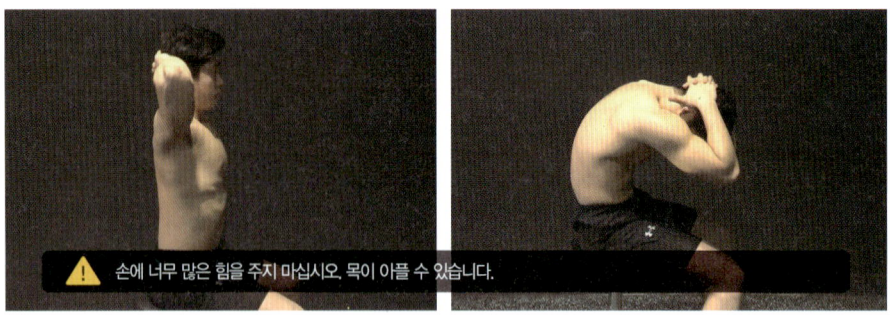

① 의자에 앉아서 양손으로 목뒤에 깍지를 낍니다.

② 부드럽게 목을 아래로 당겨줍니다.

③ 가능하면 최대한 윗등(흉추)이 늘어나도록 당겨줍니다. 윗등이 늘어나는 느낌에 집중합니다.

④ 30초 동안 유지합니다. 숨을 깊게 들이 들이쉬면서 이완합니다. (숨을 들이쉴 때 공기가 양 견갑골을 벌려 준다고 상상하면서 이완합니다.)

2 | 기립근 스트레칭

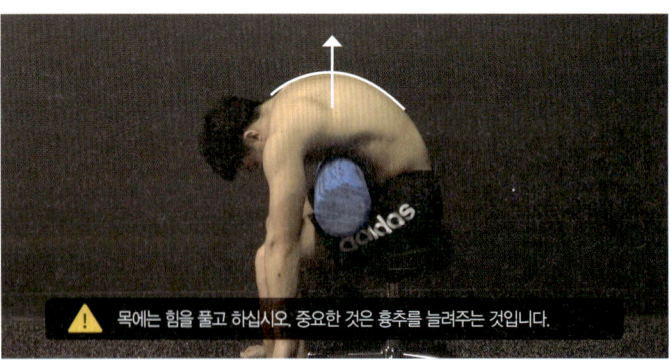

① 허벅지 위에 폼롤러를 놓고 앉습니다.

② 가슴이 폼롤러에 닿도록 등을 둥글게 말아줍니다.

③ 가능하면 최대한 윗등(흉추)이 늘어나도록 당겨줍니다. 윗등이 늘어나는 느낌에 집중합니다.

④ 30초 동안 유지합니다. 숨을 깊게 들이 들이쉬면서 이완합니다. (숨을 들이쉴 때 공기가 양 견갑골을 벌려 준다고 상상하면서 이완합니다.)

3단계 　흉추 관절 가동술

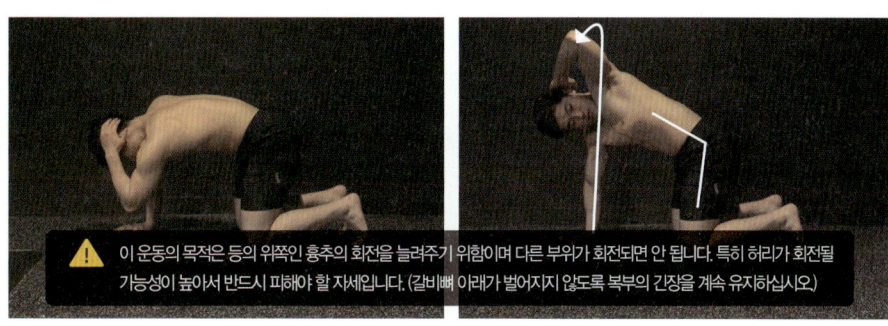

⚠ 이 운동의 목적은 등의 위쪽인 흉추의 회전을 늘려주기 위함이며 다른 부위가 회전되면 안 됩니다. 특히 허리가 회전될 가능성이 높아서 반드시 피해야 할 자세입니다. (갈비뼈 아래가 벌어지지 않도록 복부의 긴장을 계속 유지하십시오.)

① 네발기기 자세로 엎드립니다. (사진 참고)
② 한 손은 머리 뒤를 잡습니다.
③ 머리를 잡은 손의 방향대로 척추를 회전합니다.
④ 20번 정도 반복해 줍니다. 반대쪽도 반복해 줍니다.

1 | 흉추 회전 관절 가동술

처음에 하면 어려울 수도 있지만 걱정하지 않으셔도 됩니다. 이 운동은 처음엔 누구나 어렵습니다.

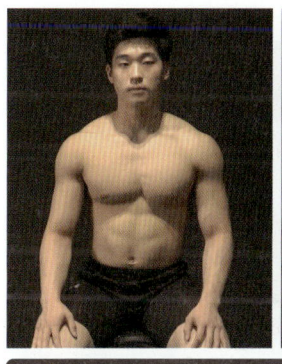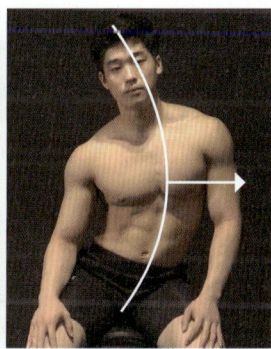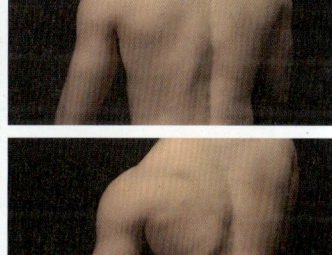

⚠ 이 운동을 할 때 골반이 땅바닥에서 떨어져서는 안 됩니다.

① 골반은 움직이지 않게 고정하고, 상체만 미끄러집니다.
② 미끄러지는 상체 쪽의 어깨를 들어 올리려고 노력합니다.
③ 이 스트레칭의 목적은 몸통의 측면을 늘려주기 위함입니다.
④ 15번 정도 반복해 줍니다. 반대쪽도 반복해 줍니다.

편평 등

4단계   흉추 커브 생성

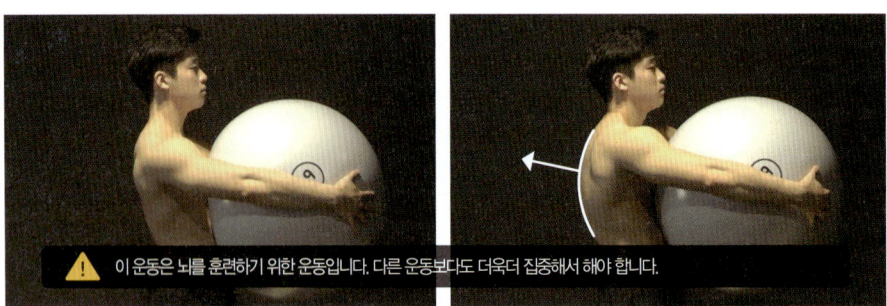

① 서 있는 동안, 짐볼을 최대한 팔로 감싸 안습니다. (사진 참고) 가능하다면 손가락 끝이 서로 닿도록 하면 좋습니다.

② 목뼈부터 시작해서 중간 등에 이르기까지 천천히 척추를 구부려 줍니다.

③ 특히 가장 편평한 부위의 척추를 더욱더 둥글게 구부려 줍니다.

④ 이번에는 중간 등에서 시작해서 천천히 척추를 펴 줍니다. 20번 반복합니다.

1 | Cat/Cow 운동 (엎드린 자세)

처음에 하면 어려울 수도 있지만 걱정하지 않으셔도 됩니다. 이 운동은 처음엔 누구나 어렵습니다.

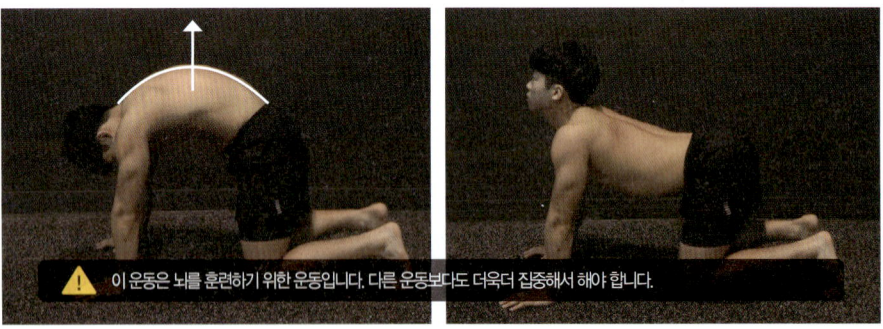

① 네발기기 자세로 엎드립니다. (사진 참고) 손은 어깨와 일직선상에, 무릎은 고관절과 일직선상에 있어야 합니다. 목뼈부터 시작해서 중간 등에 이르기까지 천천히 척추를 구부려 줍니다.

② 특히 가장 편평한 부위의 척추를 더욱더 둥글게 구부려 줍니다.

③ 이번에는 중간 등에서 시작해서 천천히 척추를 펴 줍니다.

④ 20번 반복합니다.

5단계   흉추 커브 습관 교정

일상생활 속에서 지속적으로 약간의 흉추 후만을 유지해 줘야 합니다. 아무리 열심히 운동을 하고 스트레칭을 해줘도, 일상생활이 전혀 바뀌지 않는다면 몸의 변화 또한 없을 것입니다. 계속 신경 써서 최대한 자주 흉추 후만을 만들어 주세요.

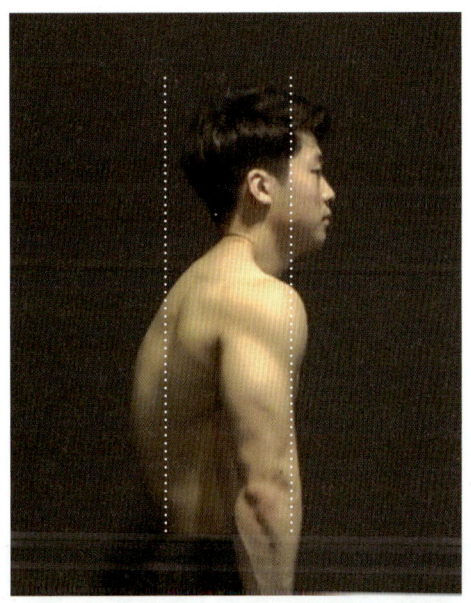

약.간.의. 흉추 후만이라고 말씀드렸습니다. "오 나는 편평 등이니깐 마음껏 등을 구부려 줘야지" 하면서 사진으로 생활하게 되면 또 다른 체형적 문제가 생길 수 있음을 강력히 경고합니다.

요추(Lumbar) 커브 교정

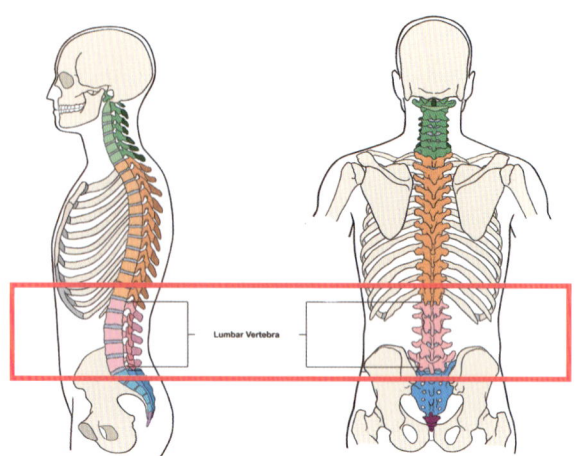

1단계 긴장된 조직 풀어주기

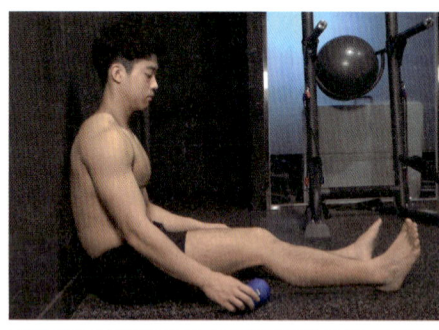 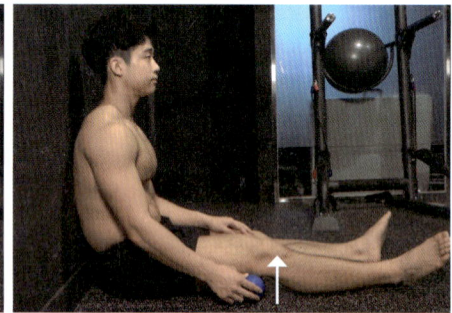

⚠️ 앉아서 햄스트링을 풀 때 체중을 실기 위해 허리를 과도하게 구부리지 마십시오. 허리 통증이나 추가적인 문제를 유발할 수 있습니다.

① 햄스트링이 시작되는 부위에 마사지 볼을 놓고 앉습니다. (사진 참고)

② 아픈 부위를 찾아서 원을 그리듯이 마사지 볼로 풀어줍니다. (체중을 이용)

③ 반대쪽도 반복해 줍니다.

1 | 복직근 스트레칭

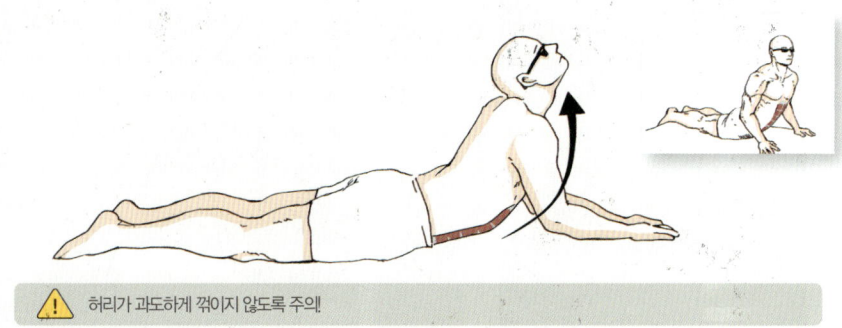

⚠️ 허리가 과도하게 꺾이지 않도록 주의!

① 바닥에 엎드린 다음, 양손으로 체중을 지지한 상태로 허리를 젖혀줍니다.

② 팔꿈치를 완전히 펴주면서 허리를 젖혀주면 조금 더 강력하게 풀어줄 수 있습니다.

③ 복직근 부위가 늘어나는 느낌에 최대한 집중하면서 15초씩 3세트 반복합니다.

2 | 마사지 볼을 이용한 햄스트링 마사지

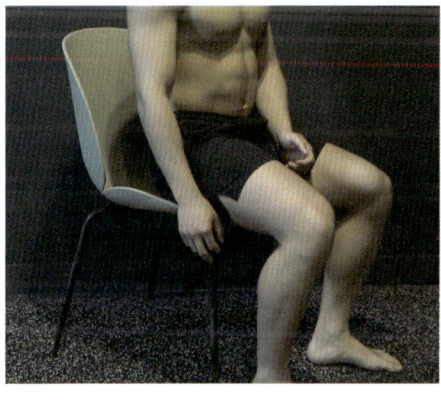 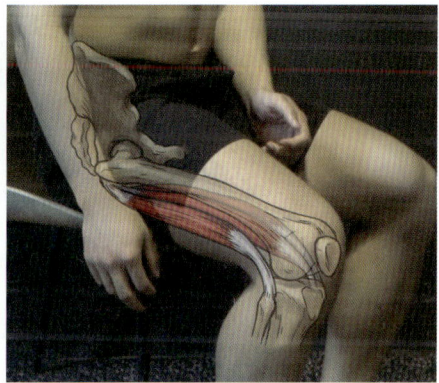

① 의자 밑에 마사지 볼을 놓고 햄스트링 부위에 마사지 볼이 위치하도록 앉아줍니다.

② 그리고 다리를 좌우로 움직여주면서 햄스트링이 풀리는 느낌에 최대한 집중합니다.

③ 15초 유지합니다.

3 | 맨손을 이용한 햄스트링 마사지

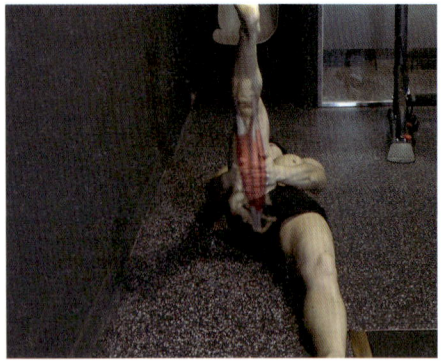 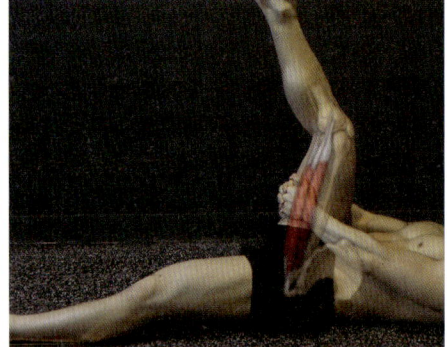

① 바닥에 누워서 한쪽 다리를 들어 올린 다음, 양손에 깍지를 껴주고 손꿈치로 햄스트링을 꾹 눌러줍니다.

② 압박을 유지한 채로 천천히 다리를 폈다, 굽혔다를 반복해 줍니다.

③ 뻐근한 근육이 부드러워지는 느낌에 최대한 집중하고 어느 정도 풀린 게 느껴지면 약간 위치를 바꿔서 위쪽부터 아래쪽까지 전부 풀어줍니다.

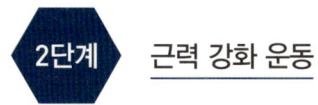 근력 강화 운동

1 | 고관절 굴곡근 강화

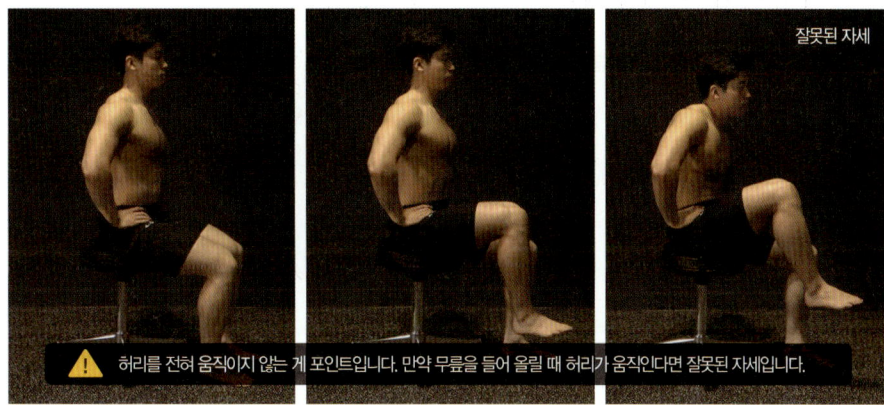

① 바르게 앉습니다. (사진 참고)

② 허리는 움직이지 않고 무릎만 천장 쪽으로 들어 올립니다.

③ 5초간 유지합니다.

④ 반대쪽도 반복해 주고, 30번 반복합니다.

2 | 장요근, Iliopsoas

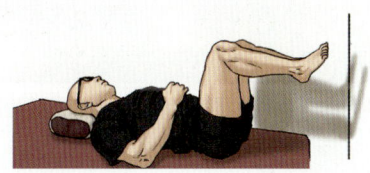 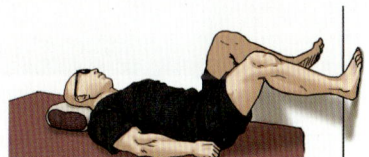

① 바닥에 누워서 고관절, 무릎을 90도 굴곡시켜줍니다.

② 이때 허리는 바닥에 살짝 붙어 있어야 합니다. (골반 중립 상태) 허리가 과도하게 꺾이거나 과도하게 말린 상태를 유지하지 않도록 주의해 주세요.

③ 골반 중립 상태를 유지한 상태로, 숨을 내뱉으면서 다리 한쪽을 뻗어줍니다.

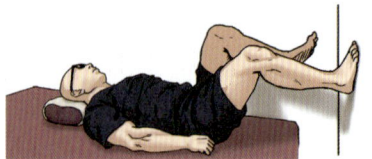 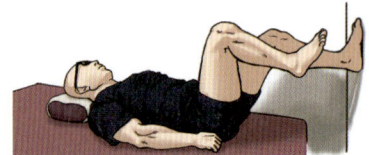

④ 발을 교차하면서 벽에 붙여줍니다.

⑤ 운동 내내 코어에 힘을 준 상태를 유지해 줘야 합니다. (발을 내릴 때는 숨을 내쉬어 줍니다.)

⑥ 12개씩 5세트씩 반복해 줍니다.

3 | 슈퍼맨 운동

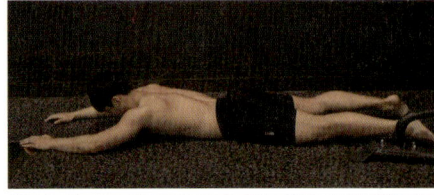 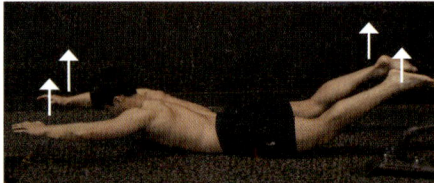

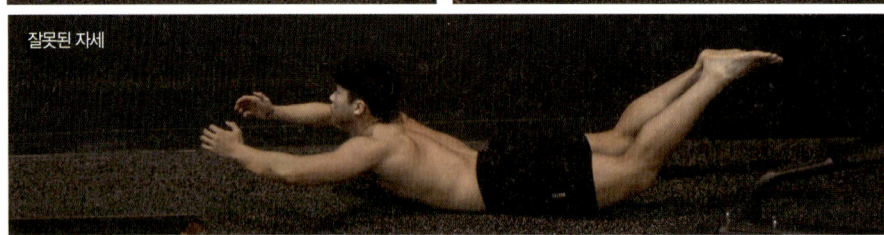

⚠️ 허리가 과도하게 꺾여서는 안 됩니다. 이 운동을 통해 강화하고자 하는 근육은 허리근육 이지만, 이 운동이 허리를 꺾어서 허리를 강화하는 게 아님을 명심하십시오.

① 복부가 바닥에 닿도록 엎드립니다.

② 양팔을 앞으로 뻗어서 늘려줍니다.

③ 상체를 들어 올리고, 발도 바닥에서 들어 올립니다.

④ 5~10초 동안 유지하고 30번 반복합니다.

4 | 골반경사 컨트롤 운동

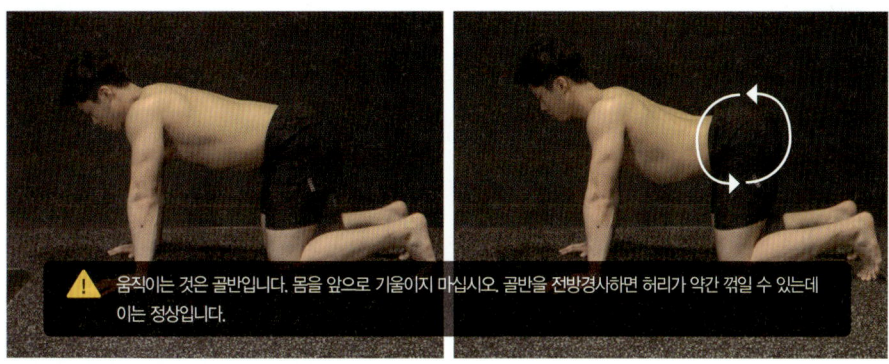

1. 네발기기 자세로 엎드립니다. (사진 참고)
2. 골반을 전방경사해줍니다. (엉덩이 화살표 확인)
   반시계 방향 → 전방경사 / 시계방향 → 후방 경사
3. 10초 동안 유지하고, 원래 자세로 돌아옵니다.
4. 30번 반복합니다.

5 | 요추 기립근 활성화 운동

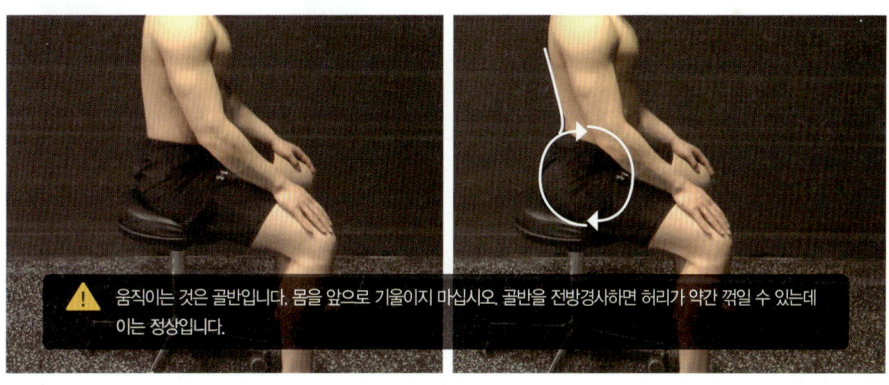

1. 바른 자세로 앉아서 골반을 전방경사 해줍니다. (엉덩이 화살표 확인)
   시계방향 → 전방경사 / 반 시계방향 → 후방 경사
2. 10초 동안 유지한 뒤, 원래 자세로 돌아옵니다.
3. 30번 반복합니다.

3단계 근력 강화 운동

　일상생활 속에서 올바른 골반의 자세를 유지하지 않으면, (약간 전방경사된 골반이 올바른 골반 경사) 아무리 열심히 운동과 스트레칭을 해도 체형이 바뀌지 않습니다. 걸을 때, 앉을 때, 심지어 게임을 하거나 밥을 먹을 때도 항상 신경을 써서 약간의 전방경사를 유지하십시오. 어쩌면 휴대폰 알림으로 2시간마다 골반 자세를 체크하라는 알림을 하는 것도 도움이 될 수 있습니다.

　이게 쉬운 일은 아니겠지만, 미래의 허리 건강과 현재의 허리 통증을 위해 극복해야 합니다.

1 | 감소된 흉추 만곡에 대한 흉추 굴곡 가동성 운동&스트레칭

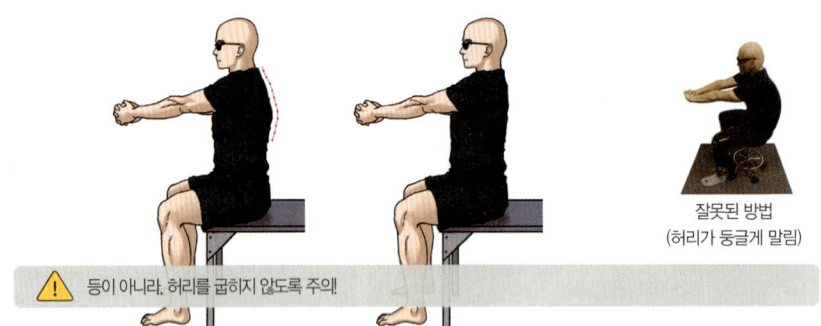

잘못된 방법
(허리가 둥글게 말림)

⚠️ 등이 아니라, 허리를 굽히지 않도록 주의!

① 허리를 펴고 바로 앉습니다.

② 양손을 깍지 끼고 앞으로 뻗어 명치 앞쪽에 깍지 낀 손이 위치되도록 합니다.

③ 깍지 낀 손을 앞으로 쭉 밀어내고 명치 위치 뒤쪽 등뼈가 뒤로 밀려 나오도록 서로 반대로 밀어냅니다.

④ 15초 유지, 4회 반복합니다.

2 | 앉은 자세에서 고관절 경첩 운동

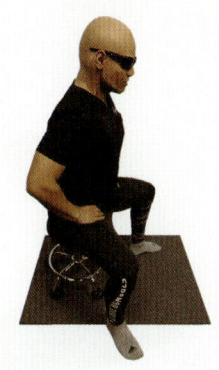 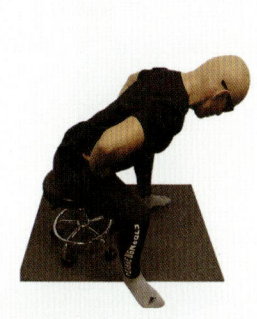

① 똑바로 앉은 자세를 취하고 손은 허벅지 위에 편하게 올려놓습니다.

② 꼬리뼈를 치켜세워 허리를 폅니다. (이때 과도하게 치켜세워 허리가 너무 펴지지 않도록 합니다.)

③ 가슴을 적당히 펴고 날개뼈를 살짝 뒤-아래쪽 방향으로 1cm 정도 끌어당겨줍니다.

④ 턱을 살짝 당겨 정면을 응시합니다.

⑤ 고관절을 이용해 앞으로 기울였다가 돌아옵니다.

⑥ 이때 허리와 등의 움직임은 없어야 합니다. 마치 상체가 막대처럼 뻣뻣하다는 상상을 하며 움직입니다.

⑦ 10회씩 3set 반복합니다.

3 | 선 자세에서 고관절 경첩 운동

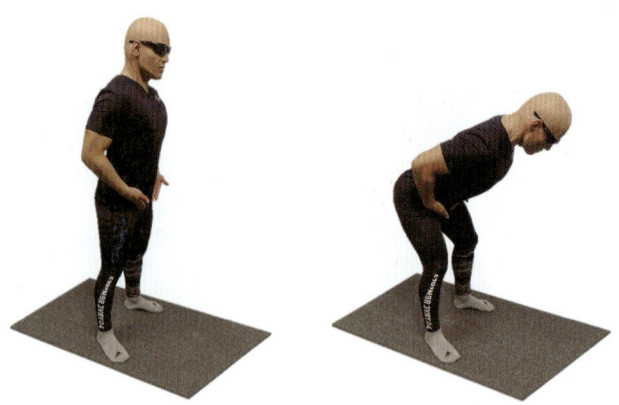

⚠️ 어깨를 오므려 등을 둥글게 말지 않도록 한다.

1. 다리를 골반 너비로 벌리고 바로 선 자세를 취합니다.
2. 꼬리뼈를 치켜세워 허리를 펴줍니다. 이때 과도하게 치켜세워 허리가 너무 펴지지 않도록 합니다.
3. 허리를 편 상태로 유지한 다음 등을 둥글게 살짝 말아줍니다.
4. 이때 허리가 움직이지 않도록 해야 하며 등을 둥글게 말 때는 명치를 배꼽 방향으로 내려준다는 상상을 하면서 말아줍니다.
5. 턱을 당기고 고개를 들어 정면을 응시합니다.
6. 팬티라인을 접어준다고 상상하며, 고관절을 이용해 앞으로 기울였다가 돌아옵니다.
7. 이때 허리와 등의 움직임은 없어야 합니다. 마치 상체가 막대처럼 뻣뻣하다는 상상을 하며 움직입니다.
8. 10회씩 3set 반복합니다.

4 | 네발기기 자세에서 고관절 경첩 운동

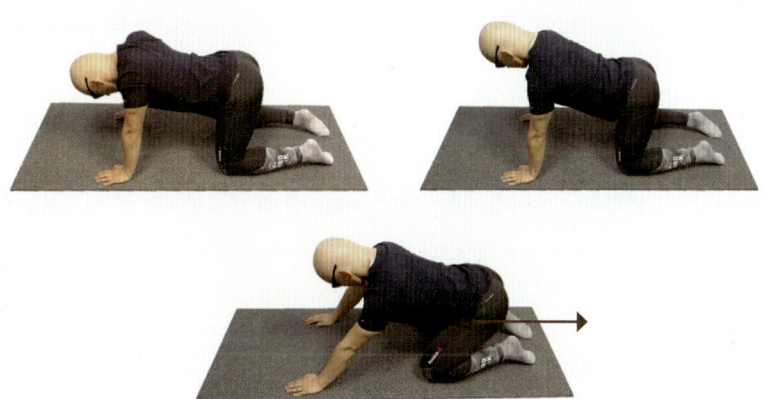

① 네발기기 자세를 취합니다.

② 꼬리뼈를 치켜세워 허리를 펴 줍니다. 이때 과도하게 치켜세워 허리가 너무 펴지지 않도록 합니다.

③ 허리를 편 상태로 유지한 다음 팔로 바닥을 밀고 등을 천장 방향으로 밀어올리는 느낌으로 등을 둥글게 말아줍니다.

④ 이때 허리가 움직이지 않도록 주의합니다.

⑤ 턱을 당겨 머리가 바닥 쪽으로 떨어지지 않도록 합니다.

⑥ 허리와 등, 머리의 정렬을 유지하면서 골반을 엉덩이 방향으로 뒤로 이동시킵니다.

⑦ 이때 흔하게 등이 펴지거나 허리가 굽혀질 수 있으니 교정 자세를 완전히 유지하면서 움직이도록 주의합니다.

⑧ 10회씩 3set 반복합니다.

편평 등 쌍둥이 형제들

편평 등에게는 2명의 쌍둥이 형제가 있습니다. 형의 이름은 라운드 숄더 동생의 이름은 거북목입니다. 아닌 게 아니라 편평 등이 있다면 이 두 형제는 거의 모든 사람들에게 함께 나타납니다.

이 형제들은 정말 우애가 깊어서 동시에 교정해 주지 않으면 서로 변하지 않으려고 하는 경향이 있습니다. 즉, 편평 등이 있다면 거북목/라운드 숄더를 동시에 교정해 줘야 한다는 뜻입니다.

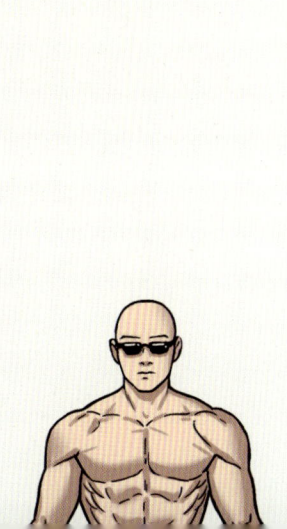

05
스웨이백
Sway back

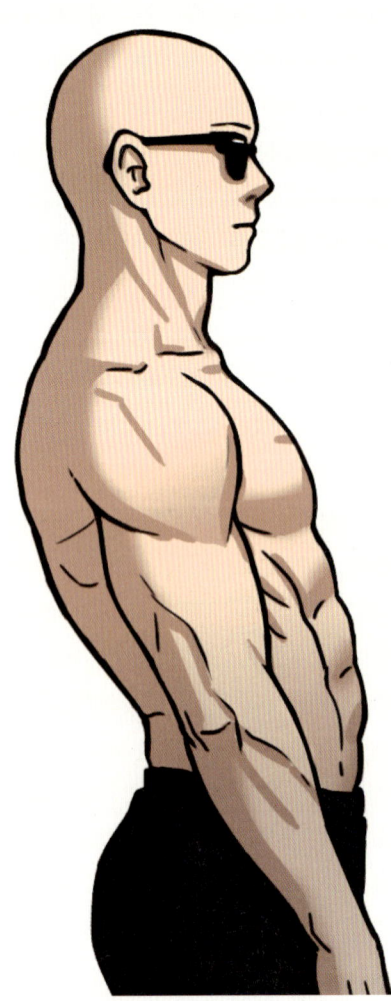

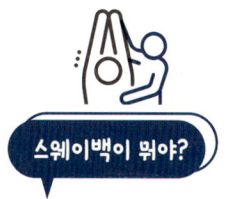

스웨이백이 뭐지?

스웨이백 체형은 쉽게 말하자면 골반이 앞으로 이동한 체형입니다.(1번 화살표) 등이 구부정하고 배가 나온 것들은 부수적인 효과에 불과합니다.

핵심은 골반이 앞으로 이동해서 신체의 중심이 앞으로 쏠리게 되면서 중심을 잡기 위해 신체의 다른 부분들이 변형되는 것이라고 볼 수 있습니다.

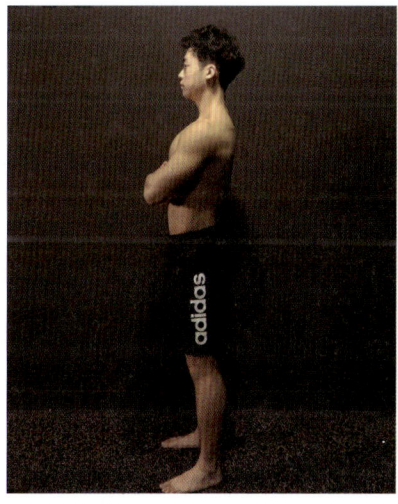 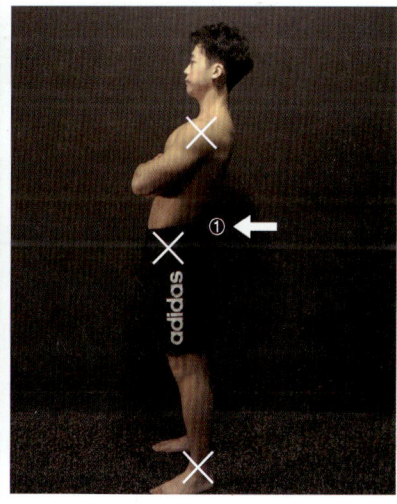

스웨이백은 왜 생길까?

스웨이백이 생기는 원인은 크게 3가지로 분류할 수 있습니다.

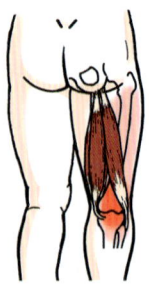 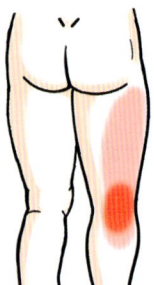

A 과활성/긴장된 햄스트링

고관절을 신전할 때 엉덩이 근육에 비해 햄스트링이 과도하게 활성화되거나 긴장되는 경우, 대퇴골(다리뼈) 전방전위를 유발할 수 있습니다. Shirley Sahrmann's

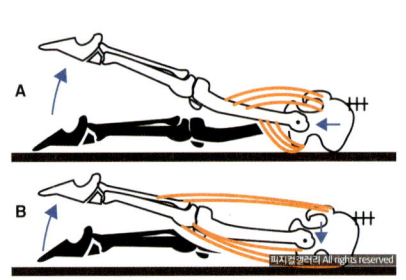 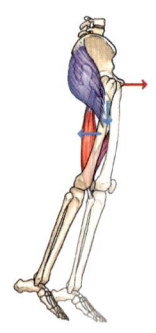

사진을 보면 A(정상)의 경우 엉덩이 근육이 적절하게 수축해서 대퇴골이 앞으로 이동하지 않고 고관절이 신전되는 것을 볼 수 있습니다. (고관절 신전은 다리를 뒤로 펴주는 동작입니다.) 반면 B(비정상)의 경우 엉덩이 근육 대신 **햄스트링**이 과하게 수축해서 대퇴골이 앞으로 이동하는 것을 볼 수 있습니다. 참고로 일반적으로 고관절 신전에서 대둔근이 75%, 햄스트링이 25%의 역할을 하며, 햄스트링 우세 패턴이 나타나면 빨간색 화살표대로 움직이고, 대둔근이 정상적으로 수축하면 파란색 화살표대로 수축하게 됩니다. (오른쪽 사진 참고)

대퇴골이 이렇게 앞으로 이동하게 되면 골반 전방전위(골반이 앞으로 이동하는 것)를 유발하게 되고, "골반 전방전위는 곧 **스웨이백 체형**으로 발전하게 됩니다."

B **느슨한 인대**

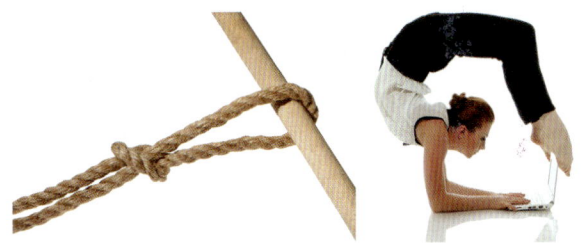

타고나게 유연한 사람들도 있지만, 일부러 과도하게 유연성을 늘리는 사람들도 있습니다. 과도한 유연성은 관절을 잡아주는 인대를 느슨하게 만들어서 관절의 안정성을 떨어뜨리는데, 느슨해진 관절을 안정적으로 지탱하기 위해 스웨이백 체형이 생길 수 있습니다.

안타깝게도, 한 번 늘어난 고무줄을 다시 되돌릴 수 없듯이 느슨한 인대도 되돌릴 수 없습니다. 대신 주변 근육을 강화해서 인대의 역할(안정성)을 대신해야 합니다.

C **자세에 대한 뇌의 착각**

엎드려서 잠을 자거나, 나쁜 자세로 오랜 시간 앉아 있을 때, 뇌는 자세를 학습합니다.

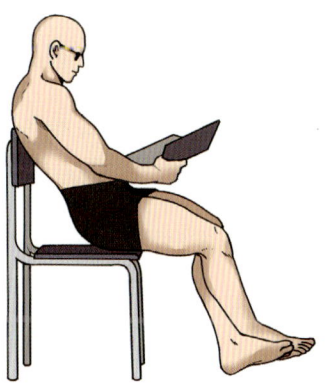

즉, 그게 자신에게 맞는 맞춤형 자세라고 착각을 하게 되는 것입니다. 비유를 들자면, 3개월 동안 매일같이 음식점에 가서 '햄버거 주세요'를 반복한다면, 식당 아주머니는 분명 당신이 말을 하기도 전에 햄버거 주문을 받을 것입니다. 엎드려서 잠을 자는 것이 실로 스웨이백 체형 그 자체라는 것은 밑에서 상세히 설명해 드리도록 하겠습니다.

근육들에게 무슨 일이?

긴장되는 근육

스웨이백이 있을 경우 아래의 근육들이 긴장됩니다.

| 대흉근 | 소흉근 | 햄스트링 | 광배근 |

| 흉쇄유돌근 | 삼각근 | 전거근 | 승모근 |

약해지는 근육

스웨이백이 있을 경우 아래의 근육들이 약해집니다.

| 능형근 | 소원근 | 극상근 | 극하근 |

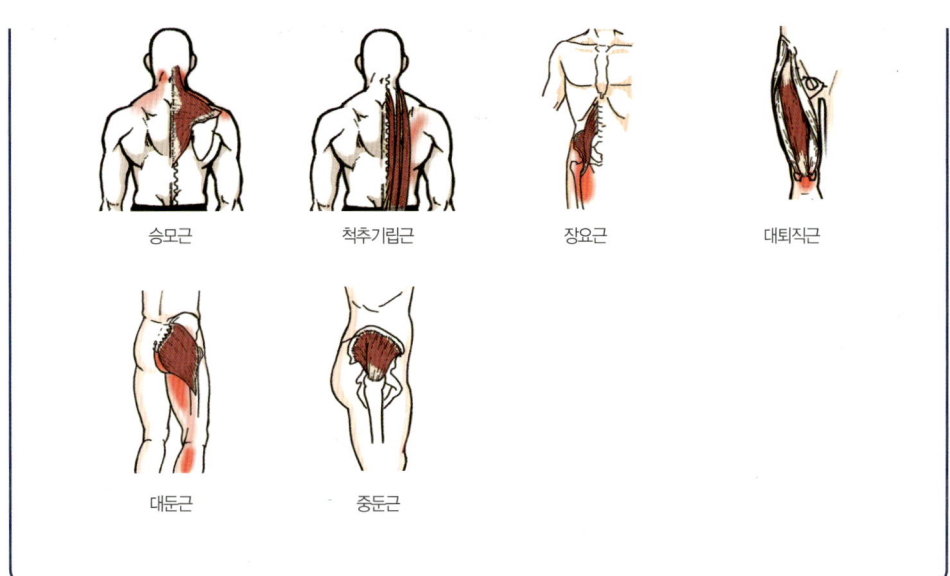

진단 및 평가

평가1 옆모습 찍어보기

▼ 평가법

1 | 사진을 찍고 3가지 랜드마크를 찾습니다.
2 | 상완골두(Humeral head) 이 뼈는 어깨뼈 가운데라고 보시면 됩니다.
3 | 대퇴골 대전자(Greater trochanter) 손바닥을 골반 옆에 놓을 때 만져지는 가장 튀어나온 뼈입니다.
4 | 바깥쪽 복숭아뼈(Lateral malleolus) 복숭아뼈가 어딘지 모르시는 분은 없을 것이라고 믿겠습니다.

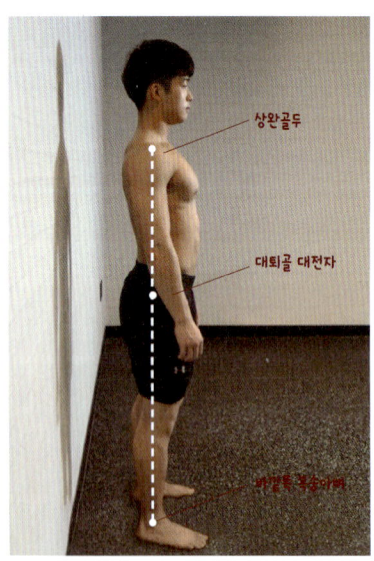

▼ 분석 결과

1 | 3가지 랜드마크를 선을 그려서 모두 이어본다.
2 | 이 3가지 랜드마크를 이은 선이 수직으로 나타난다면 정상임. (즉 1번/2번/3번 랜드마크의 위치가 같아야 정상.)
3 | 반면 2번 랜드마크가 다른 랜드마크들 보다 더 앞으로 튀어나왔다면 스웨이백임.

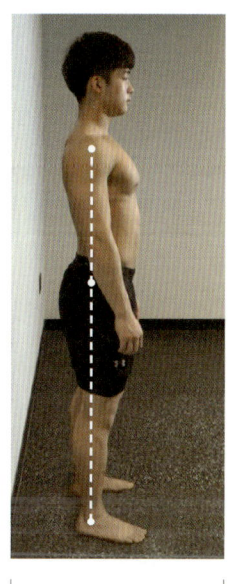 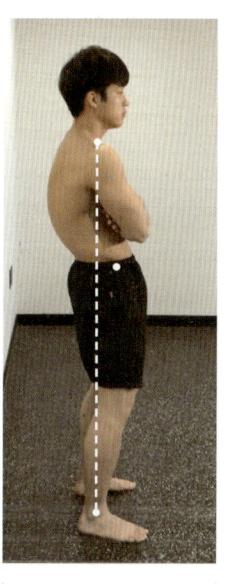

정상 　　　 비정상

스웨이백

평가2 　 벽에 기대서 관찰하기

▼ 평가법

1 | 편하게 선 자세에서 그대로 고개만 숙여 발을 봅니다.

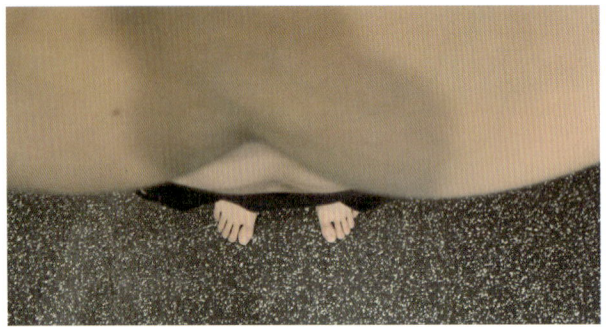

주의 • 비만이 있는 경우 복부에 가려서 발이 안 보일 수도 있습니다.

▼ 분석 결과

1 | **정상 기준**
   ✓ 편하게 섰을 때, 발이 보여야 함.

2 | **비정상 케이스**
   ✓ 골반이 튀어나와서 발이 가려지는 경우

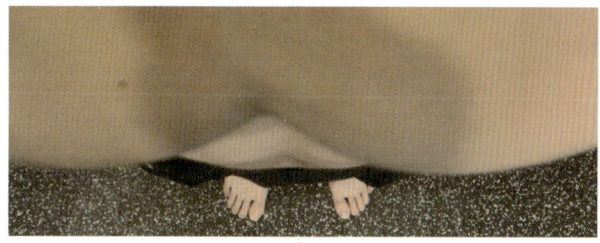
정상

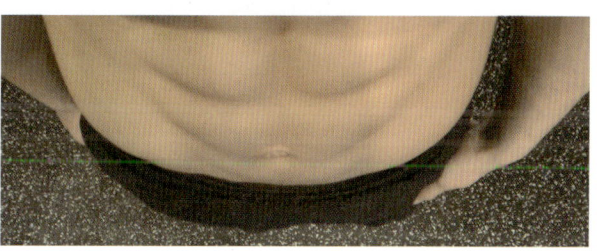
비정상

평가3 코어 근육 테스트, 앉기 검사

▼ 평가법

1 | 앉은 자세에서 사진과 같이 자세를 취해줍니다. (골반 중립)
2 | 골반과 척추가 바른 커브가 되었다면 자세를 유지해 줍니다.

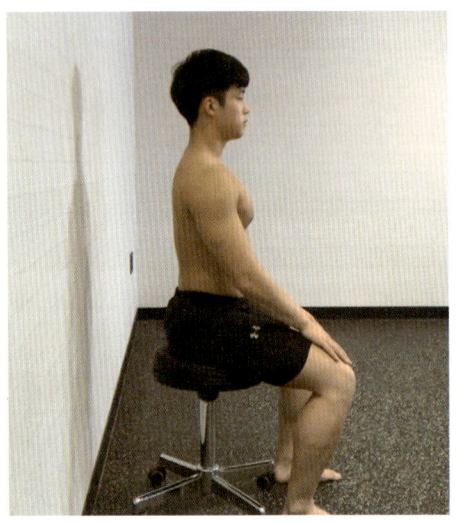

주의 • 의자 높이는 무릎 각도가 자연스럽게 90도로 되는 높이로 설정합니다.

▼ 분석 결과

1 | 정상 기준
   ✓ 30초 이상 바른 자세를 유지할 수 있음.

2 | 비정상 케이스
   ✓ 30초 이상 바른 자세를 유지할 수 없음.

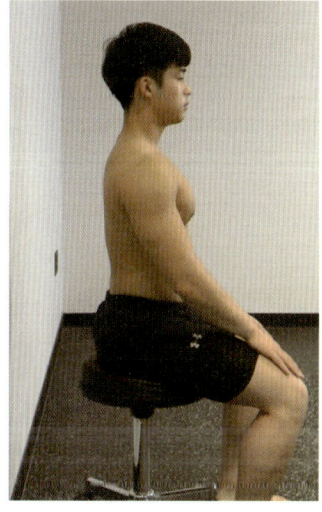 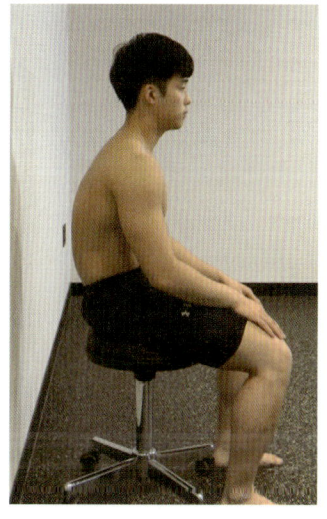

정상   비정상

스웨이백

교정 및 치료

스웨이백 교정법

시작하기 앞서 주의사항을 알려 드리겠습니다.

> **첫 번째** 교정 운동을 할 때 최소한 20~30분 이상은 투자하세요. 짧고 굵게 하는 운동은 재활 운동이 될 수 없습니다.
>
> **두 번째** 아래의 프로그램은 주 2회 운동 프로그램입니다. 이 프로그램을 따라 한다고 즉각적으로 몸이 좋아지지는 않습니다. 다소 시간이 소요될 수 있으니 참고하세요.
>
> **세 번째** 이 프로그램은 몸의 한계를 뛰어넘기 위한 프로그램이 아닙니다. 이 운동을 하는 동안 통증을 호소해서는 안 되니 만약 통증이 있다면 반드시 전문가의 상담을 받도록 합니다.

▼ 스웨이백은 총 4단계에 걸쳐서 교정합니다.

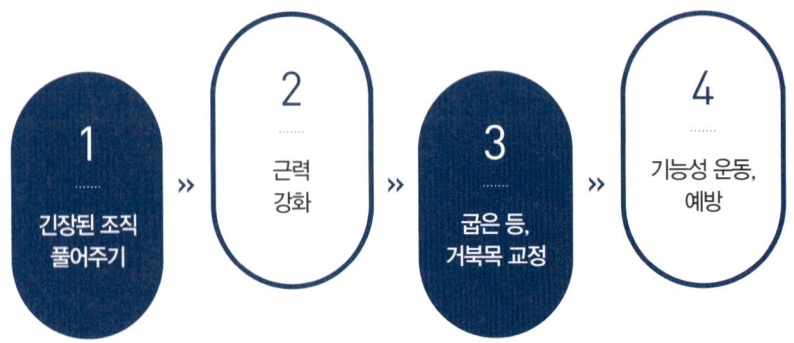

1단계   긴장된 조직 풀어주기

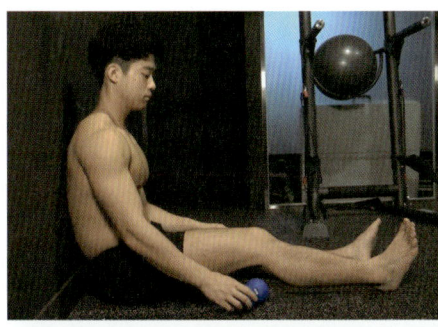 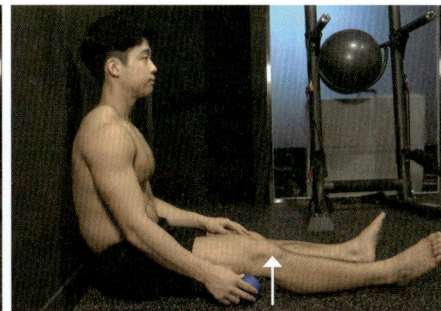

⚠️ 앉아서 햄스트링을 풀 때 체중을 싣기 위해 허리를 과도하게 구부리지 마십시오. 허리 통증이나 추가적인 문제를 유발할 수 있습니다.

① 햄스트링이 시작되는 부위에 마사지 볼을 놓고 앉습니다. (사진 참고)

② 아픈 부위를 찾아서 원을 그리듯이 마사지 볼로 풀어줍니다. (체중을 이용)

③ 반대쪽도 반복해 줍니다.

1 | 맨손을 이용한 햄스트링 마사지

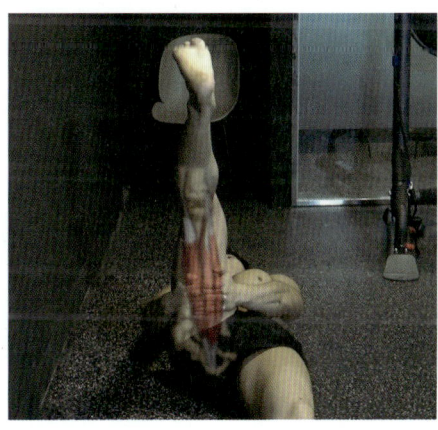 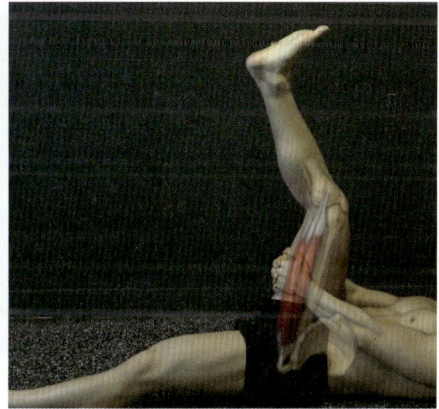

① 바닥에 누워서 한쪽 다리를 들어 올립니다.

② 양손에 깍지를 껴주고 손꿈치로 햄스트링을 꾹 눌러줍니다.

③ 압박을 유지한 채로 천천히 다리를 폈다, 굽혔다를 반복해 줍니다. 뻐근한 근육이 부드러워지는 느낌에 최대한 집중하고, 어느 정도 풀린 게 느껴지면 약간 위치를 바꿔서 위쪽부터 아래쪽까지 전부 풀어줍니다.

스웨이백

2 | 대퇴이두근 스트레칭

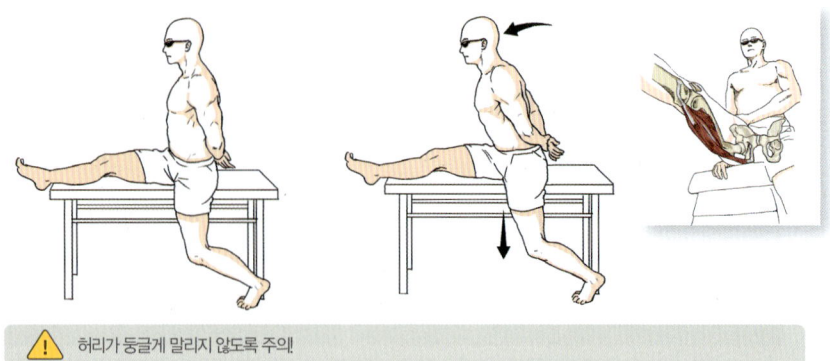

⚠️ 허리가 둥글게 말리지 않도록 주의!

① 양손을 뒷짚고 탁자 위에 다리를 올려놓습니다.

② 허리를 세워준 채로, 천천히 숙여줌과 동시에 바닥에 있는 무릎을 살짝 굽혀줍니다.

③ 대퇴이두근 부위가 늘어나는 느낌에 집중하면서 15초씩 3세트 반복합니다.

3 | 맨손을 이용한 전경골근 마사지

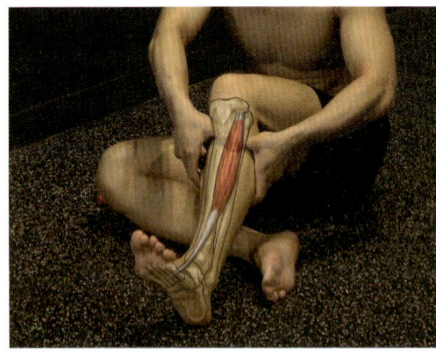 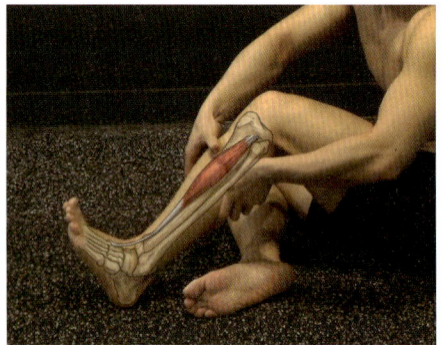

① 바닥에 앉아서, 정강이뼈 바로 바깥쪽을 양쪽 엄지손가락으로 압박해 준 다음, 발등을 젖혔다 내렸다를 반복합니다.

② 이때 손가락에 느껴지는 근육에 최대한 집중하고, 천천히 발목을 움직여 주면서 지긋이 풀어줍니다.

③ 위쪽부터 아래쪽까지 전부 풀어준 다음, 이번엔 압박을 유지한 채로 아래로 밀어내듯이 풀어줍니다.

④ 정강이 근육이 풀어지는 느낌에 최대한 집중하면서 계속 반복합니다.

4 | 흉요추 접합부, Thoraco-Lumbar junction

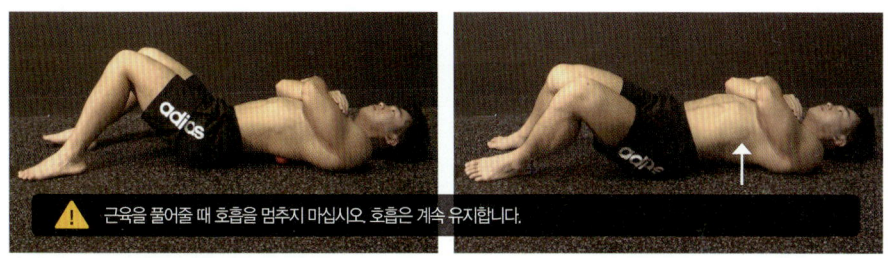

1. 마사지 볼을 요추1번과 흉추12번 사이에 놓습니다. (사진 참고, 배꼽보다 2~3cm 정도 위)
2. 체중을 이용해서 주변 부위를 풀어줍니다.
3. 뭉친 부위는 전부 풀어줍니다.

2단계 근력 강화

고관절 굴곡근은 절대로 스트레칭 하지마세요. 고관절 굴곡 근육들은 스웨이백 체형이 있는 경우, 길이가 이미 정상보다 늘어난 상태로, 스트레칭을 통해 더 늘리면 오히려 악화될 가능성이 높습니다.

1 | 고관절 굴곡근 강화

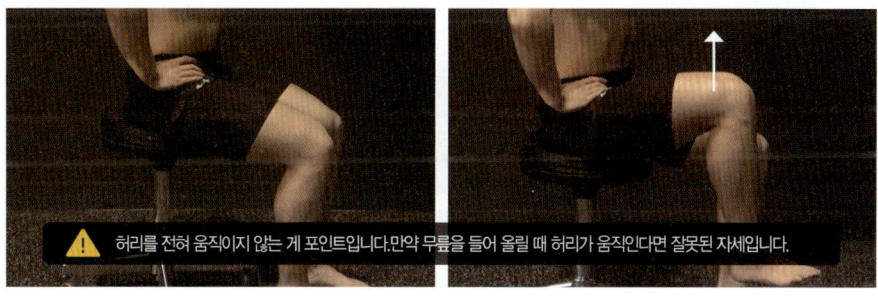

1. 바르게 앉습니다.
2. 허리는 움직이지 않고 무릎만 천장 쪽으로 들어 올립니다. 5초간 유지합니다.
3. 반대쪽도 반복해 줍니다. 30번 반복합니다.

2 | 대퇴직근 운동

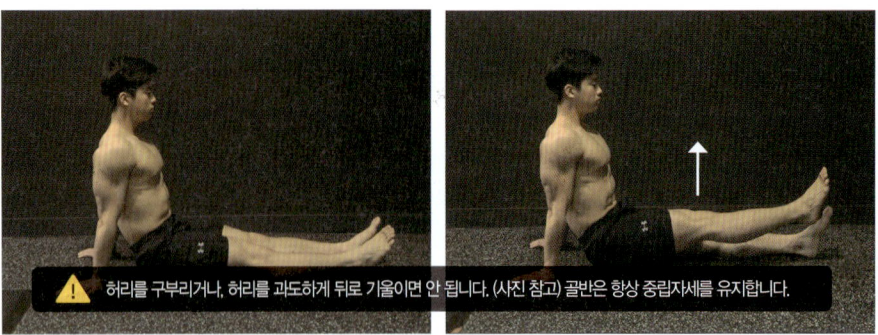

⚠️ 허리를 구부리거나, 허리를 과도하게 뒤로 기울이면 안 됩니다. (사진 참고) 골반은 항상 중립자세를 유지합니다.

① 다리를 뻗고 바닥에 앉습니다.

② 다리를 완전히 편 상태를 유지한 채로 다리를 들어 올립니다.

③ 5~10초 동안 유지하고, 10번 반복합니다.

3 | 엉덩이 강화 운동

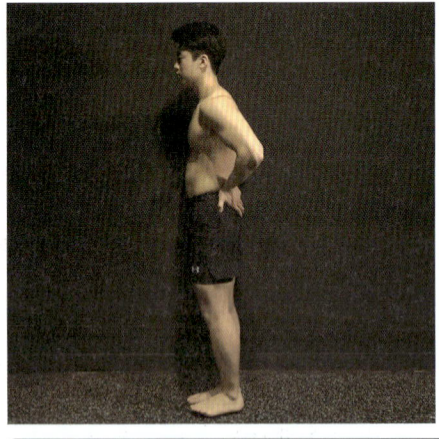 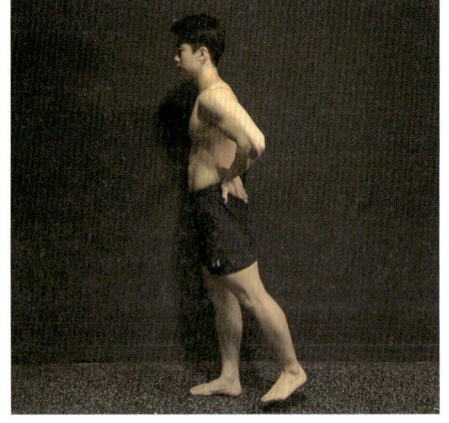

⚠️ 허리를 앞으로 숙이지 마십시오. 움직이는 것은 다리가 유일합니다. 자세가 무너지면 안 됩니다. 자세가 무너진다면 자세를 유지하기 위해 앞에 의자나 물건을 잡고 하는 게 좋습니다. 골반은 항상 중립자세를 유지합니다.

① 서서 엉덩이가 단단하게 힘이 들어가는 게 느껴질 때까지 다리를 뒤로 펴줍니다.

② 5초 동안 유지해 줍니다.

③ 양쪽 다리를 20번 반복해 줍니다.

4 | 힙 브릿지

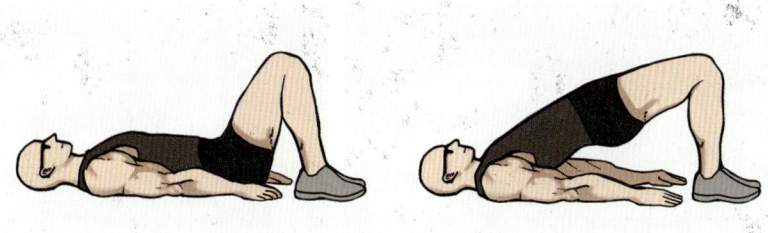

① 발을 골반 넓이로 벌려 무릎을 굽히고 바로 눕습니다.

② 배꼽을 바닥 방향으로 1cm 정도 넣어 복부에 힘을 준 다음 몸통이 일자로 되도록 골반을 들어 올립니다.

③ 이때 엉덩이 근육을 강하게 수축시키도록 하고 허리에 힘을 강하게 준다는 느낌을 받지 않도록 합니다.

④ 6초간 유지한 후 골반을 내려놓습니다.

⑤ 2~3번의 과정을 10회 반복 3set 시행합니다.

5 | 외복사근 운동 (사이드 플랭크)

이 운동을 통해 외복사근의 길이는 짧게 만들면서 내복사근의 길이는 늘려줄 수 있습니다.

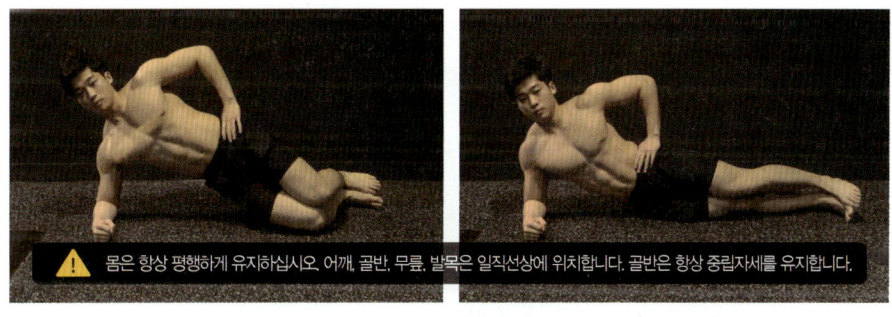

⚠️ 몸은 항상 평행하게 유지하십시오. 어깨, 골반, 무릎, 발목은 일직선상에 위치합니다. 골반은 항상 중립자세를 유지합니다.

① 사진과 같은 자세를 합니다. (양쪽 무릎을 구부리고, 팔꿈치로 체중을 지지)

② 바깥쪽에 있는 복부 근육이 수축하는 것을 느낍니다.

③ 30초 동안 유지하고, 반대쪽도 반복해 줍니다.

④ 난이도가 익숙해지면 오른쪽 사진처럼 양쪽 무릎을 편 상태에서 진행합니다.

6 | 외복사근 강화 운동

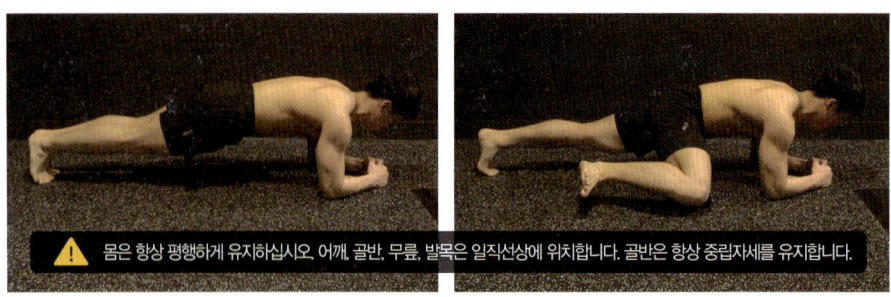

① 사진과 같은 자세를 합니다. (양 무릎을 구부리고, 팔꿈치로 체중을 지지)

② 좋은 자세를 유지하기 위해 계속 코어근육을 수축해 줍니다.

③ 한 쪽 무릎을 같은 쪽 팔꿈치 쪽을 향해 당겨줍니다.

④ 5초 동안 유지하고 반대쪽도 반복해 줍니다. (10번 반복)

3단계 라운드 숄더/거북목 교정

 스웨이백 체형은 라운드 숄더와 거북목을 유발하는데, 스웨이백에 의해 생긴 이 2가지 체형은 스웨이백과 함께 동시에 교정해 줘야 합니다.

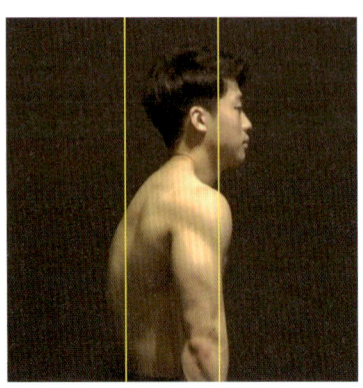 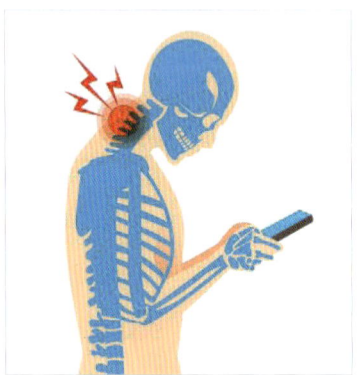

4단계 기능성 운동/예방

4단계는 지금까지 다뤘던 모든 내용 중 가장 중요한 내용입니다. 1, 2, 3단계를 아주 열심히 훌륭하게 잘 해내도 4단계를 잘못하면 절대로 체형을 교정할 수 없습니다.

기능성 운동은 근육을 적절한 타이밍에 적절한 만큼의 수축을 할 수 있도록 도와주는 운동입니다. 좀 더 쉽게 표현하자면 **몸을 효율적으로 사용할 수 있게 해주는 운동**이라고 보시면 됩니다.

1, 2, 3단계를 잘 따라 하셨다면 근육 밸런스는 충분히 좋아졌을 것입니다. 이제 신경을 교정해 줘야 합니다. 여러분들도 알다시피 스웨이백 체형은 잘못된 체형이고, 이것을 교정하기 위해서는 **올바른 체형의 위치를 다시 학습**할 필요가 있습니다. 왜냐하면 스웨이백이 있는 사람들의 뇌는 삐뚤어진 체형이 정상 위치라고 인식하기 때문입니다.

스웨이백이 있는 사람들의 뇌는 지구는 평평하다고 인식하는 것과 비슷합니다. 즉 사실이 아닌 것을 사실로 믿고 있다는 것입니다. 학습하는 방법은 간단합니다. 골반의 정상 위치부터 학습하겠습니다.

1 | 앉은 자세에서 고관절 경첩 운동

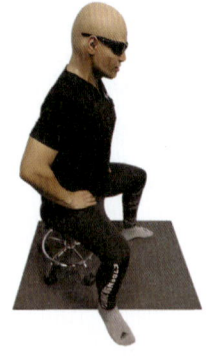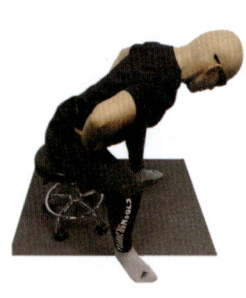

⚠️ 허리가 둥글게 말리지 않도록 주의!

① 똑바로 앉은 자세를 취하고 손은 허벅지 위에 편하게 올려놓습니다.

② 꼬리뼈를 치켜세워 허리를 폅니다. (이때 과도하게 치켜세워 허리가 너무 펴지지 않도록 합니다.)

③ 가슴을 적당히 펴고 날개뼈를 살짝 뒤-아래쪽 방향으로 1cm 정도 끌어당겨줍니다.

④ 턱을 살짝 당겨 정면을 응시합니다.

⑤ 고관절을 이용해 앞으로 기울였다가 돌아옵니다.

⑥ 이때 허리와 등의 움직임은 없어야 합니다. 마치 상체가 막대처럼 뻣뻣하다는 상상을 하며 움직입니다.

⑦ 10회씩 3set 반복합니다.

2 | 선 자세에서 고관절 경첩 운동

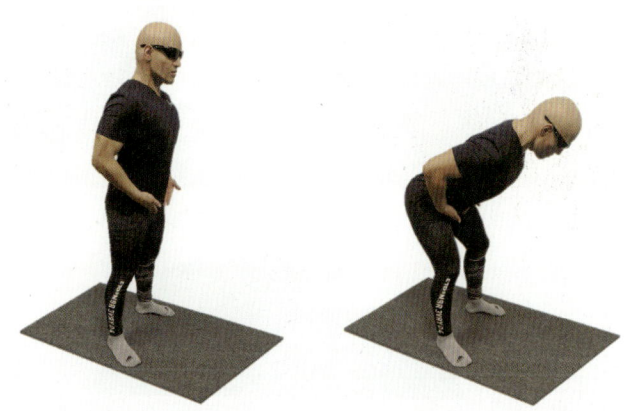

⚠️ 어깨를 오므려 등을 둥글게 말지 않도록 한다.

① 다리를 골반 너비로 벌리고 바로 선 자세를 취합니다.

② 꼬리뼈를 치켜세워 허리를 펴줍니다. 이때 과도하게 치켜세워 허리가 너무 펴지지 않도록 합니다.

③ 허리를 편 상태로 유지한 다음 등을 둥글게 살짝 말아줍니다.

④ 이때 허리가 움직이지 않도록 해야 하며 등을 둥글게 말 때는 명치를 배꼽 방향으로 내려준다는 상상을 하면서 말아줍니다.

⑤ 턱을 당기고 고개를 들어 정면을 응시합니다.

⑥ 팬티라인을 접어준다고 상상하며, 고관절을 이용해 앞으로 기울였다가 돌아옵니다.

⑦ 이때 허리와 등의 움직임은 없어야 합니다. 마치 상체가 막대처럼 뻣뻣하다는 상상을 하며 움직입니다.

⑧ 10회씩 3set 반복합니다.

스웨이백

3 | 네발기기 자세에서 고관절 경첩 운동

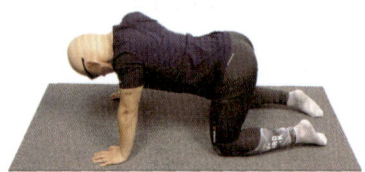
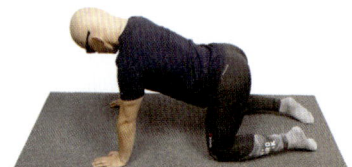
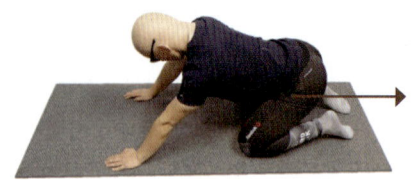

① 네발기기 자세를 취합니다.

② 꼬리뼈를 치켜세워 허리를 펴 줍니다. 이때 과도하게 치켜세워 허리가 너무 펴지지 않도록 합니다.

③ 허리를 편 상태로 유지한 다음 팔로 바닥을 밀고 등을 천장 방향으로 밀어올리는 느낌으로 등을 둥글게 말아줍니다.

④ 이때 허리가 움직이지 않도록 주의합니다.

⑤ 턱을 당겨 머리가 바닥 쪽으로 떨어지지 않도록 합니다.

⑥ 허리와 등, 머리의 정렬을 유지하면서 골반을 엉덩이 방향으로 뒤로 이동시킵니다.

⑦ 이때 흔하게 등이 펴지거나 허리가 굽혀질 수 있으니 교정 자세를 완전히 유지하면서 움직이도록 주의합니다.

⑧ 10회씩 3set 반복합니다.

4 | 대둔근 강화 운동과 골반 조절 능력 강화

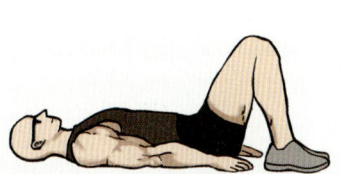
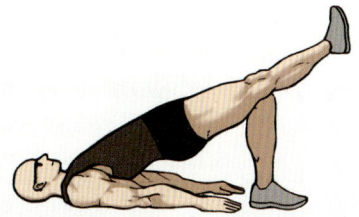

> ⚠️ 2번의 단계에서 허벅지 뒤쪽 슬곡근에 힘을 강하게 주지 않도록 한다. 골반을 들어 올렸을 때 정강이가 바닥에 수직인 모양이 되어야 한다. 만약 골반을 들어올렸을 때 무릎이 적당량보다 펴져 정강이가 바닥에 수직이 되지 않으면 슬곡근에 큰 힘이 들어가게 되므로 정강이가 바닥에 수직으로 위치되게 한다.

① 발을 골반 넓이로 벌려 무릎을 굽히고 바로 눕습니다.

② 배꼽을 바닥 방향으로 1cm 정도 넣어 복부에 힘을 준 다음 몸통이 일자로 되도록 골반을 들어 올립니다.

③ 이때 엉덩이 근육을 강하게 수축시키도록 하고 허리에 힘을 강하게 준다는 느낌을 받지 않도록 합니다.

④ 2번의 자세를 유지한 상태에서 한쪽 무릎을 펴줍니다. 이때 양쪽 무릎의 높이가 동일해야 합니다. 그리고 골반 또한 한쪽으로 기울어지지 않도록 조절합니다.

⑤ 6초간 유지한 후 골반을 내려놓습니다.

⑥ 2~4번의 과정을 10회 반복 3set 시행합니다.

5 | 골반

스웨이백 자세의 특징 중 하나는 골반이 앞으로 이동한 것입니다. 이렇게 앞으로 이동한 골반을 바로잡기 위한 트레이닝으로 이 운동이 필요합니다.

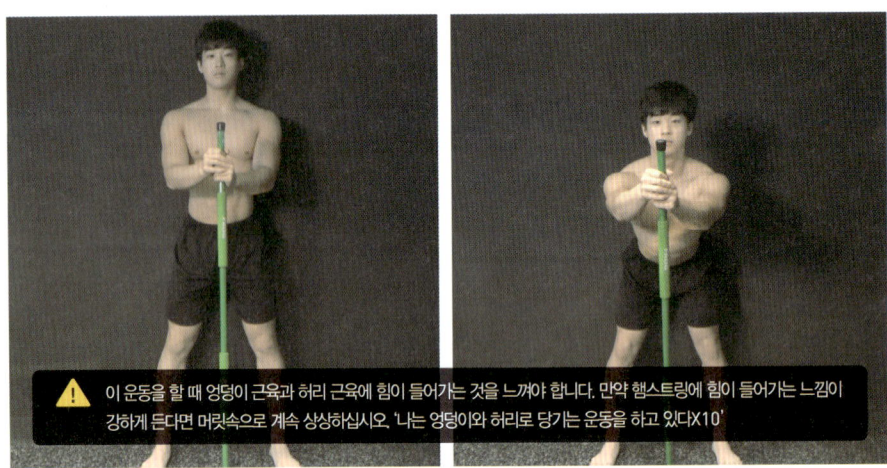

① 벽에 등을 기대고 허리를 숙일 때 대퇴골의 대전자는 항상 발목과 일직선상에 있도록 하는 것입니다. (사진 참고)

② 이후 엉덩이 근육과 허리 근육을 써서 원래 자세로 돌아옵니다. (햄스트링 X)

③ 돌아올 때는 머리부터 골반까지 중립자세를 유지하면서 돌아옵니다. (가슴은 살짝 들어줍니다.)

④ 20회 4세트 반복해 줍니다.

6 | 어깨

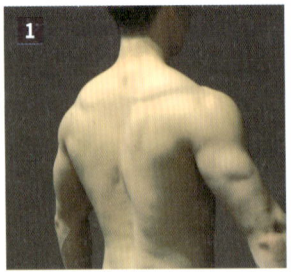 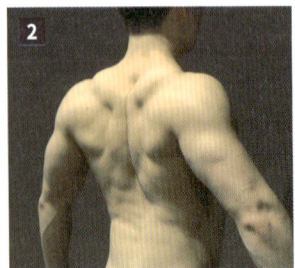 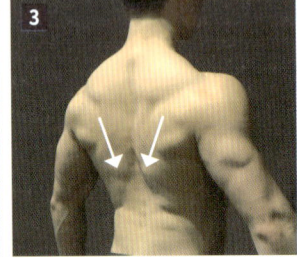

① 어깨를 부드럽게 들어 올린 다음 뒤로 당겨주고, 마지막엔 내려줍니다.

② 날개뼈가 등에 잘 고정된다는 느낌이 들도록 확실하게 잡아줍니다.

③ 이 운동은 틈날 때마다 반복합니다.

7 | 목 연습

목을 견인하면서 턱을 당겨준다는 생각으로 턱을 당겨줍니다. 이 운동 또한 틈날 때마다 반복해 주십시오.

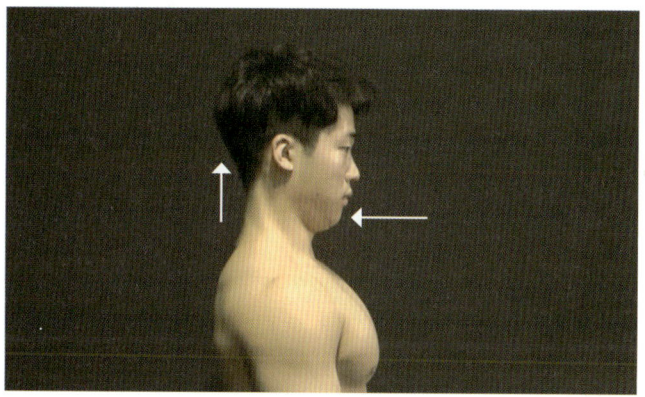

이 3가지 운동이 마치 안 쓰던 손을 쓰는 것처럼 꽤 어색하고 불편하게 느껴질 것입니다. 그러나 이 운동들은 원래 불편한 운동이 아닙니다. 스웨이백에 의해 **잘못 학습된 뇌가 불편함**을 느끼는 것에 불과합니다.

하루 종일 연습하세요. 마트에서 줄을 기다리거나, 양치를 하거나, 요리를 하거나, 공부를 하거나, 어느 순간이든 항상 신경 써서 최대한 자주 연습해야 합니다.

예방

스웨이백이 있는 사람들은 이 동작들은 가급적이면 최대한 피하십시오.

복직근 운동

스웨이백이 있는 사람들은 안 그래도 복직근이 긴장되어 있기 때문에 오히려 풀어줘야 합니다. 그러나 복직근 운동을 하지 말라는 것이 복근 운동을 하지 말라는 게 아니니 착오 없으시길 바랍니다. 복직근 운동은 크런치, 윗몸일으키기 등이 있습니다.

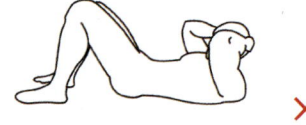

엎드려서 자기

엎드려서 자는 것은 스웨이백을 더욱 악화시킵니다. 자세히 보면 엎드려서 자는 자세는 정확하게 스웨이백 체형과 일치합니다. (골반의 전방 이동) 물론, 수면 상태가 아닐 때도, 엎드려서 무언가를 하는 습관도 스웨이백에 좋지 않습니다.

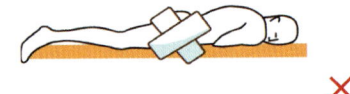

스웨이백 자세

어떤 사람들은 서 있을 때 이러한 자세를 취하는 경향이 있습니다. 아주 나쁜 습관입니다. 반드시 고치십시오.

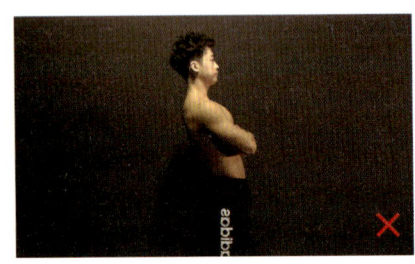

고관절 굴곡근 스트레칭

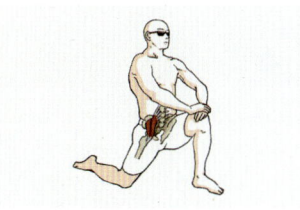

　스웨이백이 있는 사람들은 고관절 굴곡근이 이미 늘어나 있습니다. 이 상태에서 고관절 굴곡근 스트레칭을 해주면 스웨이백을 더 심하게 악화시킵니다. 어떤 사람들은 허리 통증을 완화하기 위해 고관절 굴곡근을 스트레칭하기도 하는데, 스웨이백이 있다면 하지 않는 게 좋습니다.

300만 구독자 피지컬갤러리 창립연구진이 만든
체형교정 입문자들을 위한 교과서

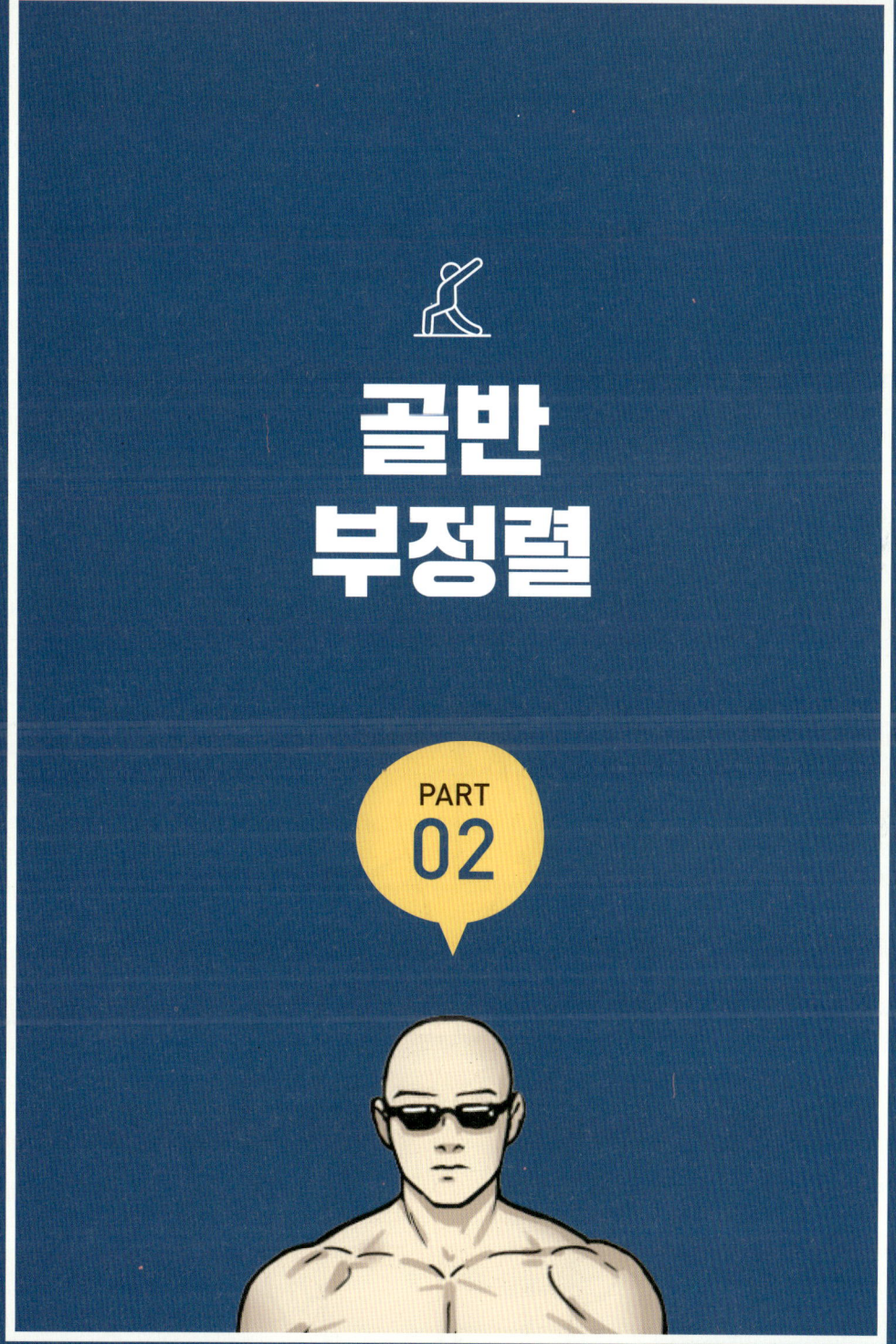

01

골반 측굴

Pelvic side flexion

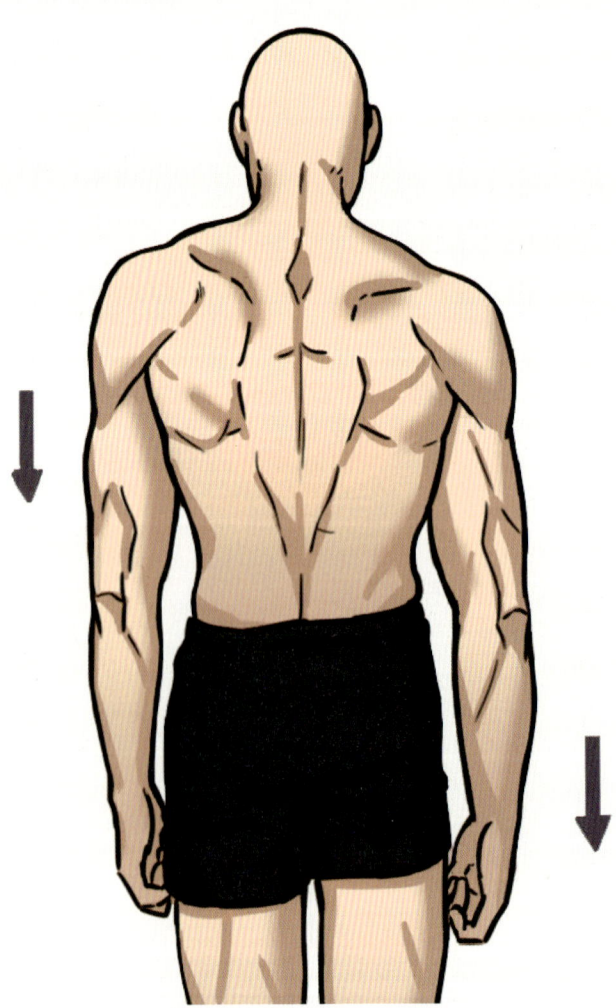

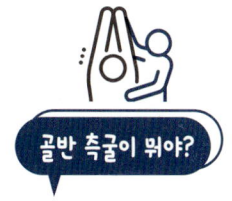

골반 측굴이 뭐지?

골반 측굴이란, 사진처럼 한 쪽 골반은 위로, 한 쪽 골반은 아래로 내려간 체형을 의미합니다. 이러한 체형은 오른쪽 사진에서 보이는 것처럼 전신의 체형에 각종 영향을 끼칩니다. 발목 무릎 골반 허리 등 목까지 틀어지지 않는 부위가 하나도 없습니다.

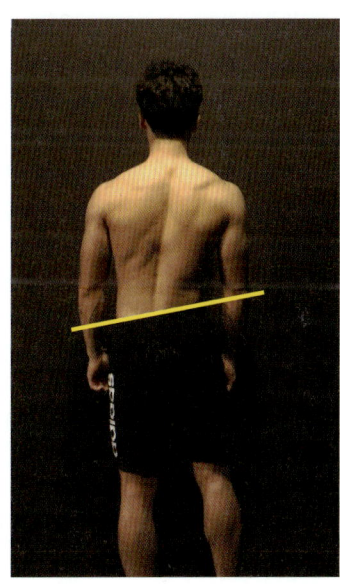
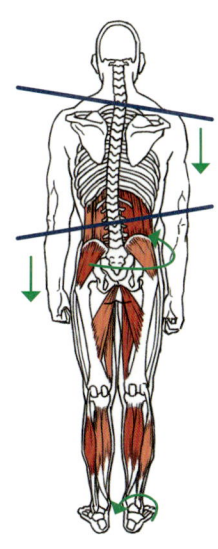

골반 측굴은 왜 생길까?

골반 측굴이 생기는 원인은 4가지로 분류할 수 있습니다.

A 근육 불균형 (정면에서 보이는 근육의 불균형)

골반측굴은 요방형근이나 내전근 혹은 중둔근의 불균형에 의해서 나타날 수 있습니다. (메인 근육) 이 외에 복사근이나 대퇴근막장근에 의해서도 불균형이 나타날 수 있습니다. (서브 근육)

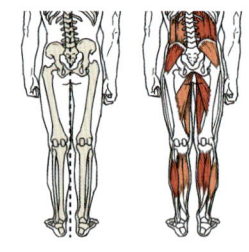

B 안 좋은 습관

짝다리를 짚는 습관이 있으신가요? 다리를 꼬는 습관이 있으신가요? 항상 한쪽 방향으로 수면을 취하시나요? (왼쪽 혹은 오른쪽) 만약 이런 습관들이 있다면, 이 습관들 때문에 골반이 틀어진 것 일수도 있습니다.

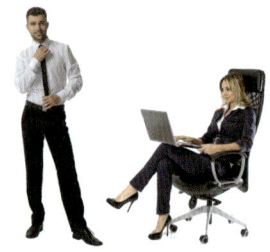

C 신경학적 병변

골반 주변에 있는 어떠한 신경이든 문제가 생긴다면, 골반을 틀어지게 만들 수 있습니다. 특히 상둔신경의 경우 중둔근을 지배하고 있기 때문에, 상둔신경이 눌린 경우 골반이 틀어지기 쉽습니다.

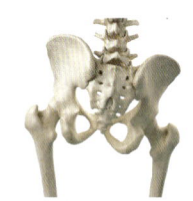

D 다리 길이 차이

선천적으로 혹은 후천적으로 다리 길이가 다를 수 있는데, 이러한 다리 길이의 차이는 골반을 틀어지게 만들 수 있습니다. 일반적으로 긴 다리 쪽 골반이 올라가게 됩니다. 혼자서 다리 길이를 확인할 수 있는 간단한 방법을 알려 드리겠습니다.

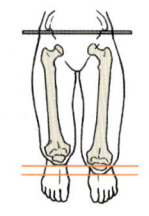 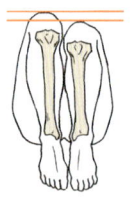

앉아서 무릎이 얼마나 나왔는지 확인하는 방법도 있으며 누워서 무릎의 높이가 얼마나 차이가 나는지 확인하는 방법도 있습니다. 이것을 할 때 주의해야 할 점은 둘 다 골반이 틀어지지 않은 상태에서 시행해야 하며, 발끝의 위치는 똑같이 만들어줘야 합니다.

"만약 골반을 돌린 상태에서 시행하면 멀쩡한 몸도 다리 길이가 다르다는 결과가 나타날 수 있습니다."

진단 및 평가

평가1 장골능 높이 확인하기

▼ 평가법

1 | 편안한 자세로 거울 앞에 섭니다.
2 | 양손을 골반뼈 가장 위쪽에 올려놓습니다.
3 | 양손의 높이를 비교해 봅니다.

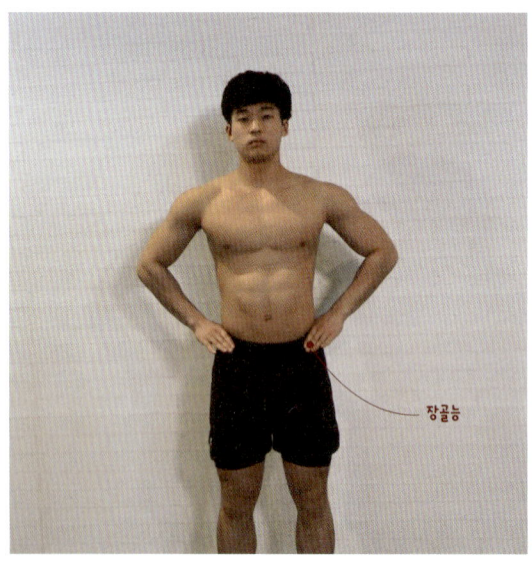

주의 • 몸에 힘을 완전히 뺀 상태로 측정해야 합니다.

▼ 분석 결과

1 | 정상 기준
   ✓ 양쪽 골반뼈의 높이가 평행해야 함.

2 | 비정상 케이스
   ✓ 오른쪽 골반이 왼쪽보다 위쪽에 위치한 경우 (골반 오른쪽 측굴)
   ✓ 왼쪽 골반이 오른쪽보다 위쪽에 위치한 경우 (골반 왼쪽 측굴)

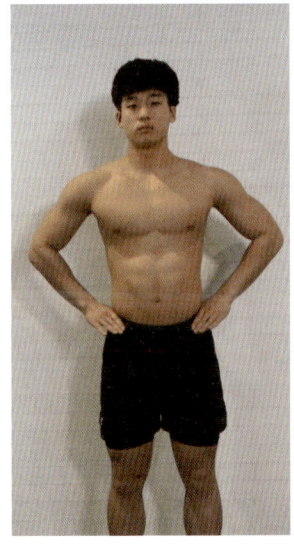

정상

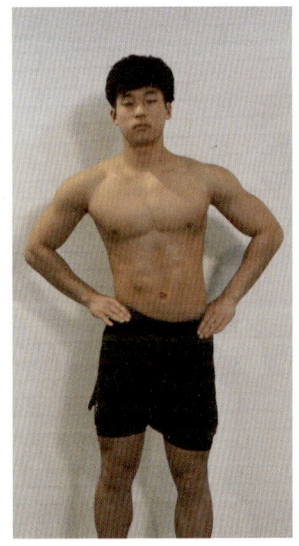

오른쪽이 올라간 경우

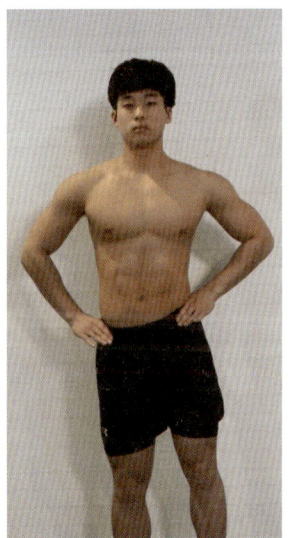

왼쪽이 올라간 경우

비정상

평가2 중둔근 조절 능력 확인하기

▼ 평가법

1 | 편안한 자세로 거울 앞에 섭니다.
2 | 양손을 골반뼈 가장 위쪽에 올려놓습니다.
3 | 자세가 준비되면 한쪽 다리를 들어봅니다.

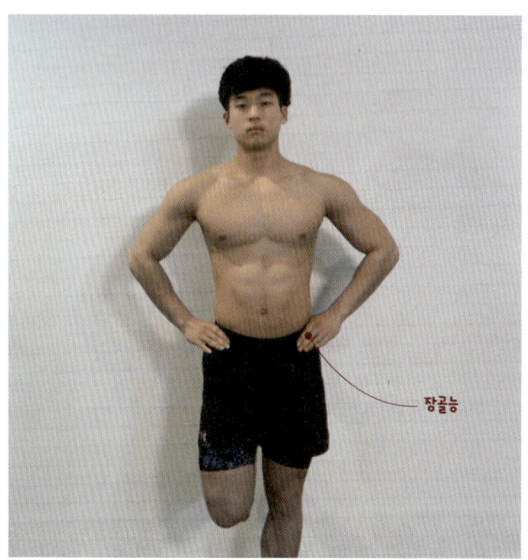

 • 상체가 숙여지지 않도록 주의합니다.

▼ 분석 결과

1 | 정상 기준
   ✓ 양쪽 골반 가장 튀어나온 뼈의 높이가 평행해야 함.

2 | 비정상 케이스
   ✓ 오른쪽 골반이 밑으로 떨어지는 경우 (골반 오른쪽 측굴)
   ✓ 왼쪽 골반이 밑으로 떨어지는 경우 (골반 왼쪽 측굴)

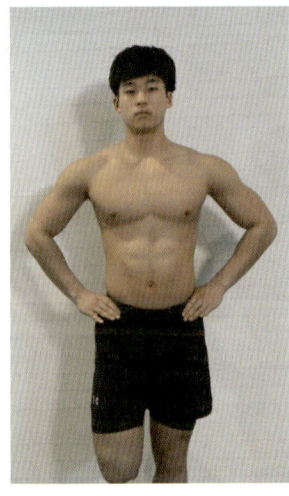
정상

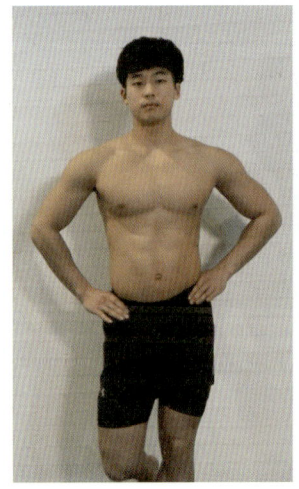
오른쪽이 올라간 경우

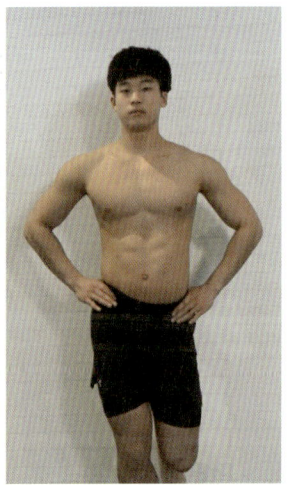
왼쪽이 올라간 경우

비정상

골반 측굴

평가3 ASIS 확인하기

▼ 평가법

1. 대상자는 바로 선 자세를 취합니다.
2. 검사자는 대상자의 ASIS와 PSIS를 찾습니다.

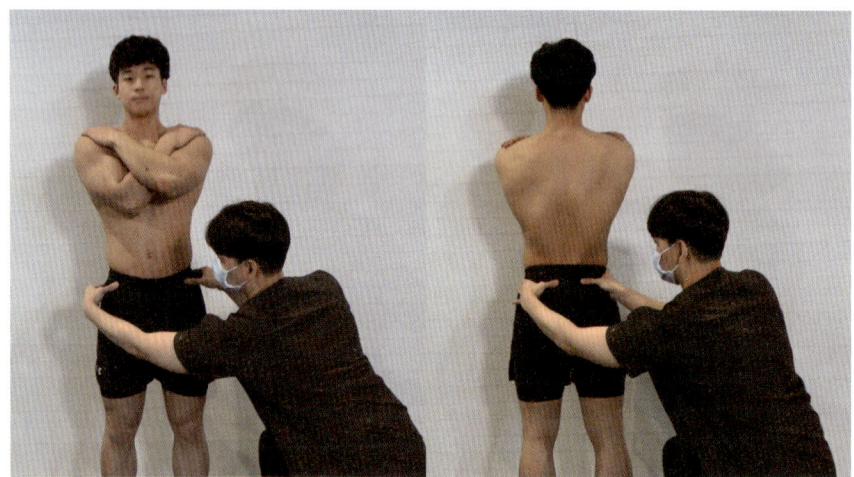

주의 • 상체가 숙여지지 않도록 주의합니다.

▼ 분석 결과

1 | 정상 기준
- ✓ 양쪽 골반 가장 튀어나온 뼈의 높이가 평행해야 함.

2 | 비정상 케이스
- ✓ 앞쪽 ASIS와 뒤쪽 PSIS가 둘 다 왼쪽이 올라간 경우 (골반 왼쪽 측굴 의심)

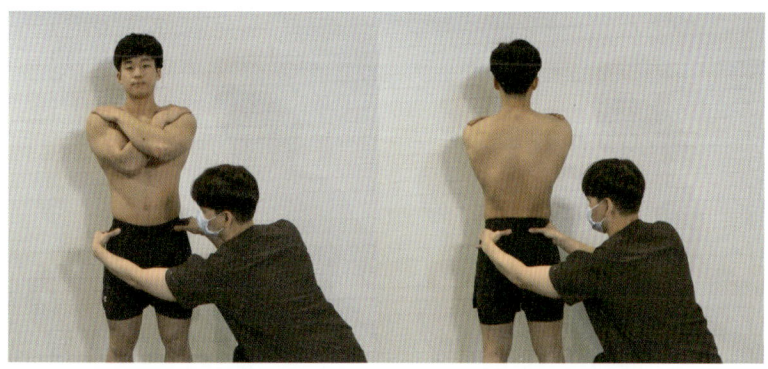

정상

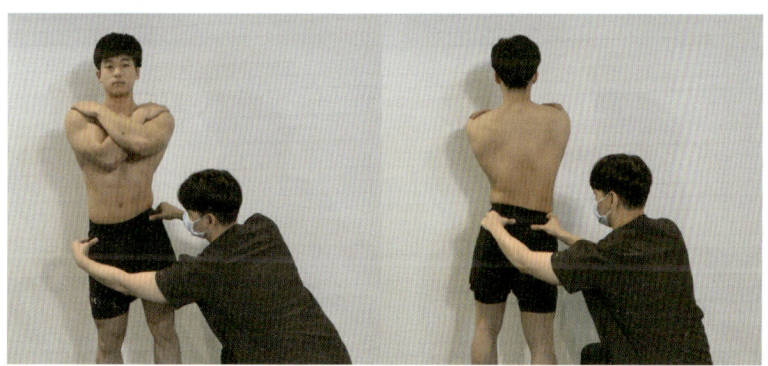

비정상(왼쪽 골반이 올라감)

평가4 중둔근 검사

▼ 평가법

1 | 대상자는 편안하게 바로 선 자세를 취합니다.
2 | 검사자는 대상자에게 한쪽 다리를 들어 10초간 유지하라고 지시합니다.
3 | 검사자는 대상자의 드는 쪽 다리의 골반 높이가 변화하는지 확인합니다.
4 | 높이가 변하지 않는다면 정상이지만 아래로 내려간다면 지탱하고 있는 다리의 중둔근의 약화를 동반한 골반 측굴을 의심할 수 있습니다.

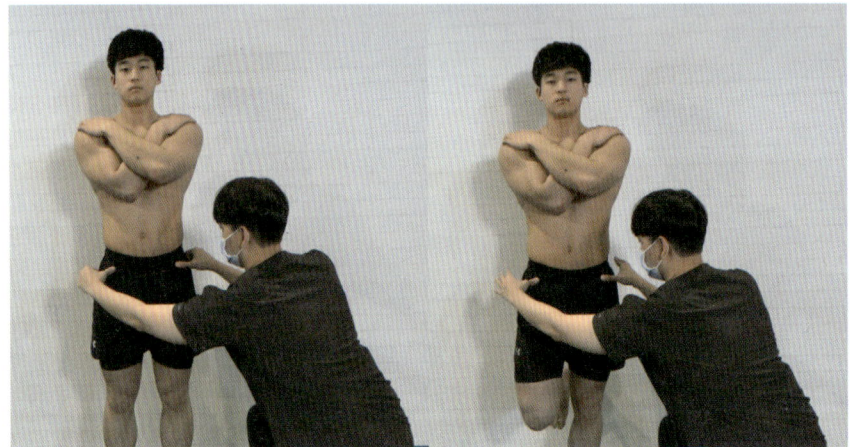

주의 • 상체가 숙여지지 않도록 주의합니다.

▼ 분석 결과

1. **정상 기준**
   - ✓ 양쪽 골반 가장 튀어나온 뼈의 높이가 평행해야 함.

2. **비정상 케이스**
   - ✓ 오른쪽 골반이 밑으로 떨어지는 경우 (골반 오른쪽 측굴)
   - ✓ 왼쪽 골반이 밑으로 떨어지는 경우 (골반 왼쪽 측굴)

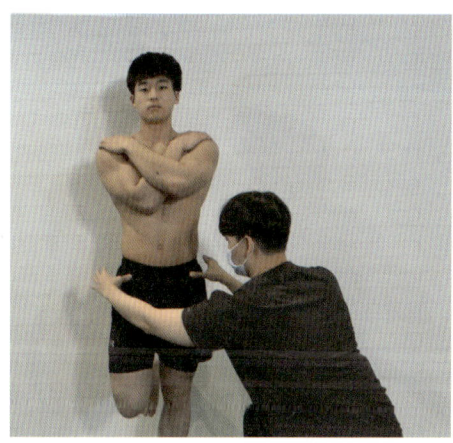
정상

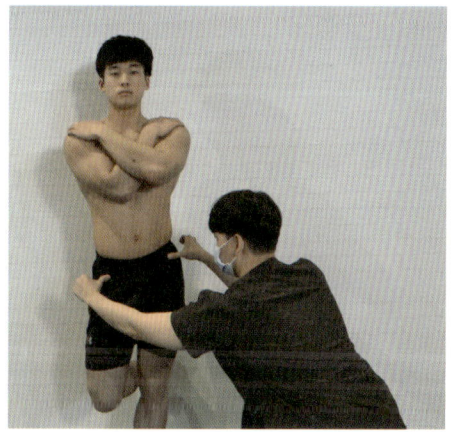
비정상(오른쪽 골반이 밑으로 떨어짐)

교정 및 치료

골반 측굴 교정 운동법

시작하기 앞서 주의사항을 알려 드리겠습니다.

> **첫 번째** 교정 운동을 할 때 최소한 20~30분 이상은 투자하세요. 짧고 굵게 하는 운동은 재활 운동이 될 수 없습니다.
>
> **두 번째** 아래의 프로그램은 주 2회 운동 프로그램입니다. 이 프로그램을 따라 한다고 즉각적으로 몸이 좋아지지는 않습니다. 다소 시간이 소요될 수 있으니 참고하세요.
>
> **세 번째** 이 프로그램은 몸의 한계를 뛰어넘기 위한 프로그램이 아닙니다. 이 운동을 하는 동안 통증을 호소해서는 안 되니 만약 통증이 있다면 반드시 전문가의 상담을 받도록 합니다.

▼ 골반 측굴은 올라간 쪽 골반에 따라서 교정법이 달라집니다.

짧아지고 긴장되는 근육 (스트레칭 후 운동)
- 골반이 상승된 쪽의 요방형근, 외-내복사근, 고관절 내전근
- 골반이 하강된 쪽의 고관절 외전근(중둔근, 소둔근, 대퇴근막장근)

늘어나고 약화되는 근육 (마사지 후 운동)
- 골반이 상승된 쪽의 고관절 외전근
  (특히 후방 중둔근, 대퇴근막장근은 경우에 따라 약화될 수도 아닐 수도 있다.)
- 골반이 하강된 쪽의 고관절 내전근, 외-내 복사근

오른쪽 골반이 올라간 패턴

1 | 흉추 가동술 운동

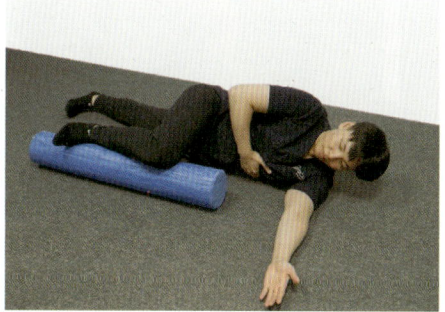 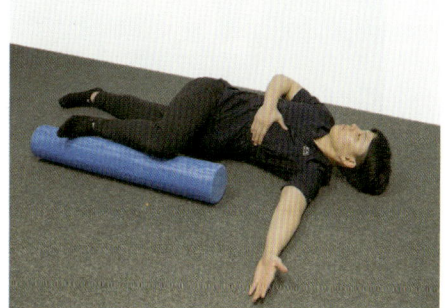

① 바닥에 옆으로 누워서 한쪽 무릎은 폼롤러 위에 올려놓고, 반대쪽 다리는 쭉 펴줍니다.

② 한 쪽 손은 완전히 펴준 상태로 뻗어주고, 반대쪽 손은 사진과 같이 몸을 감싸줍니다.

③ 팔을 바닥에 붙인 채로 최대한 몸을 반대쪽으로 돌려줍니다. (이때 허리가 움직이지 않게 주의해야 합니다.)

④ 천천히 숨을 들이쉬면서 1번 자세로 돌아옵니다. (사진에는 안 나와있지만, 베개를 베고 하는 게 더 좋습니다.)

2 | 우측 요방형근, Quadratus lumborum

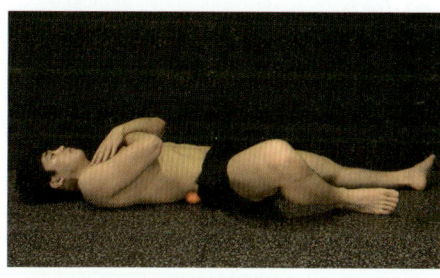 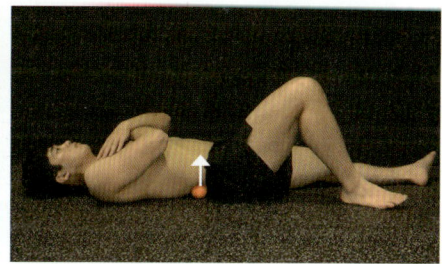

⚠️ 통증이 너무 심하다면 오히려 안 좋을 수 있으니, 적당한 강도를 유지해서 압박하도록 합니다.

① 요방형근 아래에 마사지 볼을 놓습니다. (사진 참고)

② 체중을 이용해서 마사지 볼을 압박합니다.

③ 몸을 움직여서 요방형근을 다 풀어줍니다.

④ 1분 이상 지속해 줍니다.

⑤ 오른쪽만 풀어주도록 합니다.

골반 측굴

3 | 우측 외복사근

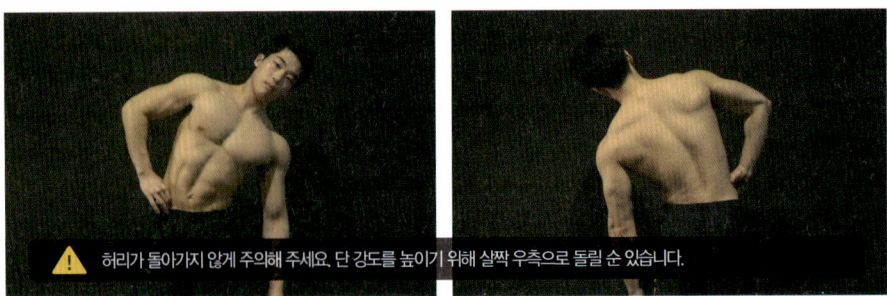

⚠️ 허리가 돌아가지 않게 주의해 주세요. 단 강도를 높이기 위해 살짝 우측으로 돌릴 순 있습니다.

① 오른쪽 골반(ASIS)를 오른손으로 잡아서 고정합니다.

② 몸을 왼쪽으로 꺾어줍니다.

③ 우측 외복사근이 늘어나는 느낌에 집중합니다.

④ 1분 이상 지속해 줍니다.

4 | 우측 내복사근

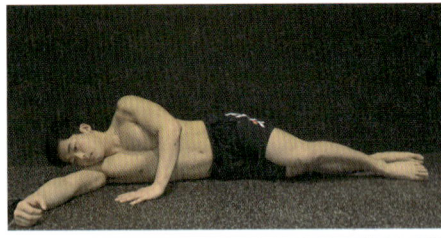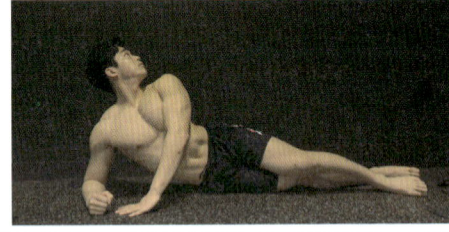

⚠️ 허리가 꺾이지 않게 주의해 주세요.

① 옆으로 눕습니다.

② 위쪽 무릎을 굽혀서 체중을 지지합니다.

③ 오른쪽 팔꿈치로 체중을 지지하고 몸을 왼쪽으로 틀어줍니다.

④ 내복사근이 늘어나는 느낌에 집중하면서 1분 이상 지속해 줍니다.

⑤ 오른쪽만 풀어주도록 합니다.

5 | 내전근, Adductors

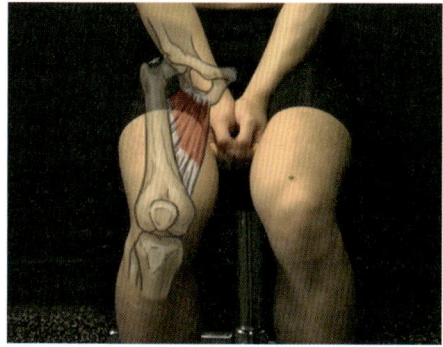 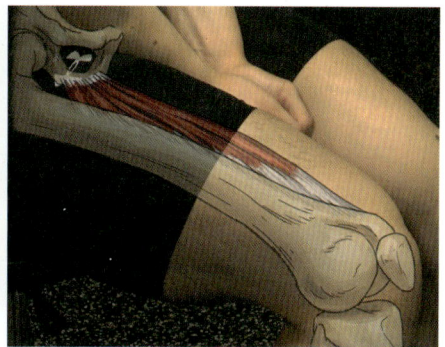

① 의지에 앉아서 양발을 골반 너비보다 좁게 모아준 다음, 양손의 주먹을 허벅지 안쪽에 붙여줍니다.

② 그리고 천천히 허벅지를 조여주면서 허벅지 안쪽 깊숙한 근육을 압박해 줍니다.

③ 허벅지 안쪽이 풀리는 느낌에 최대한 집중하면서 몇 초간 유지했다가 조금 더 아래쪽 부위에 주먹을 위치시키고 똑같이 반복해 줍니다.

6 | 도구를 이용한 내전근 마사지

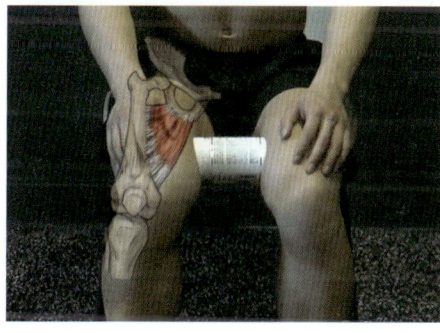 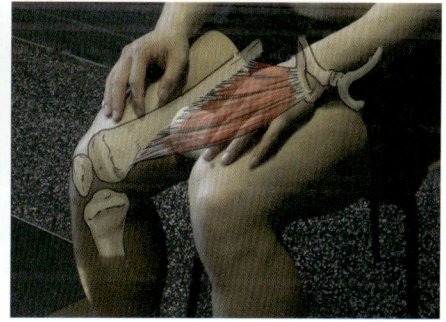

① 의자에 앉아서 양발을 골반 너비보다 좁게 모아준 다음, 작은 통 하나를 허벅지 안쪽에 끼워줍니다.

② 그리고 천천히 허벅지를 조여주면서 허벅지 안쪽 깊숙한 근육을 압박해 줍니다.

③ 허벅지 안쪽이 풀리는 느낌에 최대한 집중하면서 몇 초간 유지했다가 조금 더 아래쪽 부위에 통을 위치시키고 똑같이 반복해 줍니다.

④ 오른쪽만 풀어줍니다.

7 | 폼롤러를 이용한 내전근 마사지

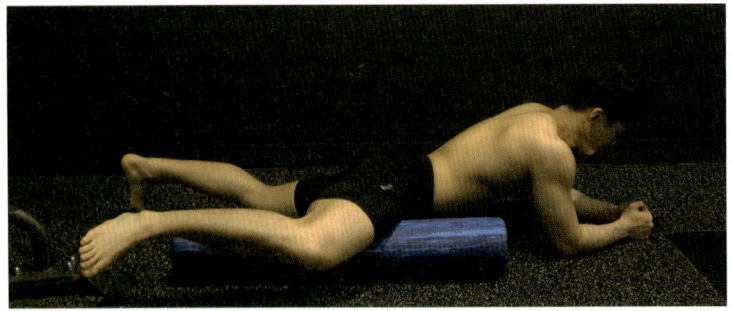

① 바닥에 엎드려서 폼롤러가 허벅지 안쪽에 위치하도록 하고 양쪽 팔꿈치로 균형을 잡아줍니다.

② 그 상태로 위쪽 다리를 움직여서 폼롤러를 좌, 우로 천천히 굴려줍니다.

③ 허벅지 안쪽이 부드럽게 풀리는 느낌에 최대한 집중하면서 12초 유지합니다.

④ 오른쪽만 풀어줍니다.

8 | 중둔근/대퇴막장근, Gluteus medius/TFL 운동

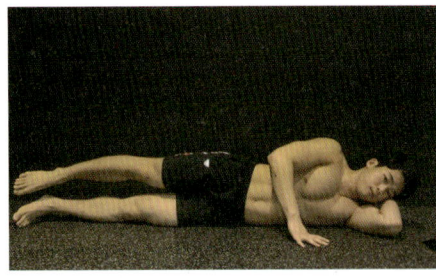 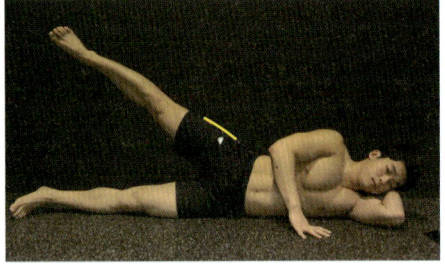

⚠ 절대로 골반이나 허리가 움직이지 않도록 합니다. 오직 다리만 움직여야 합니다.

① 오른쪽 다리가 위쪽을 향하도록 옆으로 눕습니다.

② 오른쪽 다리를 들어 올립니다. (발뒤꿈치를 천장 쪽으로)

③ 이 운동을 하는 내내 골반이 일절 움직이지 않도록 합니다.

④ 오른쪽 고관절 외전근이 수축하는 느낌에 집중합니다.

⑤ 다리를 들어 올린 상태로 3~5초 동안 유지합니다. 10번 반복해 줍니다.

⑥ 운동이 익숙해지면 발목에 탄력밴드를 묶어서 강도를 높일 수 있습니다.

⑦ 오른쪽만 강화해 줍니다.

9 | 내전근, Adductors

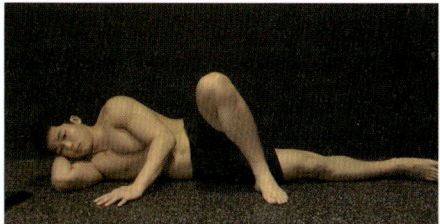
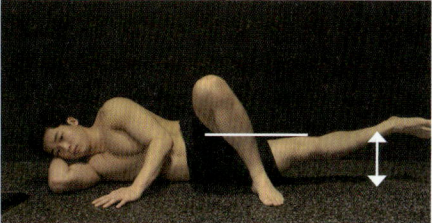

⚠️ 절대로 골반이나 허리가 움직이지 않도록 합니다. 오직 다리만 움직여야 합니다.

1. 왼쪽 다리가 아래에 위치하도록 옆으로 눕습니다. (사진 참고) 왼쪽 다리를 위로 들어 올립니다.
2. 이 운동을 하는 내내 골반이 일절 움직이지 않도록 합니다.
3. 왼쪽 고관절 내전근이 수축하는 느낌에 집중합니다. (흰색 선)
4. 다리를 들어 올린 상태로 3~5초 동안 유지합니다. 10번 반복해 줍니다.
5. 운동이 익숙해지면 발목에 탄력밴드를 묶어서 강도를 높일 수 있습니다.
6. 왼쪽만 강화해 줍니다.

10 | Pelvic rotation in side lie [복사근 운동]

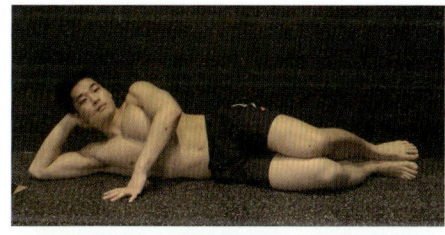
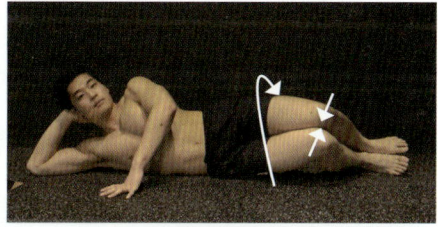

⚠️ 오직 골반만 움직일 수 있도록 합니다.

1. 사진처럼 자세를 취해줍니다.
2. 이 상태에서 골반만 왼쪽으로 돌려줍니다. (운동 내내 양쪽 무릎을 서로 붙여줍니다.)
3. 몸통도 일절 움직이지 않고 오직 골반만 움직입니다.
4. 골반을 최대한 돌려준 상태에서 3~5초 동안 유지합니다. 20번 반복합니다.

골반 측굴

11 | 골반 안정화 근육 강화 운동

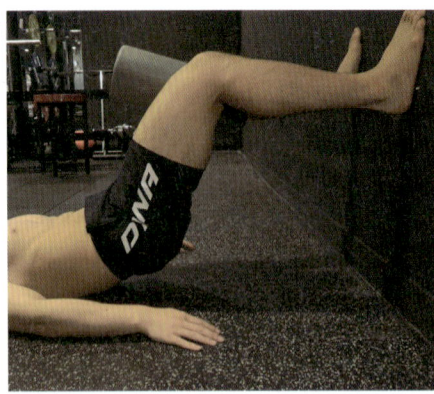 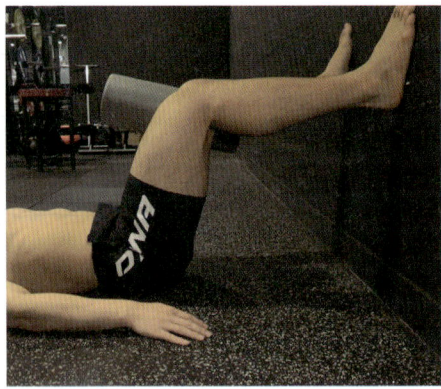

⚠️ 구부정하게 앉지 않습니다.

① 바닥에 누워서, 양발을 벽에 붙여준 다음, 무릎 사이에 베개나 휴지심을 끼워줍니다.

② 베개를 누르면서 엉덩이를 사진과 같이 들어 올려줍니다. (엉덩이를 조여주면서 들어 올려준다고 상상하면서 올라갑니다.)

③ 천천히 내려옵니다. 12개씩 3세트 반복합니다.

12 | 벽 밀어주기

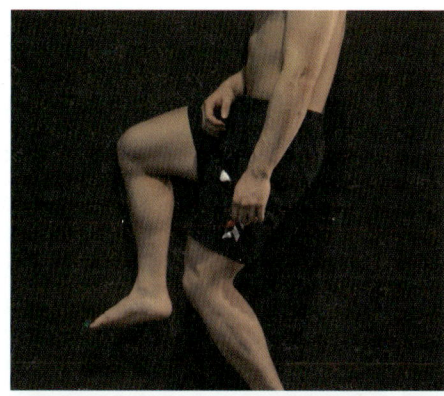
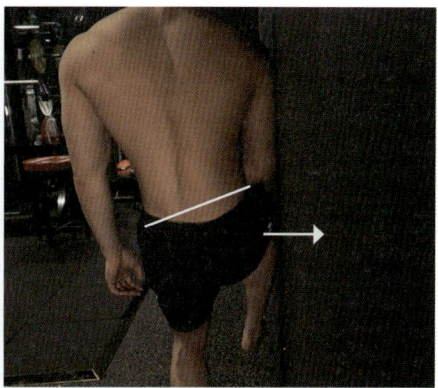

⚠️ 허리를 절대로 숙이지 마십시오. 시선은 정면을 향합니다.

① 고관절을 90도 정도 들어 올린 다음 다리를 벽에 기대줍니다. (사진 참고)

② 체중을 지지하고 있는 발을 10~15도 정도 구부려 줍니다. (아주 약간 내려가는 스쿼트) (이때 발뒤꿈치에 좀 더 많은 체중이 실리도록 합니다.)

③ 들어 올린 다리로 벽을 밀어줍니다. (흰색 화살표 참고) 이때 고관절 외전근, 엉덩이 근육들이 수축하는 것을 느낄 수 있습니다.

④ 이 자세를 5~10초 정도 유지한 다음 10번 반복해 줍니다.

⑤ 운동이 익숙해지면 최대한 오랜 시간 유지하도록 합니다.

⑥ 오른쪽만 강화해 줍니다.

골반 측굴

13 | 골반 올리기

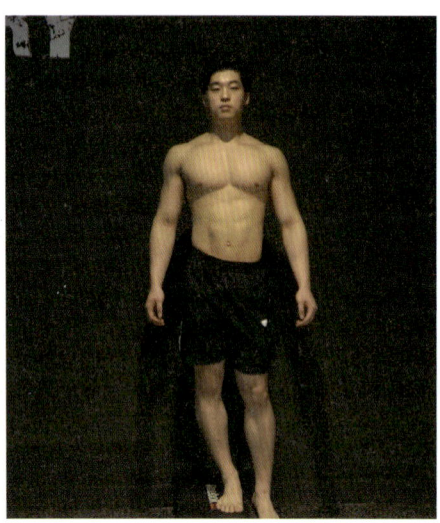 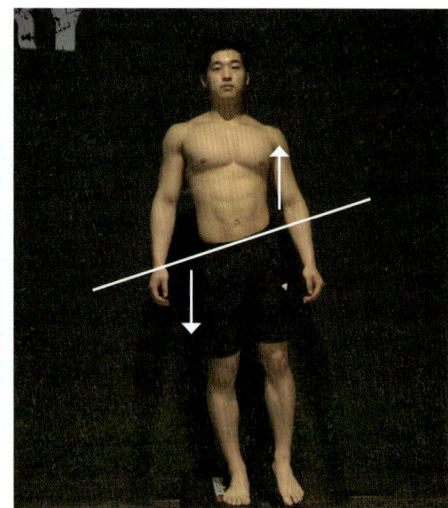

⚠️ 골반의 움직임 외에 다른 신체의 움직임은 최대한 자제합니다.

① 오른쪽 발로 박스 위에 올라가 섭니다.

② 이 운동을 하는 동안 오른쪽 무릎은 항상 펴져 있어야 합니다.

③ 왼쪽 골반을 최대한 아래로 내려줍니다.

④ 그다음 왼쪽 골반을 최대한 위로 올려줍니다.

⑤ 20번 반복하고, 운동이 익숙해지면, 최대한 천천히 반복해 줍니다.

⑥ 오른쪽만 강화해 줍니다.

⑦ 이 동작은 원심성 수축으로 오른쪽 외전근을 강화 시켜줍니다. 오른쪽 엉덩이 근육으로 버티는 느낌으로 왼쪽 골반을 천천히 조절하면서 내려줍니다.

14 | 크랩 워크

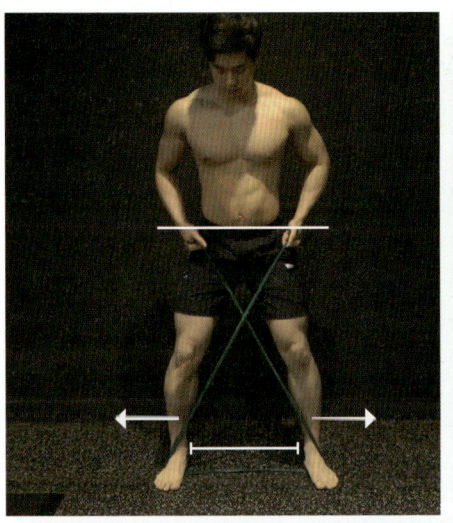 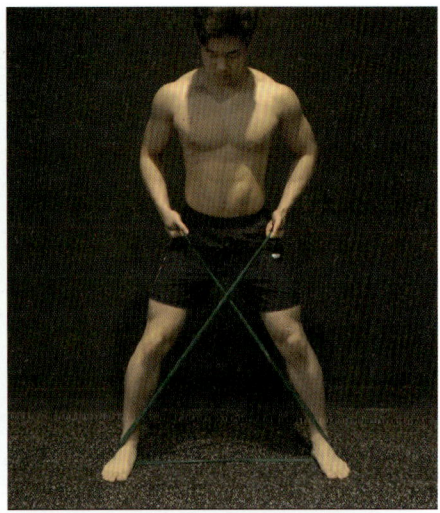

⚠️ 골반뿐만 아니라 허리, 목 또한 올바른 자세를 유지한 상태로 운동을 진행합니다.

① 저항성 밴드 혹은 탄력밴드를 사진처럼 셋팅 합니다.
② 팔을 잡아당겨서 밴드의 장력을 늘려줍니다.
③ 다리 바깥쪽에 힘이 들어가는 느낌에 집중합니다.
④ 발의 간격이 넓어질수록 운동 강도가 높아집니다.
⑤ 이 운동을 하는 내내 골반은 일절 움직이지 않도록 주의합니다. 1분 동안 지속합니다.

골반 측굴

15 | 싱글 레그 텝

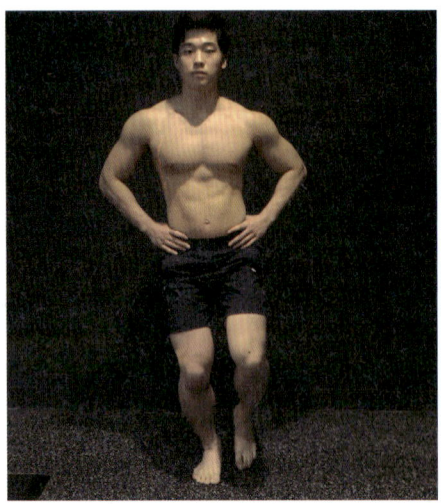 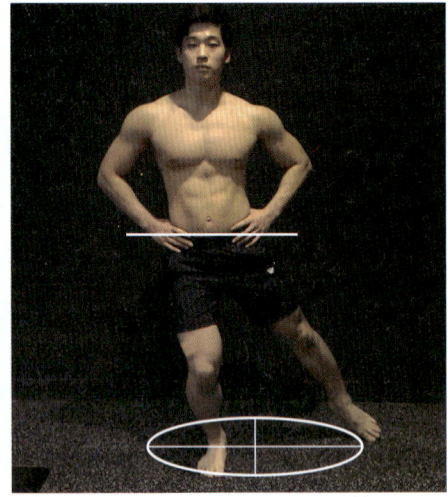

⚠️ 골반뿐만 아니라 허리, 목 또한 올바른 자세를 유지한 상태로 운동을 진행합니다.

1. 양손을 골반 가장 높이 위치한 뼈에 놓습니다. (사진 참고)
2. 오른쪽 발로 섭니다. (약 15도 정도 무릎을 구부린 상태로 균형을 유지합니다.)
3. 골반의 정렬을 유지한 상태로, 왼쪽 발로 천천히 바닥을 짚습니다. (골반의 정렬을 유지할 수 있는 한 최대한 멀리)
4. 할 수 있는 모든 부위를 짚습니다. (왼쪽 오른쪽 뒤 앞 모두)
5. 1분 동안 지속합니다.
6. 운동이 익숙해지면 더 멀리 짚거나, 부드럽게 짚을 수 있습니다.

16 | 스텝 업/다운

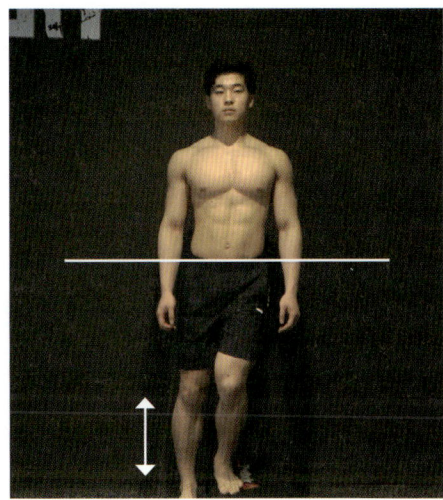 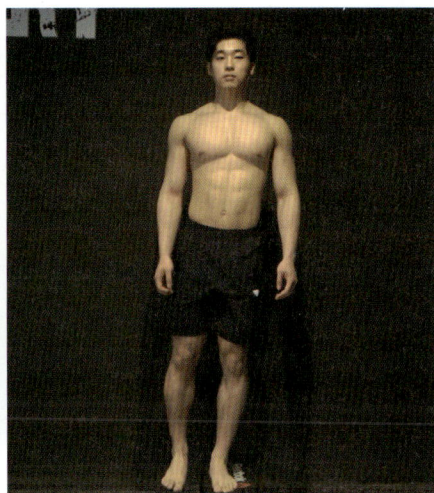

① 왼쪽 발로 박스의 끝에 섭니다. (사진 참고)

② 이 운동을 하는 내내 골반의 정렬을 유지해야 합니다.

③ 오른쪽 발을 천천히 내려줍니다.

④ 절대 바닥에 닿지는 않게 합니다. (닿기 직전까지만 내려줍니다.)

⑤ 원래 자세로 돌아옵니다. 10번 반복합니다.

⑥ 운동이 익숙해지면 더 천천히 진행합니다.

⑦ 오른쪽만 강화해 줍니다.

⑧ 이 동작은 구심성 수축으로 오른쪽 외전근을 강화 시켜줍니다. 오른쪽 엉덩이 근육을 조여서 들어 올리는 느낌으로 들어 올려줍니다.

왼쪽 골반이 올라간 패턴

1 | 흉추 가동술 운동

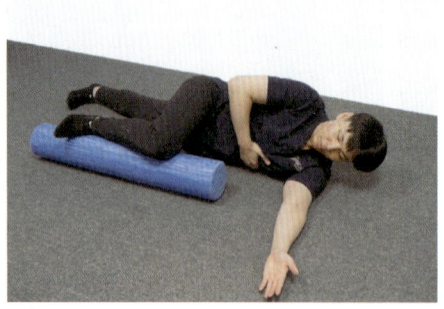 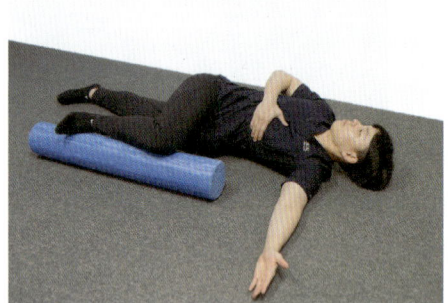

① 바닥에 옆으로 누워서, 한쪽 무릎은 폼롤러 위에 올려놓고, 반대쪽 다리는 쭉 펴줍니다.

② 한 쪽 손은 완전히 펴준 상태로 뻗어주고, 반대쪽 손은 사진과 같이 몸을 감싸줍니다.

③ 팔을 바닥에 붙인 채로, 최대한 몸을 반대쪽으로 돌려줍니다. (이때 허리가 움직이지 않게 주의해야 합니다.)

④ 천천히 숨을 들이쉬면서 1번 자세로 돌아옵니다. (사진에는 안 나와있지만, 베개를 베고 하는 게 더 좋습니다.)

2 | 왼쪽 요방형근, Quadratus lumborum

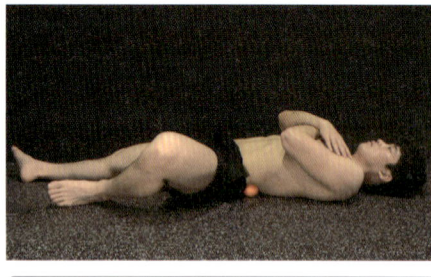 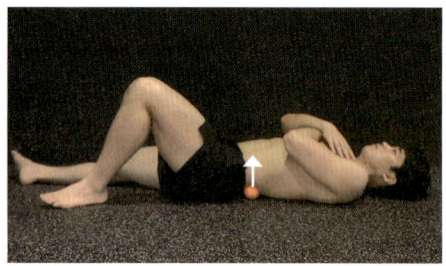

⚠ 통증이 너무 심하다면 오히려 안 좋을 수 있으니, 적당한 강도를 유지해서 압박하도록 합니다.

① 요방형근 아래에 마사지 볼을 놓습니다. (사진 참고)

② 체중을 이용해서 마사지 볼을 압박합니다.

③ 몸을 움직여서 요방형근을 다 풀어줍니다.

④ 1분 이상 지속해 줍니다.

⑤ 왼쪽만 풀어주도록 합니다.

3 | 좌측 외복사근

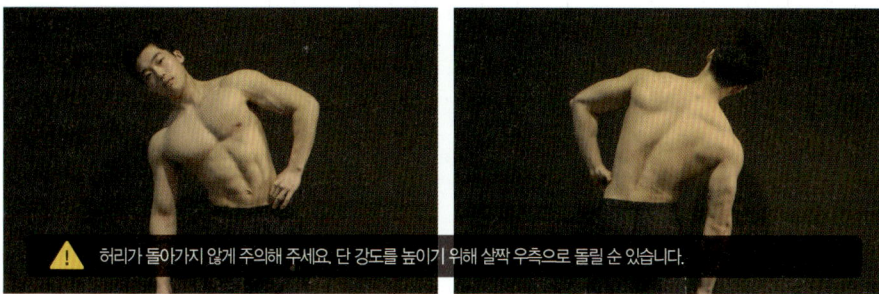

① 오른쪽 골반(ASIS)를 오른손으로 잡아서 고정합니다.

② 몸을 왼쪽으로 꺾어줍니다.

③ 우측 외복사근이 늘어나는 느낌에 집중합니다.

④ 1분 이상 지속해 줍니다.

⑤ 왼쪽만 풀어주도록 합니다.

4 | 좌측 내복사근

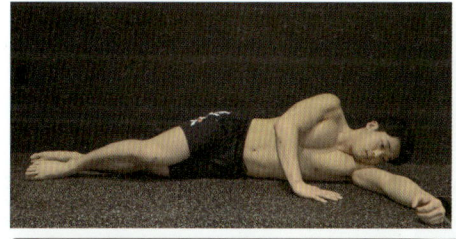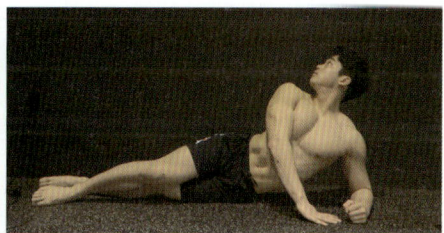

① 옆으로 눕습니다.

② 위쪽 무릎을 굽혀서 체중을 지지합니다.

③ 오른쪽 팔꿈치로 체중을 지지하고 몸을 왼쪽으로 틀어줍니다.

④ 내복사근이 늘어나는 느낌에 집중하면서 1분 이상 지속해 줍니다.

⑤ 왼쪽만 풀어주도록 합니다.

5 | 내전근 맨손 마사지

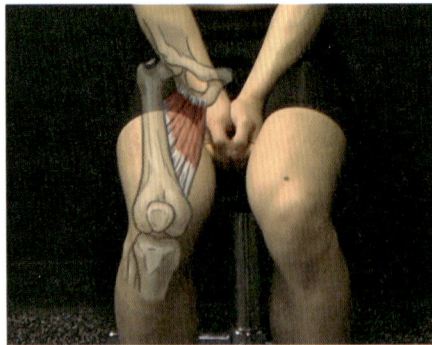
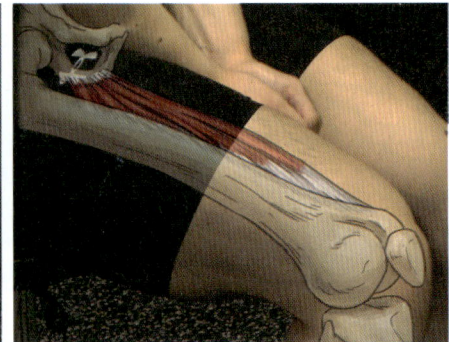

① 의자에 앉아서 양발을 골반 너비보다 좁게 모아준 다음, 양손의 주먹을 허벅지 안쪽에 붙여줍니다.

② 그리고 천천히 허벅지를 조여주면서 허벅지 안쪽 깊숙한 근육을 압박해 줍니다.

③ 허벅지 안쪽이 풀리는 느낌에 최대한 집중하면서 몇 초간 유지했다가 조금 더 아래쪽 부위에 주먹을 위치시키고, 똑같이 반복해 줍니다.

6 | 내전근 도구 마사지

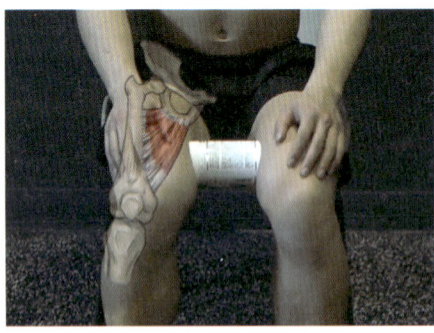
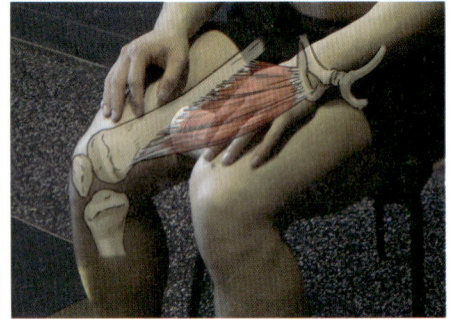

① 의자에 앉아서 양발을 골반 너비보다 좁게 모아준 다음, 작은 통 하나를 허벅지 안쪽에 끼워줍니다.

② 그리고 천천히 허벅지를 조여주면서 허벅지 안쪽 깊숙한 근육을 압박해 줍니다.

③ 허벅지 안쪽이 풀리는 느낌에 최대한 집중하면서 몇 초간 유지했다가 조금 더 아래쪽 부위에 통을 위치시키고 똑같이 반복해 줍니다..

7 | 폼롤러를 이용한 내전근 마사지

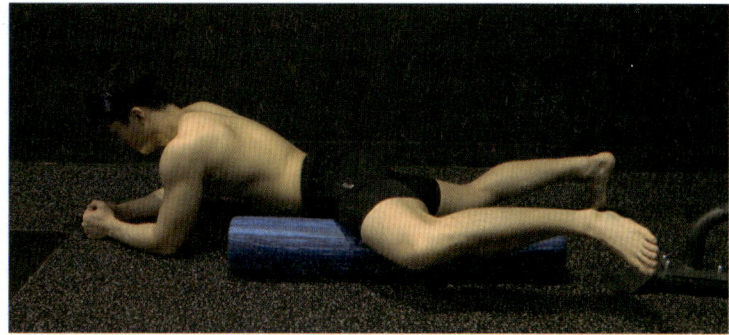

① 바닥에 엎드려서 폼롤러가 허벅지 안쪽에 위치하도록 하고 양쪽 팔꿈치로 균형을 잡아줍니다.

② 그 상태로 위쪽 다리를 움직여서 폼롤러를 좌, 우로 천천히 굴려줍니다.

③ 허벅지 안쪽이 부드럽게 풀리는 느낌에 최대한 집중하면서 12초 유지합니다.

④ 내전근, 왼쪽만 풀어줍니다.

8 | 중둔근/대퇴막장근, Gluteus medius/TFL 운동

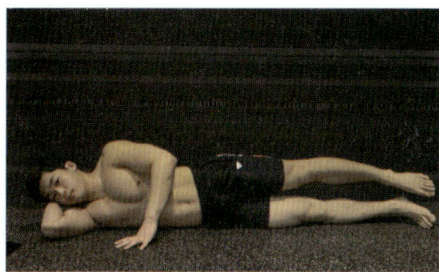 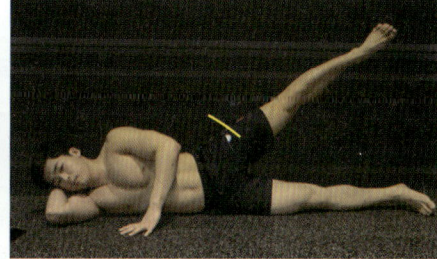

⚠️ 절대로 골반이나 허리가 움직이지 않도록 합니다. 오직 다리만 움직여야 합니다.

① 왼쪽 다리가 위쪽을 향하도록 옆으로 눕습니다.

② 왼쪽 다리를 들어 올립니다. (발뒤꿈치를 천장 쪽으로)

③ 이 운동을 하는 내내 골반이 일절 움직이지 않도록 합니다.

④ 왼쪽 고관절 외전근이 수축하는 느낌에 집중합니다.

⑤ 다리를 들어 올린 상태로 3~5초 동안 유지합니다. 10번 반복해 줍니다.

⑥ 운동이 익숙해지면 발목에 탄력밴드를 묶어서 강도를 높일 수 있습니다.

⑦ 왼쪽만 강화해 줍니다.

9 | 내전근 활성화 운동

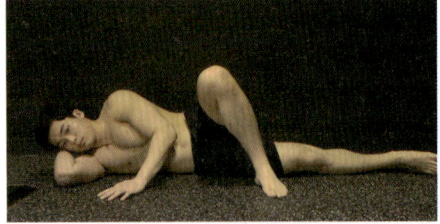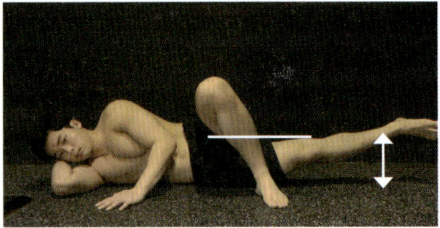

⚠️ 절대로 골반이나 허리가 움직이지 않도록 합니다. 오직 다리만 움직여야 합니다.

1. 오른쪽 다리가 아래에 위치하도록 옆으로 눕습니다. (사진 참고) 오른쪽 다리를 위로 들어 올립니다.
2. 이 운동을 하는 내내 골반이 일절 움직이지 않도록 합니다.
3. 오른쪽 고관절 내전근이 수축하는 느낌에 집중합니다. (흰색 선)
4. 다리를 들어 올린 상태로 3~5초 동안 유지합니다. 10번 반복해 줍니다.
5. 운동이 익숙해지면 발목에 탄력밴드를 묶어서 강도를 높일 수 있습니다.
6. 오른쪽만 강화해 줍니다.

10 | Pelvic rotation in side lying [복사근 운동]

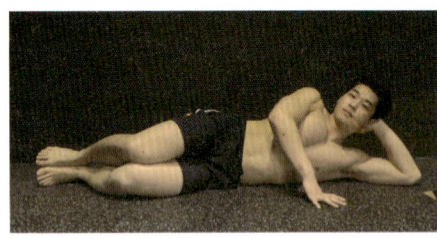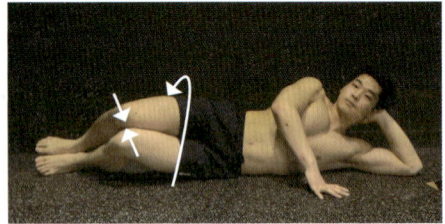

⚠️ 오직 골반만 움직일 수 있도록 합니다.

1. 사진처럼 자세를 취해줍니다.
2. 이 상태에서 골반만 오른쪽으로 돌려줍니다. (운동 내내 양쪽 무릎을 서로 붙여줍니다.)
3. 몸통도 일절 움직이지 않고 오직 골반만 움직입니다.
4. 골반을 최대한 돌려준 상태에서 3~5초 동안 유지합니다. 20번 반복합니다.

11 | 골반 안정화 근육 강화 운동

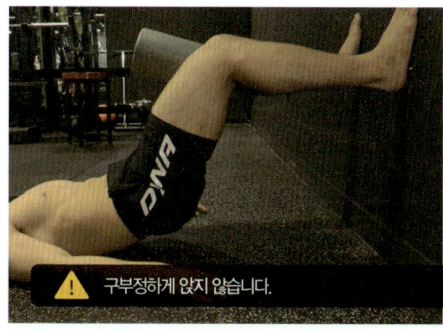
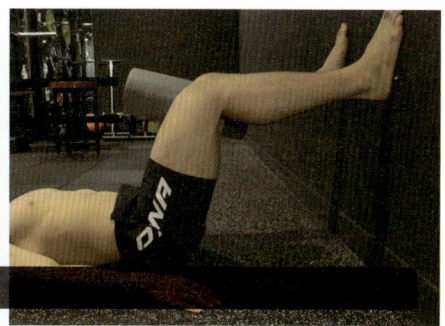

① 바닥에 누워서 양발을 벽에 붙여준 다음, 무릎 사이에 베개나 휴지심을 끼워줍니다.

② 베개를 누르면서 엉덩이를 사진과 같이 들어 올려줍니다. (엉덩이를 조여주면서 들어 올려준다고 상상하면서 올라갑니다.)

③ 천천히 내려옵니다. 12개씩 3세트 반복합니다.

12 | 벽 밀어주기

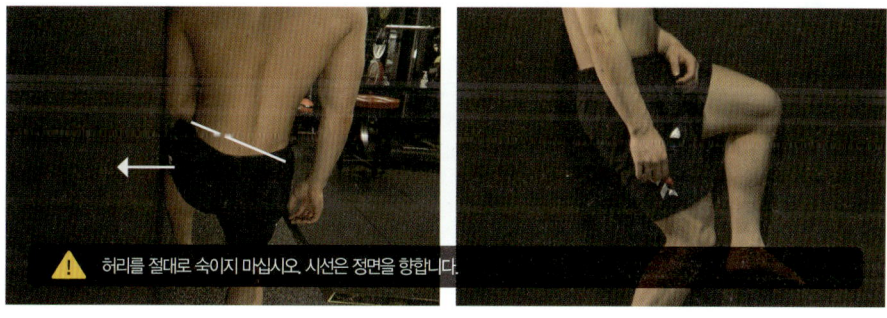

① 고관절을 90도 정도 들어 올린 다음 다리를 벽에 기대줍니다. (사진 참고)

② 체중을 지지하고 있는 발을 10~15도 정도 구부려 줍니다. (아주 약간 내려가는 스쿼트) (이때 발뒤꿈치에 좀 더 많은 체중이 실리도록 합니다.)

③ 들어 올린 다리로 벽을 밀어줍니다. (흰색 화살표 참고) 이때 고관절 외전근, 엉덩이 근육들이 수축하는 것을 느낄 수 있습니다.

④ 이 자세를 5~10초 정도 유지한 다음 10번 반복해 줍니다.

⑤ 운동이 익숙해지면 최대한 오랜 시간 유지하도록 합니다.

⑥ 왼쪽만 강화해 줍니다.

골반 측굴

13 | 골반 올리기

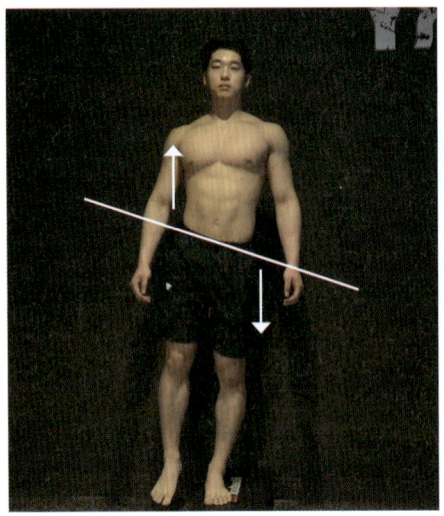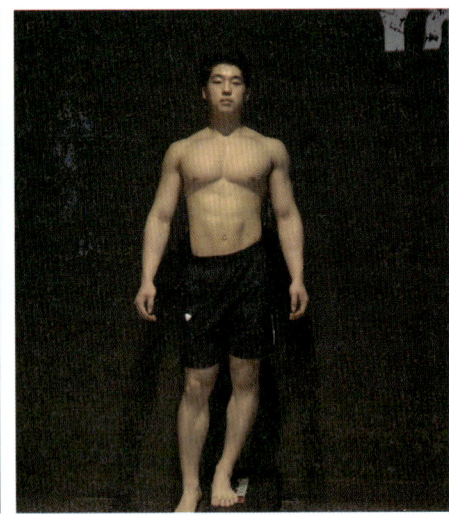

⚠️ 골반의 움직임 외에 다른 신체의 움직임은 최대한 자제합니다.

① 왼쪽 발로 박스 위에 올라가 섭니다.

② 이 운동을 하는 동안 왼쪽 무릎은 항상 펴져 있어야 합니다.

③ 오른쪽 골반을 최대한 아래로 내려줍니다.

④ 그다음 오른쪽 골반을 최대한 위로 올려줍니다.

⑤ 20번 반복하고 운동이 익숙해지면 최대한 천천히 반복해 줍니다.

⑥ 왼쪽만 강화해 줍니다.

⑦ 이 동작은 원심성 수축으로 왼쪽 외전근을 강화 시켜줍니다. 왼쪽 엉덩이 근육으로 버티는 느낌으로 오른쪽 골반을 천천히 조절하면서 내려줍니다.

14 | 크랩 워크

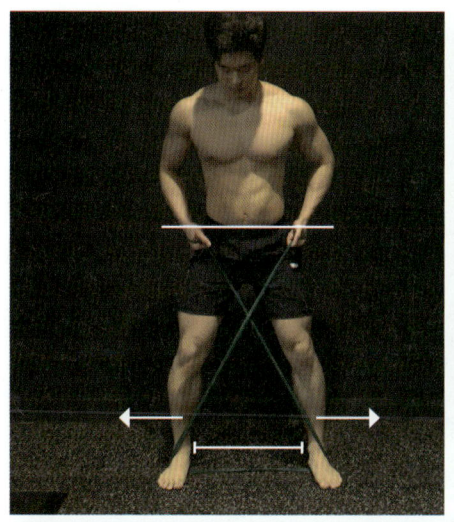 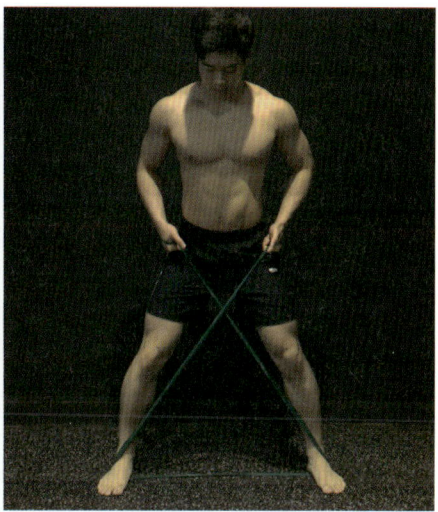

⚠️ 골반뿐만 아니라 허리, 목 또한 올바른 자세를 유지한 상태로 운동을 진행합니다.

① 저항성 밴드 혹은 탄력밴드를 사진처럼 셋팅 합니다.

② 팔을 잡아당겨서 밴드의 장력을 늘려줍니다.

③ 다리 바깥쪽에 힘이 들어가는 느낌에 집중합니다.

④ 발의 간격이 넓어질수록 운동 강도가 높아집니다.

⑤ 이 운동을 하는 내내 골반은 일절 움직이지 않도록 주의합니다. 1분 동안 지속합니다.

골반 측굴

15 | 싱글 레그 텝

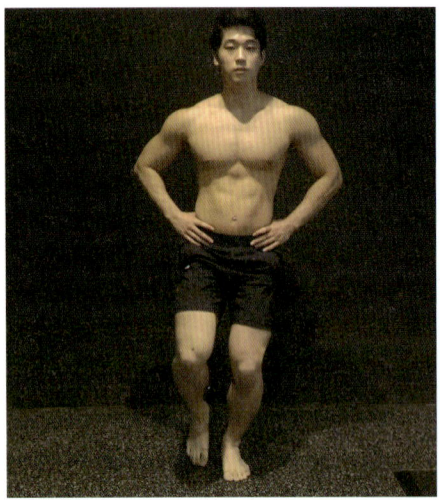 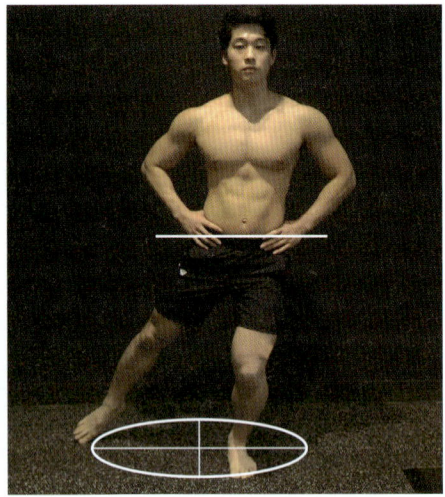

⚠️ 골반이 틀어진 상태로 발을 짚으면 운동의 의미가 없습니다. 주의해 주십시오.

① 양손을 골반 가장 높이 위치한 뼈에 놓습니다. (사진 참고)

② 왼쪽 발로 섭니다. (약 15도 정도 무릎을 구부린 상태로 균형을 유지합니다.)

③ 골반의 정렬을 유지한 상태로, 오른쪽 발로 천천히 바닥을 짚습니다. (골반의 정렬을 유지할 수 있는 한 최대한 멀리)

④ 할 수 있는 모든 부위를 짚습니다. (오른쪽 왼쪽 뒤 앞 모두)

⑤ 1분 동안 지속합니다.

⑥ 운동이 익숙해지면 더 멀리 짚거나 부드럽게 짚을 수 있습니다.

16 | 스텝 업/다운

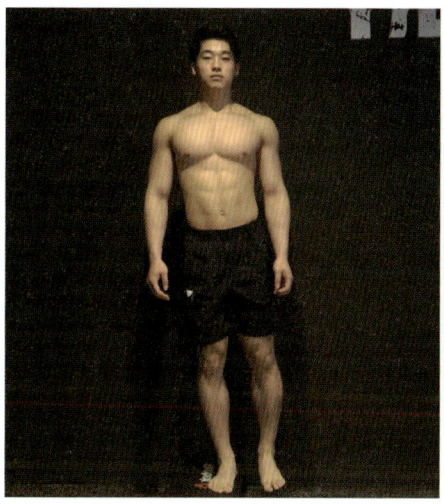 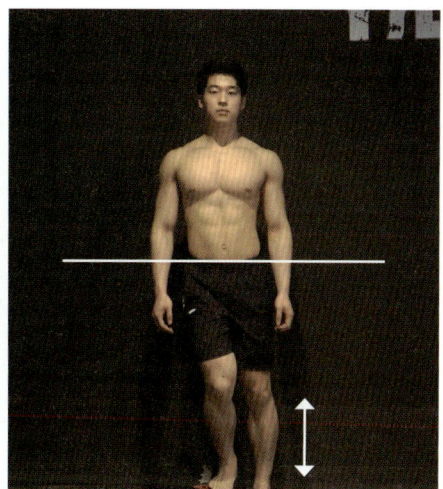

① 오른쪽 발로 박스의 끝에 섭니다. (사진 참고)

② 이 운동을 하는 내내 골반의 정렬을 유지해야 합니다.

③ 왼쪽 발을 천천히 내려줍니다.

④ 절대 바닥에 닿지는 않게 합니다. (닿기 직전까지만 내려줍니다.)

⑤ 원래 자세로 돌아옵니다. 10번 반복합니다.

⑥ 운동이 익숙해지면 더 천천히 진행합니다.

⑦ 왼쪽만 강화해 줍니다.

⑧ 이 동작은 구심성 수축으로 왼쪽 외전근을 강화 시켜줍니다. 왼쪽 엉덩이 근육을 조여서 들어 올리는 느낌으로 들어 올려줍니다.

골반 측굴

예방

이 운동들을 아무리 열심히 해도 예방을 무시하면 결국 골반은 다시 틀어지게 될 것입니다. 하루 종일 올바른 골반의 자세를 하려고 신경을 써야 합니다. 계속 연습을 하다 보면, 자신도 모르게 올바른 골반의 자세를 하고 있는 모습을 발견할 수 있을 것입니다.

앉는 자세

의자에 앉을 때 양쪽 엉덩이에 균등하게 체중이 실리도록 합니다. 한 쪽 엉덩이에만 쏠리게 앉지 마세요. 특히 다리 꼬는 습관은 절대로 지양해야 할 자세입니다.

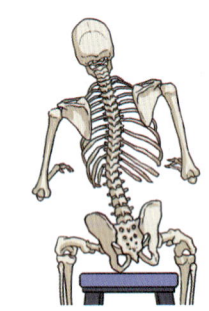

골반 높이

걸을 때, 뛸 때, 스쿼트를 할 때, 계단을 오르내릴 때 등 모든 상황에서 골반이 정렬을 유지하는지 확인합니다. 매번 확인하다 보면, 자기도 모르게 올바른 정렬을 유지한 채 동작을 수행하는 모습을 발견할 수 있을 것입니다.

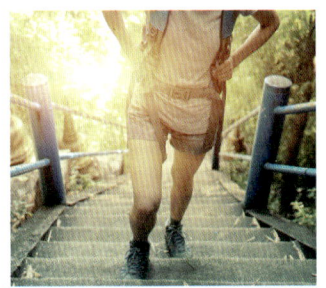

짝다리

짝다리를 짚는 게 편하게 느껴진다는 것은 저도 압니다. 하지만 골반을 교정하고 싶다면 참아야 합니다. 계속 신경 쓰다 보면 언젠가 짝다리가 오히려 불편하게 느껴지는 날이 올 것입니다.

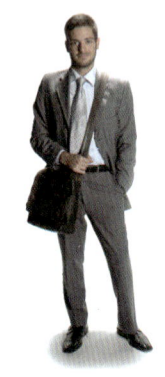

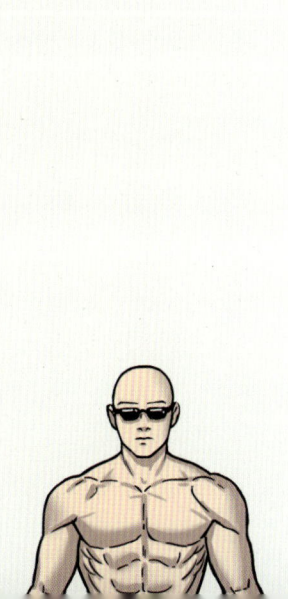

02

골반 회전

Pelvic rotation

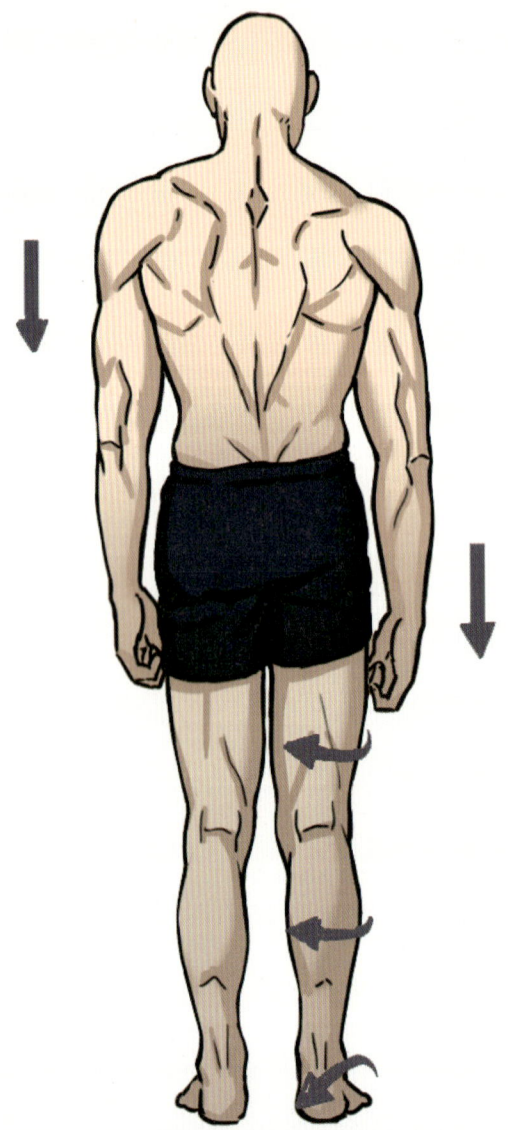

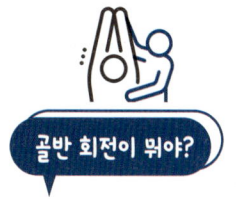

회전된 골반이 뭐지?

　회전된 골반은, 말 그대로 골반이 오른쪽 혹은 왼쪽으로 회전된 체형을 의미합니다. 골반이 한쪽으로 회전이 되면 아래 사진에 보이는 것처럼 온몸이 다 틀어지게 됩니다.

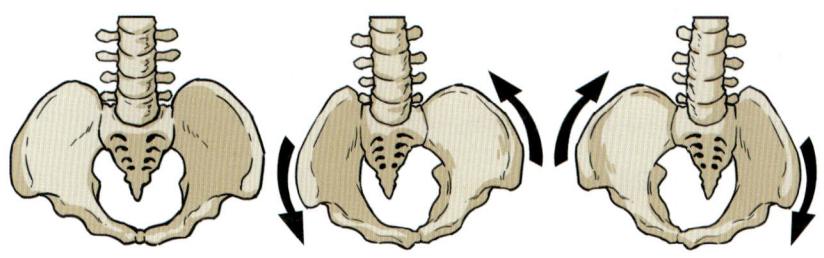

원인

왜 골반이 회전된 걸까?

골반이 회전되는 이유는 크게 3가지로 나눌 수 있습니다.

원인1 　발의 회내/회외

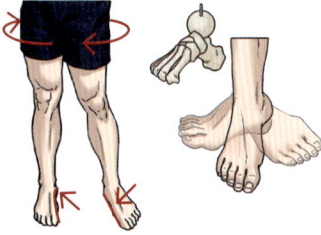

한 쪽 발이 회내(평발)되거나 회외(말발, 평발의 반대) 하면 골반이 회전되는 경향이 있습니다. 보통 회외된 발 쪽으로 골반이 돌아가게 됩니다. (사진의 경우 오른쪽으로 회전) 즉, 발목이 틀어지면 골반도 틀어진다.

원인2 　고관절 내회전/외회전

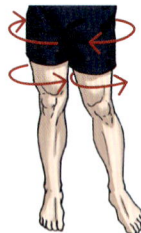

한쪽 발은 외회전하고, 나머지 한쪽은 내회전하면 회전된 골반 체형이 나타납니다. 보통 내회전된 발 쪽으로 골반이 돌아가게 됩니다. (사진의 경우 오른쪽으로 회전)

요추 회전

만약 허리 뼈(요추)가 회전되면, 골반 또한 같이 돌아가게 됩니다. 이는 보통 전/후 복사근의 불균형에 의해 나타나게 됩니다.

원인3 　그 외

골반이 틀어지는 것은 한 가지 원인에 의해서도 올 수 있지만 이 모든 것들이 다 원인이 될 수도 있습니다. 다시 말해서, A/B 혹은 A/C 혹은 B/C, A/B/C 등 어떤 조합이든 합쳐질 수 있다는 것입니다. 오히려 단 한 가지 원인에 의해서 골반이 틀어지는 경우보다 몇 가지 요소가 결합된 경우가 훨씬 흔합니다.

회전된 골반은 관절의 변화와 근육의 변화 2가지 측면에서 분석할 수 있습니다.

오른쪽 골반이 앞으로 이동된 경우 (관절의 변화)

오른쪽에 외치한 고관절은 신전, 무릎은 굴곡, 발은 회내되며 왼쪽에 위치한 고관절은 굴곡 되고 무릎은 신전, 발은 회외 됩니다.

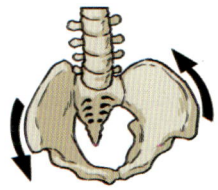

근육의 변화(오른쪽 골반이 앞으로 이동된 경우)

오른쪽	왼쪽
긴장되는 근육 • 슬괵근 (Hamstring) • 심부 둔부 외회전근 (Deep external rotation m, glu) • 단비골근 (Peroneus brevis) • 제3비골근 (Peroneus tertius) • 장요근 (Iliopsoas) • 외복사근 (external oblique) (골반이 오른쪽으로 돌아감) [위 사진과 정반대 결과]	**긴장되는 근육** • 대퇴직근 (Rectus femoris) • 대퇴근막장근 (TFl) • 전경골근, 후경골근 (Tibialis anterior, posterior) • 내복사근 (Internal oblique)
약해지는 근육 • 대퇴직근 (Rectus femoris) • 내복사근 (Internal oblique) • 전경골근 후경골근 (Tibialis anterior, posterior)	**약해지는 근육** • 슬괵근, (Hamstring) • 심부 둔부 외회전근 (Deep external rotation m, glu) • 단비골근 (Peroneus brevis) • 제3비골근 (Peroneus tertius) • 장요근 (Iliopsoas) • 외복사근 (external oblique)

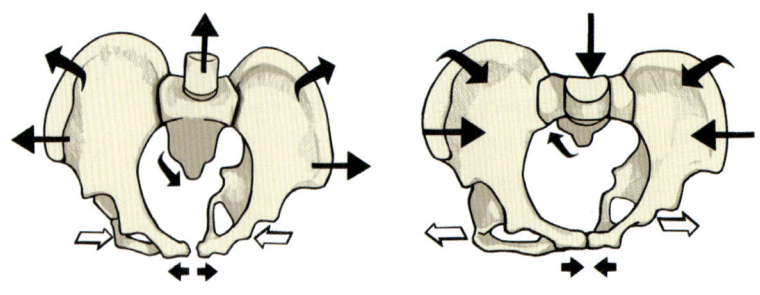

Counter Nutation(안정성 떨어짐)   Nutation(높은 안정성)

사진은 Nutation, Counter Nutation에 대한 설명으로 Nutation은 무명골이 후방 회전될 때 나타나는 것으로, 보이는 것처럼 관절이 좁혀지면서 안정성이 크게 증가하는 게 특징입니다. 반면, 무명골이 전방경사될 때 나타나는 Counter Nutation은 관절이 벌어지면서 안정성이 크게 떨어지게 되죠.

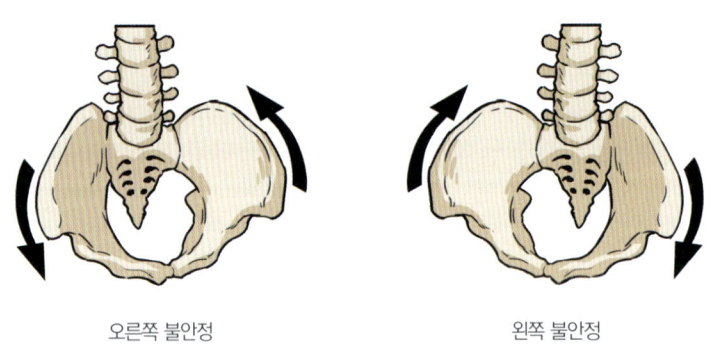

오른쪽 불안정   왼쪽 불안정

대부분의 사람들은 오른쪽 골반이 앞으로 이동되고, 왼쪽 골반이 뒤로 이동하는, 반시계 방향의 회전 변형이 나타납니다. 이는 오른쪽 천장관절에서 무명골의 전방 회전 경향, 왼쪽 천장관절에서 무명골의 후방 회전 경향으로 인한 것으로 무명골이 전방 회전돼서 천장관절의 안정성이 떨어져 체중 지지를 회피하려는 경향이 생기죠.

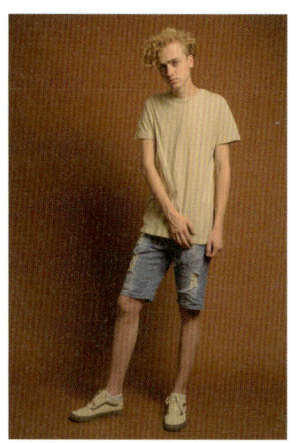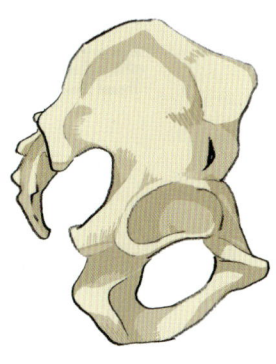

왼쪽 골반이 후방 경사

　그래서 이런 케이스는 무명골이 후방 회전되어 천장관절의 안정성이 상대적으로 높은, 좌측 다리로 체중 지지를 하는 경향이 있습니다.

　즉, 오른쪽 골반이 앞으로 회전된 사람들은 왼쪽으로 짝다리를 하게 되죠. 이러한 습관을 꼭 체크해서 교정해 주시길 바랍니다.

진단 및 평가

평가1 ASIS 확인하기

▼ 평가법

1 | 거울 앞에 바로 선 자세를 취합니다.
2 | 양쪽 골반 앞쪽에 가장 튀어나와 있는 뼈를 찾습니다.
3 | 양쪽 뼈의 튀어나온 정도를 비교해봅니다.

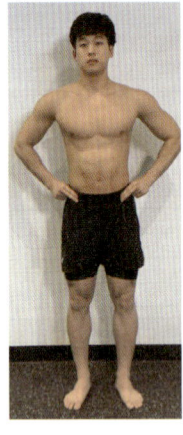
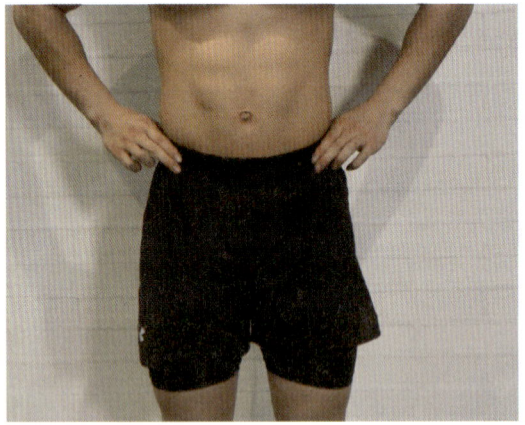

주의 • 몸에 힘을 완전히 뺀 상태로 측정해야 합니다.

▼ 분석 결과

1 | 정상 기준
   ✓ 양쪽 골반 가장 튀어나온 뼈의 높이가 평행해야 함.

2 | 비정상 케이스
   ✓ 왼쪽이 오른쪽보다 튀어나온 경우 (골반 오른쪽 회전)
   ✓ 오른쪽이 왼쪽보다 튀어나온 경우 (골반 왼쪽 회전)

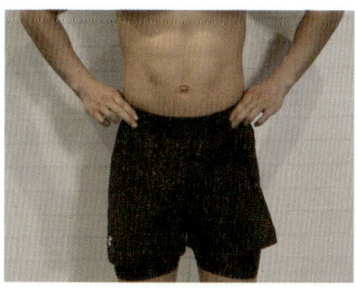
정상

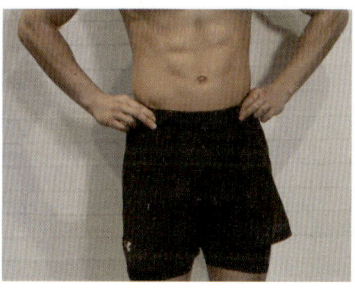
▲ 오른쪽이 튀어나온 경우

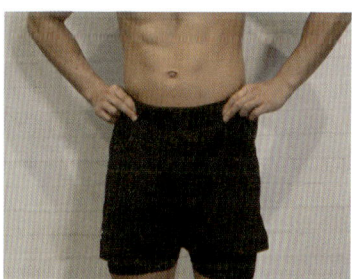
▲ 왼쪽이 튀어나온 경우

비정상

| 평가2 | 위에서 골반 회전 관찰하기 1 |

▼ 평가법

1 | 거울 앞에 바로 선 자세를 취합니다.
2 | 양쪽 골반 앞쪽에 가장 튀어나와 있는 뼈를 찾습니다.
3 | 양쪽 뼈의 튀어나온 정도를 비교해봅니다.

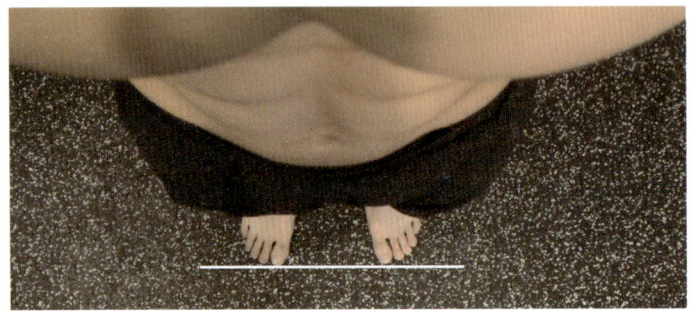

주의 • 양쪽 발목의 각도, 그리고 발끝의 위치도 일치하게끔 해주는 게 좋습니다.

▼ 분석 결과

1 | 정상 기준
   ✓ 양쪽 골반 가장 튀어나온 뼈의 높이가 평행해야 함.

2 | 비정상 케이스
   ✓ 오른쪽이 튀어나온 경우 (골반 왼쪽 회전)
   ✓ 왼쪽이 튀어나온 경우 (골반 오른쪽 회전)

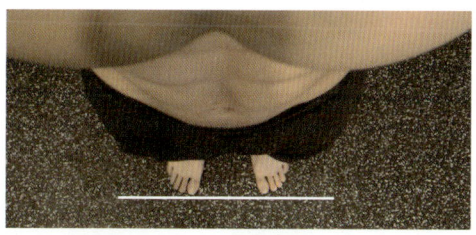

정상

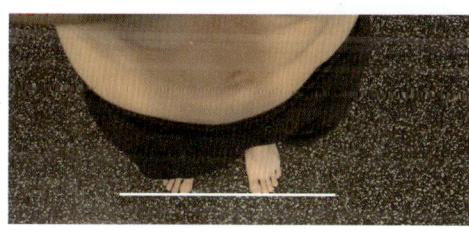

▲ 오른쪽이 튀어나온 경우

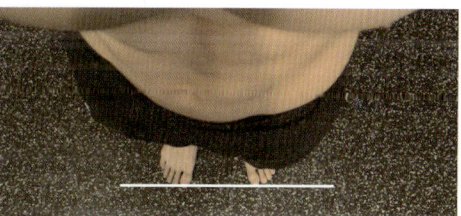

▲ 왼쪽이 튀어나온 경우

비정상

| 평가3 | 위에서 골반 회전 관찰하기 2 |

▼ 평가법

1 | 거울 앞에 바로 선 자세를 취합니다.
2 | 양쪽 골반 앞쪽에 가장 튀어나와 있는 뼈를 찾습니다.
3 | 양쪽 뼈의 튀어나온 정도를 비교해봅니다.

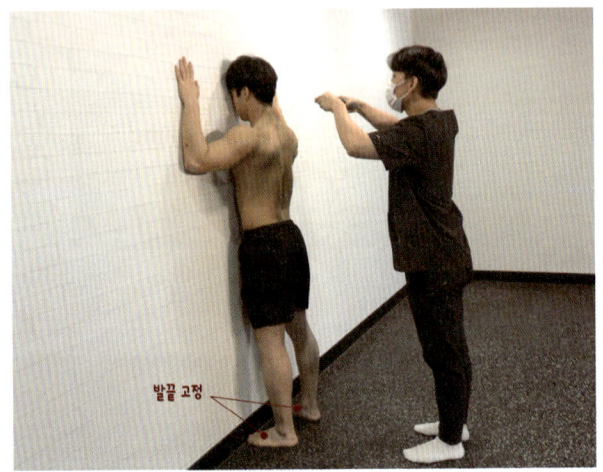

주의 • 양쪽 발끝을 반드시 벽에 붙여준 상태로 확인해야 합니다.

▼ 분석 결과

1 | **정상 기준**
   ✓ 양쪽 엉덩이가 평행해야 함.

2 | **비정상 케이스**
   ✓ 오른쪽이 튀어나온 경우 (골반 오른쪽 회전)
   ✓ 왼쪽이 튀어나온 경우 (골반 왼쪽 회전)

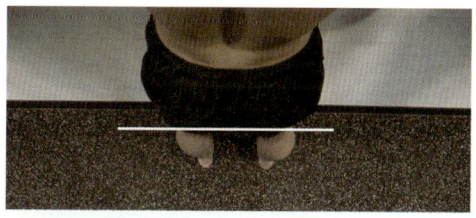

정상

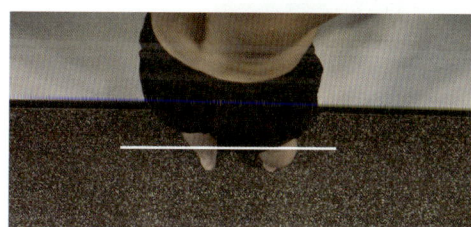

▲ 오른쪽이 튀어나온 경우

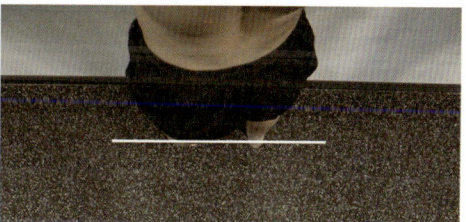

▲ 왼쪽이 튀어나온 경우

비정상

평가4   배꼽 확인하기

> ▼ 평가법

1. 거울 앞에 편안한 자세로 섭니다.
2. 배꼽을 관찰합니다.
3. 정 가운데에 있어야 할 배꼽이 어느 한쪽으로 돌아갔는지 확인합니다.

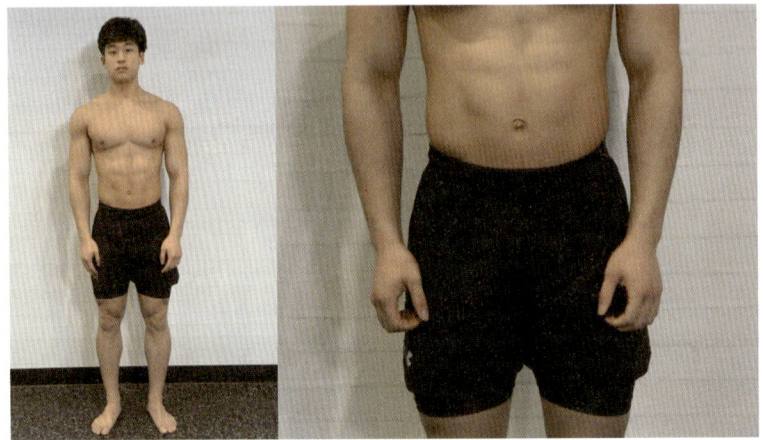

주의 · 복부에는 긴장을 완전히 푼 상태로 관찰합니다.

▼ 분석 결과

1 | 정상 기준
   ✓ 배꼽이 정 중앙에 위치함.

2 | 비정상 케이스
   ✓ 배꼽이 정 중앙보다 왼쪽에 위치한 경우 (골반 왼쪽 회전)
   ✓ 배꼽이 정 중앙보다 오른쪽에 위치한 경우 (골반 오른쪽 회전)

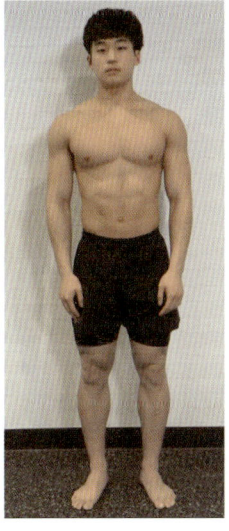 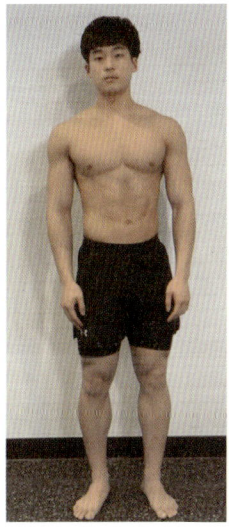 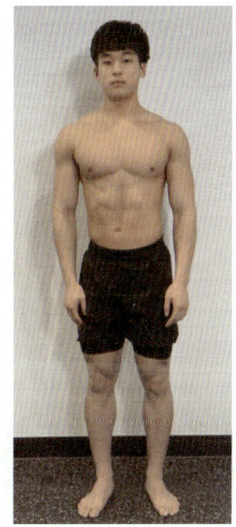

▲ 왼쪽으로 돌아감   ▲ 오른쪽으로 돌아감

정상   비정상

평가5 　골반 회전 검사

> ▼ 평가법

1 | 다리를 모으고 바로 선 자세에서 팔짱을 껴줍니다.
2 | 골반을 좌우로 회전시켜봅니다.
3 | 양쪽이 균등하게 회전되는지 관찰합니다.

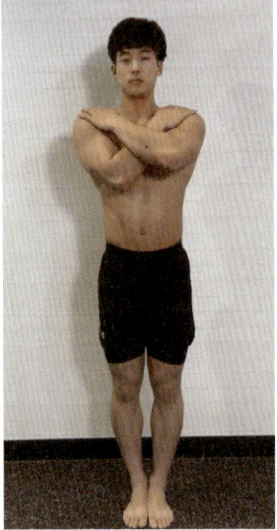 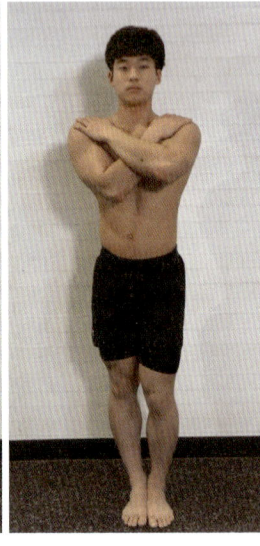 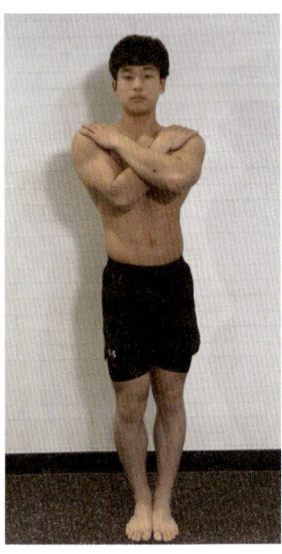

주의
- 골반이 '씰룩씰룩'하지 않도록 합니다. '축'을 기준으로 회전한다고 상상해 보세요.

▼ 분석 결과

1 | 정상 기준
  ✓ 상체는 고정되고, 골반만 움직여야 함.

2 | 비정상 케이스
  ✓ 골반을 억지로 움직이기 위해 무릎을 과도하게 굽히면서 움직임
  ✓ 상체가 고정되지 않고, 움직임

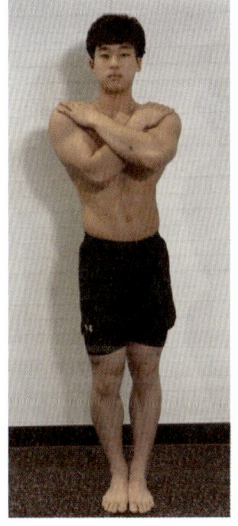
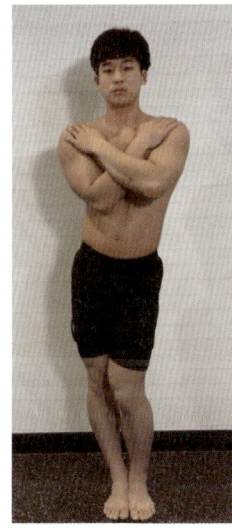
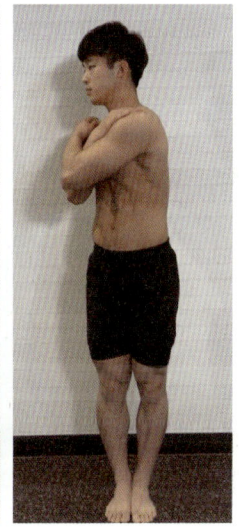

▲ 무릎이 움직임　　▲ 흉추가 돌아감

└─ 정상 ─┘　　└──── 비정상 ────┘

평가6 ASIS/PSIS 검사

▼ 평가법

1 | 대상자의 정면에서 반무릎 자세로 앉습니다.
2 | 대상자의 ASIS를 찾아 촉지하여 위치를 확인합니다.
3 | 어느 쪽이 더 앞으로 튀어나와 있는지 확인합니다.
4 | 확인했다면 PSIS도 촉지하여 확인합니다.

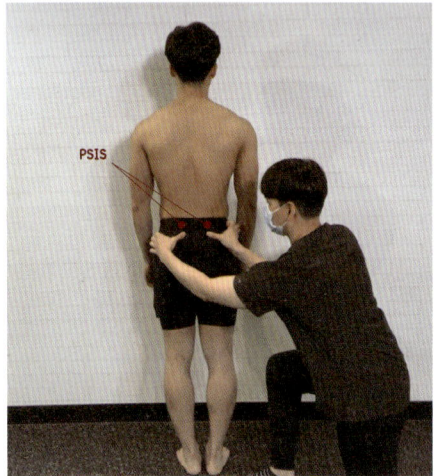 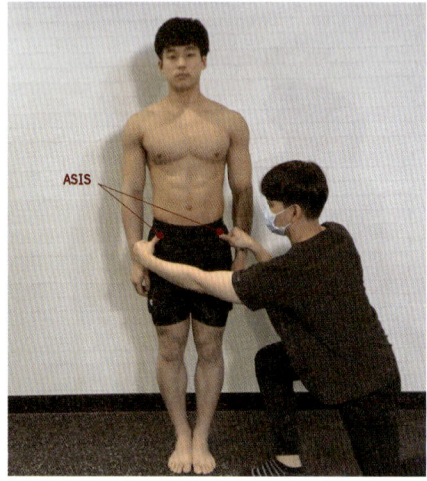

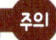 • 검사할 때 발끝이 평행하도록 합니다. (한쪽 발끝이 더 튀어나와 있으면 검사가 부정확할 가능성이 큽니다.)

▼ 분석 결과

1 | 정상 기준
   ✓ 양측 ASIS, PSIS의 높이가 일치함.

2 | 비정상 케이스
   ✓ 오른쪽 ASIS가 튀어나오고, 왼쪽 PSIS가 튀어나오는 경우 (골반이 왼쪽으로 돌아감)
   ✓ 왼쪽 ASIS가 튀어나오고, 오른쪽 PSIS가 튀어나오는 경우 (골반이 오른쪽으로 돌아감)
   [아래 사진과 정반대 결과]

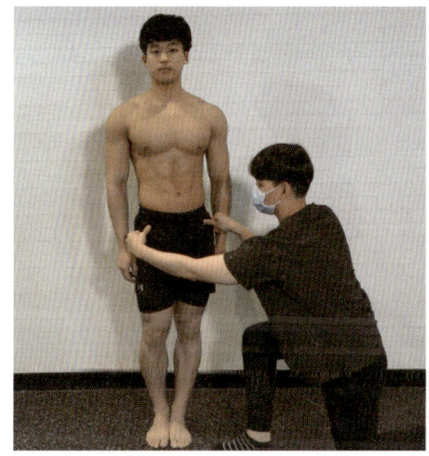
▲ 오른쪽 ASIS가 튀어나온 모습

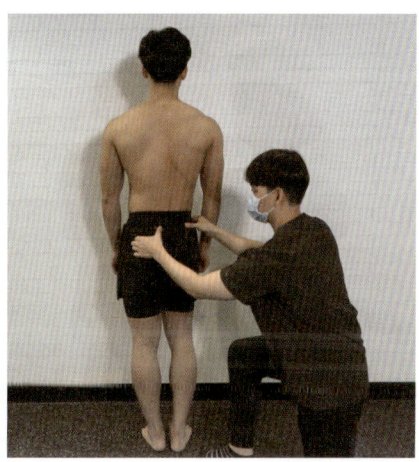
▲ 왼쪽 PSIS가 튀어나온 모습

골반이 왼쪽으로 돌아간 케이스

교정 및 치료

골반 회전 교정 운동법

시작하기 앞서 주의사항을 알려 드리겠습니다.

> **첫 번째** 교정 운동을 할 때 최소한 20~30분 이상은 투자하세요. 짧고 굵게 하는 운동은 재활 운동이 될 수 없습니다.
>
> **두 번째** 아래의 프로그램은 주 2회 운동 프로그램입니다. 이 프로그램을 따라 한다고 즉각적으로 몸이 좋아지지는 않습니다. 다소 시간이 소요될 수 있으니 참고하세요.
>
> **세 번째** 이 프로그램은 몸의 한계를 뛰어넘기 위한 프로그램이 아닙니다. 이 운동을 하는 동안 통증을 호소해서는 안 되니 만약 통증이 있다면 반드시 전문가의 상담을 받도록 합니다.

▼ 골반 회전은 총 5단계에 걸쳐서 교정합니다.

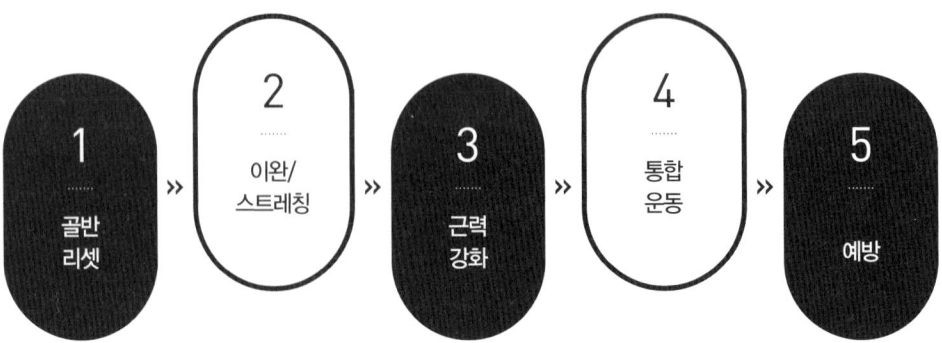

오른쪽 골반이 앞으로 나온 패턴

1단계 골반 리셋

골반이 틀어진 사람들은 오랜 시간 동안 틀어진 자세로 생활하면서, 틀어진 자세에 익숙해져 있습니다. 즉, 뇌에서는 골반이 틀어진 것을 정상으로 여긴다는 뜻입니다. (이 경우 아무리 운동을 해도 뇌는 자신이 생각하는 '정상'자세로 돌아가려고 해서 교정이 불가능해집니다.)

뇌에게 지금 골반이 틀어졌다고 알려주기 위해서는 특정 자극이 필요한데, 이 운동이 그 자극이 될 수 있습니다.

1 | 골반 리셋 운동 1

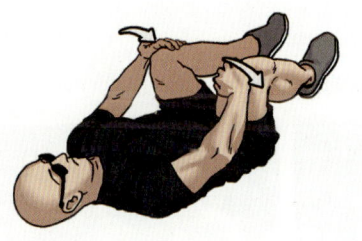 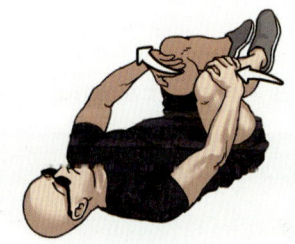

① 바닥에 누워서 무릎과 고관절을 90도 구부려줍니다.
② 왼손은 무릎의 안쪽을 잡고, 오른쪽 손은 무릎의 바깥쪽을 잡습니다.
③ 오른쪽 다리는 밖으로 벌리려고 하고, 왼쪽 다리는 안으로 모으려고 합니다.
④ 이때 양손으로 다리를 못 움직이게 고정합니다.
⑤ 5초 동안 유지한 뒤, 반대쪽도 반복해 줍니다.

2 | 골반 리셋 운동 2

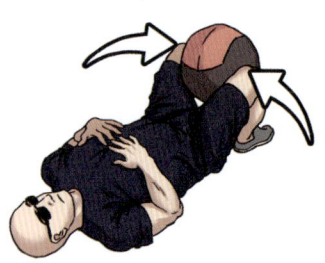

① 무릎 사이에 공이나 폼롤러를 넣어서 공을 5초 동안 조여줍니다. (이때 '뚝' 소리가 들릴 수 있습니다.)

② 지금까지 했던 것을 3~5번 반복합니다.

2단계 이완/스트레칭

1 | 고관절 외회전근, External rotators [오른쪽]

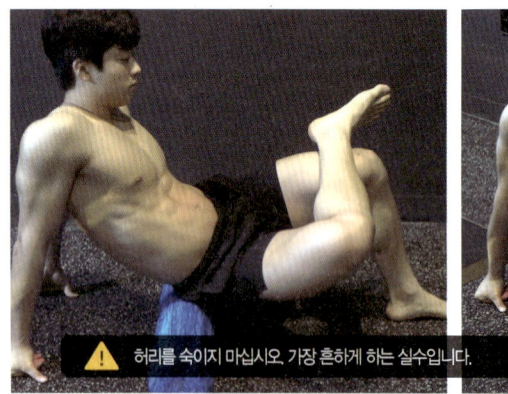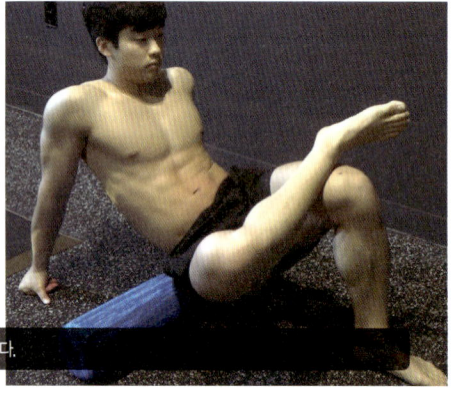

⚠ 허리를 숙이지 마십시오. 가장 흔하게 하는 실수입니다.

① 마사지 볼을 오른쪽 엉덩이 밑에 놓습니다. (사진 참고)

② 체중을 이용해서 마사지 볼을 압박하고,

③ 몸을 움직여서 엉덩이 주변을 원을 그리듯이 풀어줍니다.

④ 1분 이상 지속합니다.

2 | 햄스트링, Hamstring [오른쪽]

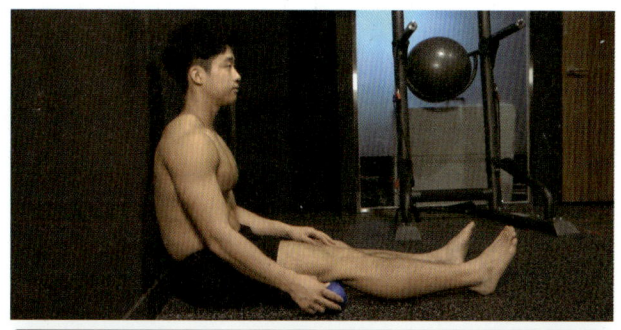

⚠️ 앉아서 햄스트링을 풀 때 체중을 실기 위해 허리를 과도하게 구부리지 마십시오. 허리 통증이나 추가적인 문제를 유발할 수 있습니다.

① 햄스트링이 시작되는 부위에 마사지 볼을 놓고 앉습니다. (사진 참고)

② 아픈 부위를 찾아서 원을 그리듯이 마사지 볼로 풀어줍니다. (체중을 이용)

③ 반대쪽도 반복해 줍니다.

3 | 이상근, Piriformis 트리거 포인트 이완방법 [오른쪽]

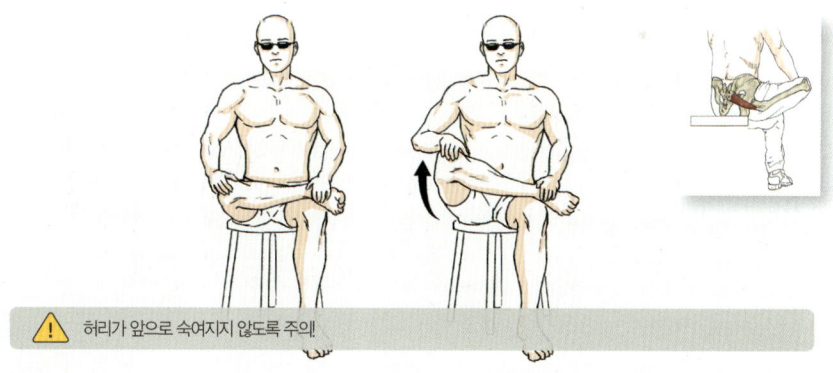

⚠️ 허리가 앞으로 숙여지지 않도록 주의

① 오른발이 왼쪽 무릎 위쪽에 위치하도록 다리를 교차시켜준 다음, 오른손은 오른쪽 무릎을 잡고, 왼손은 오른쪽 발목을 잡아줍니다.

② 왼손은 발목을 잡아서 고정하고, 오른손으로 오른쪽 무릎을 잡아서 들어 올려줍니다.

③ 엉덩이 깊숙한 부위가 늘어나는 느낌에 최대한 집중하면서 15초씩 3세트 반복합니다.

골반 회전

4 | 고관절 외회전근, Hip external rotation [오른쪽]

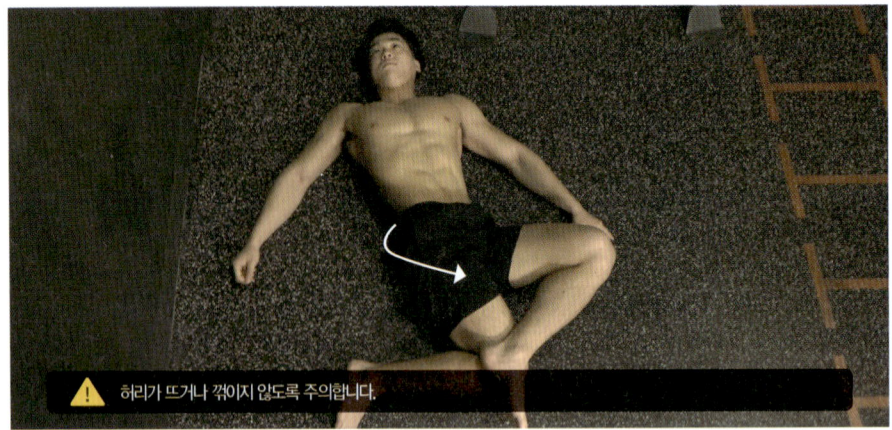

⚠ 허리가 뜨거나 꺾이지 않도록 주의합니다.

① 바닥에 누워서 오른쪽 무릎을 구부려줍니다.

② 오른쪽 발을 몸의 왼쪽에 위치하도록 합니다. (사진 참고)

③ 왼쪽 발로 오른쪽 무릎을 눌러서 바닥 쪽으로 눌러줍니다.

④ 오른쪽 엉덩이 부위가 늘어나는 느낌에 집중합니다.

⑤ 30초 동안 유지합니다.

5 | 맨손을 이용한 비골근 마사지

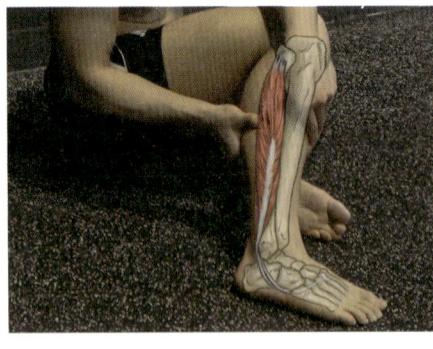 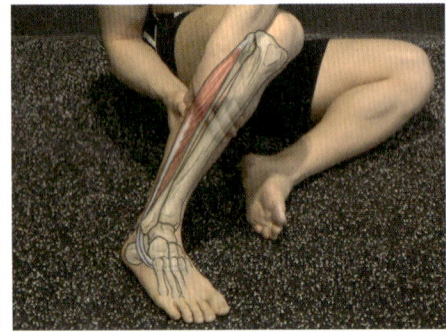

① 우선 바닥에 앉아서, 정강이 바깥쪽을 양쪽 엄지손가락으로 위쪽부터 아래쪽까지 지긋이 압박합니다.

② 그다음엔 압박을 유지한 채로 아래로 밀어내듯이 풀어줍니다.

③ 정강이 바깥쪽 근육이 풀어지는 느낌에 최대한 집중하면서 계속 반복합니다.

④ 오른쪽만 풀어줍니다.

6 | 제 3 비골근, Peroneal 마사지 볼을 이용한 마사지 [오른쪽]

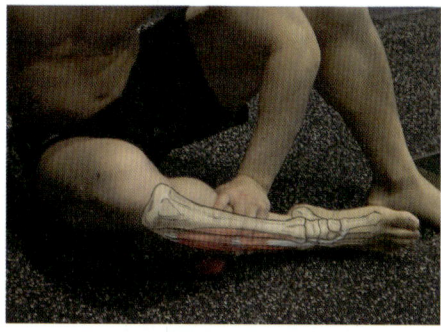 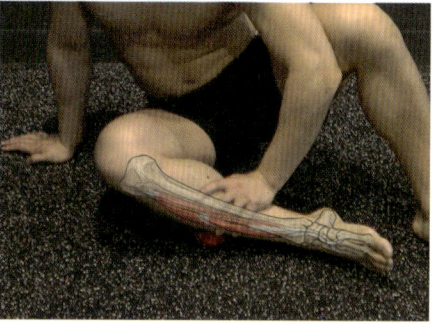

① 우선 정강이 아래쪽에 마사지 볼이 위치하도록 하고, 발 안쪽을 손으로 눌러줍니다.

② 그리고 압박을 유지한 채로, 다리를 위아래로 움직여 줍니다.

③ 정강이 바깥쪽 근육이 풀어지는 느낌에 최대한 집중하면서 계속 반복합니다.

④ 오른쪽만 풀어줍니다.

7 | 좌측 내복사근 [왼쪽]

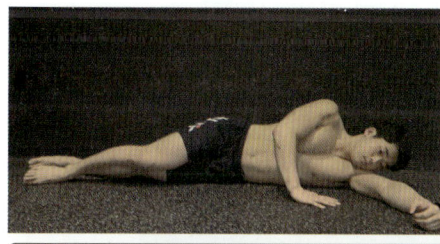 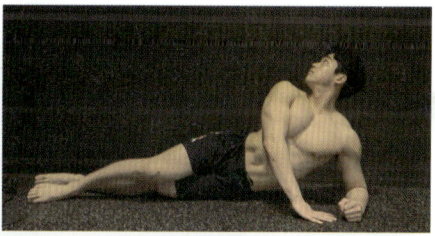

⚠ 허리가 꺾이지 않게 주의해 주세요.

① 옆으로 눕습니다.

② 위쪽 무릎을 굽혀서 체중을 지지합니다.

③ 왼쪽 팔꿈치로 체중을 지지하고 몸을 오른쪽으로 틀어줍니다.

④ 내복사근이 늘어나는 느낌에 집중하면서 1분 이상 지속해 줍니다.

⑤ 왼쪽만 풀어주도록 합니다.

8 | 대퇴직근 스트레칭 [왼쪽]

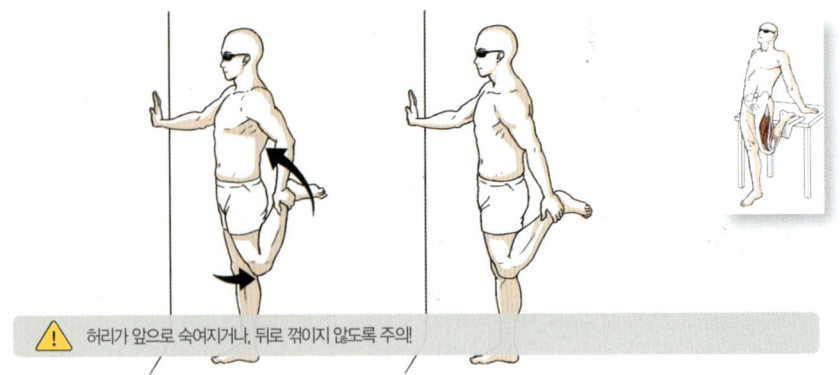

⚠️ 허리가 앞으로 숙여지거나, 뒤로 꺾이지 않도록 주의!

① 벽이나 기둥을 잡고 체중을 지지한 다음, 오른쪽 발목을 잡고 뒤로 당겨줍니다. (허리가 꺾이지 않게 주의하면서 무릎만 뒤쪽으로 이동시켜, 근육만 늘어나도록 합니다.)

② 대퇴사두근 부위가 늘어나는 느낌에 집중하면서 15초씩 3세트 반복합니다.

③ '왼쪽'만 풀어줍니다.

9 | 대퇴직근, Rectus femoris 폼롤러를 이용한 마사지 [왼쪽]

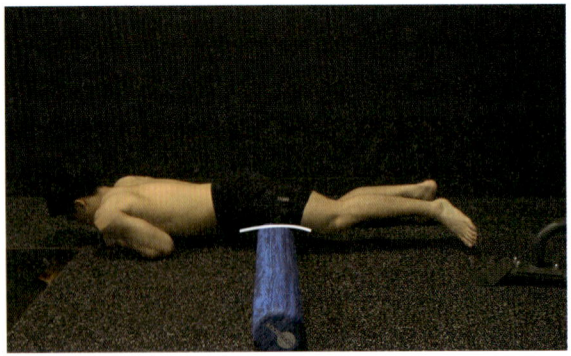

① 바닥에 엎드려서, 한쪽 무릎은 바깥쪽으로 굽혀서 체중을 지지하고,

② 반대쪽 허벅지 밑에는 폼롤러를 놓고 다리를 좌우로 움직여 줍니다.

③ 이때 허리가 꺾이거나 둥글게 말리지 않도록 하고 몸에는 힘을 완전히 빼준 채로 한쪽 다리만 좌우로 천천히 움직여 줍니다.

10 | 장요근, Iliopsoas [오른쪽]

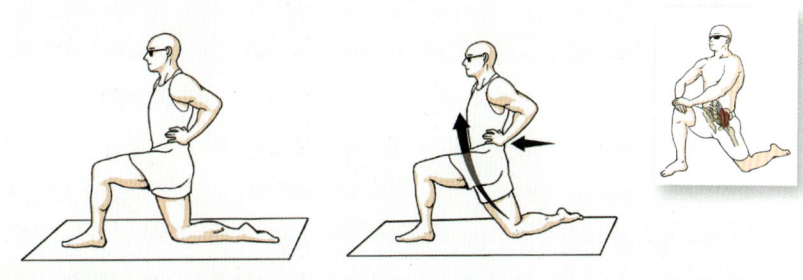

⚠️ 허리가 과도하게 펴지거나 상체가 앞으로 기울어지지 않도록 주의!

① 바닥에 수건을 깔아준 다음, 양손으로 무릎을 짚고, 사진과 같이 런지 자세를 취해줍니다.

② 뒤쪽 발끝은 오른쪽을 향하도록 해주고, 그대로 몸을 무릎 쪽으로 밀어줍니다. (이때 허리가 숙여지지 않게 주의)

③ 고관절 앞쪽 부위가 늘어나는 느낌에 최대한 집중하면서 15초씩 3세트 반복합니다.

11 | 마사지 볼을 이용한 장요근 마사지 [오른쪽]

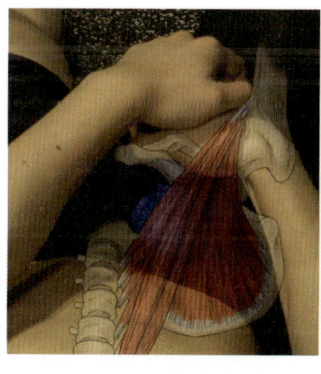 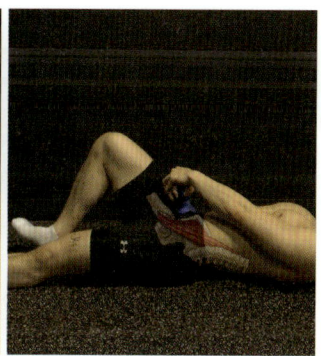

① 바닥에 누워서, 골반을 만졌을 때 가장 튀어나와 있는 뼈를 찾아준 다음 안쪽 2cm 정도 부위에 마사지 볼을 넣어줍니다.

② 그리고 대각선 안쪽 방향으로 깊숙이 압박해서 고정시켜주고,

③ 발뒤꿈치를 바닥에 붙인 채로, 천천히 무릎을 굽혔다 폈다를 12번 반복해 줍니다.

④ 복부 안쪽 깊숙한 근육이 풀리는 느낌에 최대한 집중합니다.

⑤ '오른쪽'만 풀어줍니다.

골반 회전

12 | 대퇴막장근, Tensor fascia lata 폼롤러를 이용한 마사지 [왼쪽]

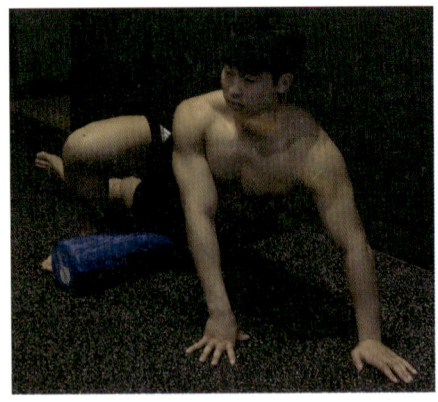 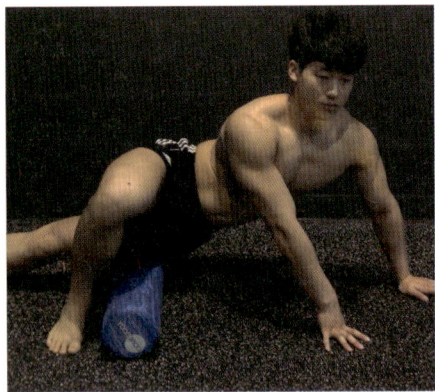

① 허벅지 바깥쪽에 폼롤러가 닿도록 옆으로 누워준 다음 위쪽 무릎을 굽혀 체중을 안정적으로 지지해 줍니다.

② 그 상태로 천천히 위아래로 굴려주면서 골반 바깥쪽이 풀어지는 느낌에 최대한 집중합니다.

13 | 맨손을 이용한 전경골근 마사지 [왼쪽]

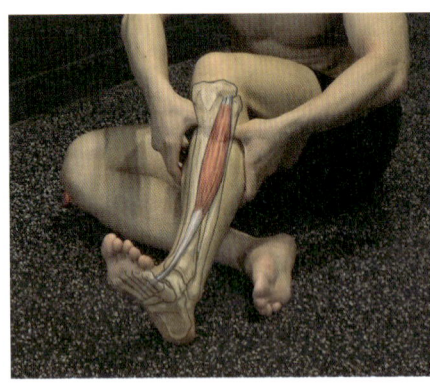 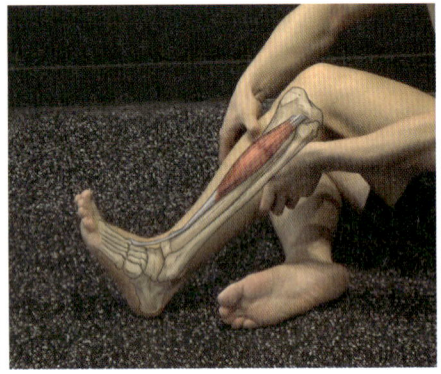

① 우선 바닥에 앉아서 정강이뼈 바로 바깥쪽을 양쪽 엄지손가락으로 압박해 준 다음 발등을 젖혔다 내렸다를 반복합니다.

② 이때 손가락에 느껴지는 근육에 최대한 집중하고 천천히 발목을 움직여 주면서 지긋이 풀어줍니다.

③ 위쪽부터 아래쪽까지 전부 풀어준 다음 이번엔 압박을 유지한 채로 아래로 밀어내듯이 풀어줍니다.

④ 정강이 근육이 풀어지는 느낌에 최대한 집중하면서 계속 반복합니다.

14 | 전경골근, Tibialis anterior [왼쪽]

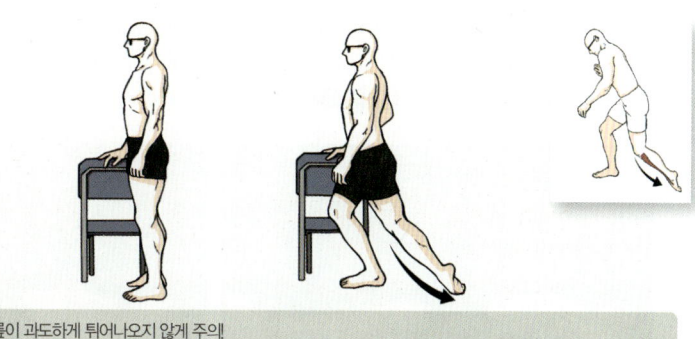

⚠️ 앞쪽 무릎이 과도하게 튀어나오지 않게 주의!

1. 한 손은 의자를 잡고 어깨너비로 벌려 섭니다.
2. 허리를 세워준 채로 한쪽 무릎을 굽혀서 체중을 뒤쪽 다리와 의자를 잡은 손에 집중되도록 무게중심을 잡아줍니다.
3. 뒤쪽 다리의 정강이 앞쪽이 늘어나는 느낌에 집중하면서 15초씩 3세트 반복합니다.

15 | 후경골근, Tibialis posterior [왼쪽]

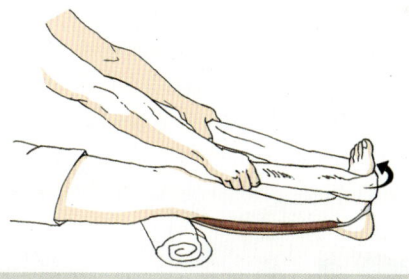

⚠️ 무릎 밑에 반드시 수건을 깔아주세요!

1. 무릎 밑에 수건을 깔아서 바닥에 앉습니다.
2. 또 다른 수건을 발바닥에 감아준 다음, 새끼발가락이 들리는 방향으로 당겨줍니다.
3. 종아리 안쪽 근육이 늘어나는 느낌에 집중하면서 15초씩 3세트 반복합니다.
4. 왼쪽만 풀어줍니다.

골반 회전

3단계 근력 강화

1 | 대퇴사두근 활성화 운동 [오른쪽]

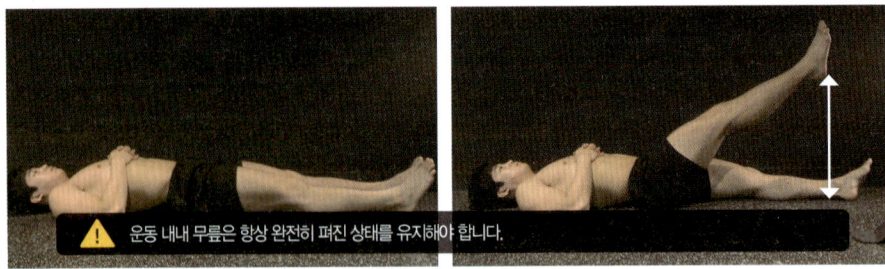

⚠ 운동 내내 무릎은 항상 완전히 펴진 상태를 유지해야 합니다.

① 바닥에 눕습니다. (사진 참고)

② 무릎을 완전히 편 상태로 다리를 들어 올립니다. (사진 참고)

③ 무릎 근육(대퇴사두근)에 힘이 들어가는 느낌에 집중합니다.

④ 30cm 정도 들어 올렸다가 내려줍니다.

⑤ 30번 반복한 다음 반대쪽도 반복해 줍니다.

2 | 장요근, Iliopsoas [오른쪽]

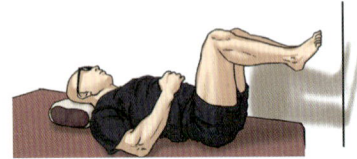 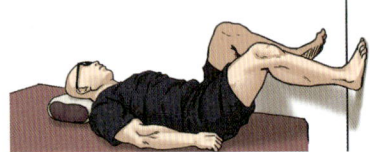

① 바닥에 누워서 고관절, 무릎을 90도 굴곡시켜줍니다.

② 이때 허리는 바닥에 살짝 붙어 있어야 합니다. (골반 중립 상태) 허리가 과도하게 꺾이거나 과도하게 말린 상태를 유지하지 않도록 주의해 주세요.

③ 골반 중립 상태를 유지한 상태로, 숨을 내뱉으면서 다리 한쪽을 뻗어줍니다.

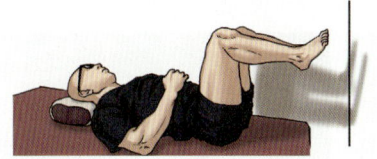
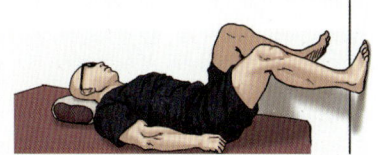

④ 오른 발만 벽에 붙여줬다가 다시 원래 자세로 돌아오는 걸 반복합니다.

⑤ 운동 내내 코어에 힘을 준 상태를 유지해 줘야 합니다. (발을 내릴 때는 숨을 내쉬어 줍니다.)

⑥ 12개씩 5세트씩 반복해 줍니다.

⑦ 이 동작은 장요근 기능을 활성화 시켜주는 운동으로 장요근 이완 후 가볍게 병행해주면 더욱 좋습니다.

3 | 전경골근-후경골근 운동 [오른쪽]

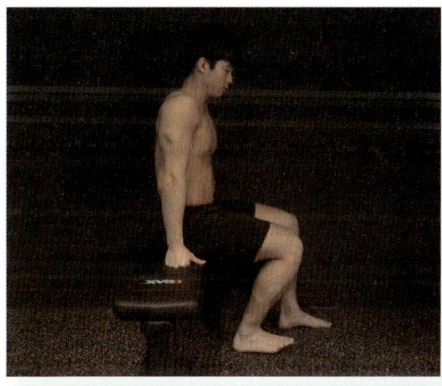
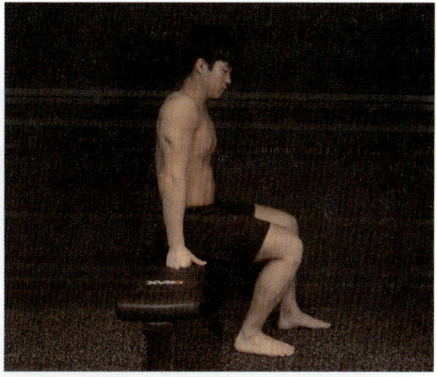

⚠️ 운동 내내 발뒤꿈치가 떨어지지 않게 주의합니다.

① 의자에 앉아서 오른쪽 발을 약간 안쪽으로 당겨줍니다.

② 이때 발뒤꿈치가 뜨면 안 됩니다.

③ 오른쪽 발 앞쪽을 들어 올립니다.

④ 정강이 쪽 근육에 힘이 들어가는 느낌에 집중합니다.

⑤ 10초 동안 유지하고 20번 반복합니다.

4 | 전경골근-후경골근 운동 [오른쪽]

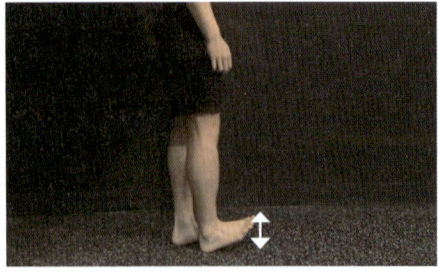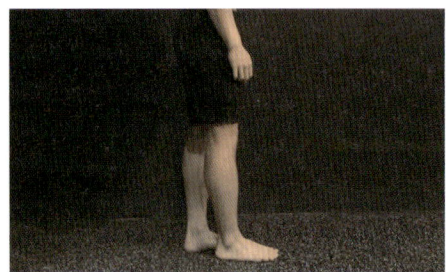

⚠️ 발등을 들어 올릴 때 무릎이 꺾이지 않도록 주의합니다.

① 어깨너비로 서서, 오른쪽 발등을 들어 올립니다.

② 5초 동안 유지하고 아주 천천히 발등을 내려줍니다.

③ 30번 반복합니다.

④ '오른쪽'만 반복해 줍니다.

5 | 외복사근 강화 운동-1

이 운동을 통해 왼쪽 외복사근의 길이는 짧게 만들면서 오른쪽 내복사근의 길이는 늘려줄 수 있습니다.

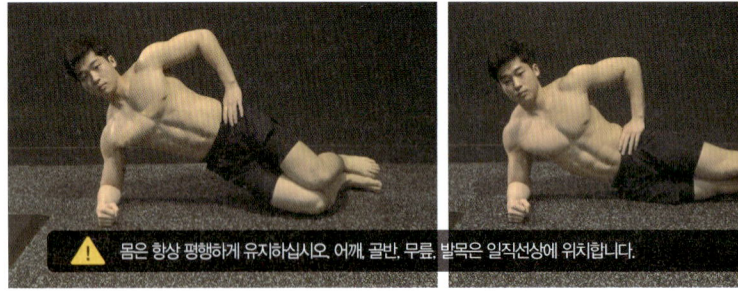

⚠️ 몸은 항상 평행하게 유지하십시오. 어깨, 골반, 무릎, 발목은 일직선상에 위치합니다.

① 사진과 같은 자세를 합니다. (양쪽 무릎을 구부리고, 팔꿈치로 체중을 지지)

② 반드시 왼쪽이 위쪽에 위치하게 해야 합니다.

③ 바깥쪽에 있는 복부 근육이 수축하는 것을 느낍니다.

④ 30초 동안 유지해 줍니다.

⑤ 난이도가 익숙해지면 오른쪽 사진처럼 양쪽 무릎을 편 상태에서 진행합니다.

6 | 외복사근 강화 운동-2 [왼쪽]

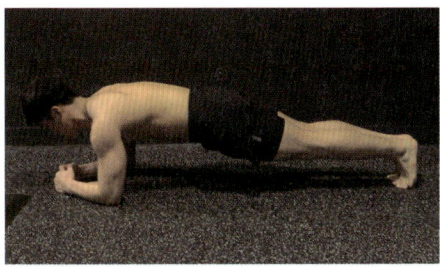 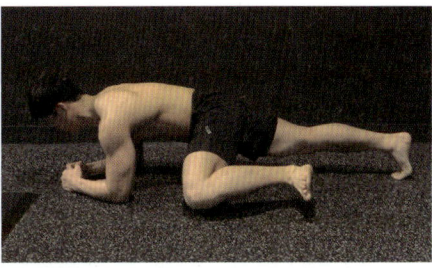

① 사진과 같은 자세를 합니다. (양 무릎을 구부리고, 팔꿈치로 체중을 지지)

② 좋은 자세를 유지하기 위해 계속 코어근육을 수축해 줍니다.

③ 한 쪽 무릎을 같은 쪽 팔꿈치 쪽을 향해 당겨줍니다.

④ 5초 동안 유지하고 반대쪽도 반복해 줍니다. (10번 반복)

7 | 중둔근 강화 운동 [왼쪽]

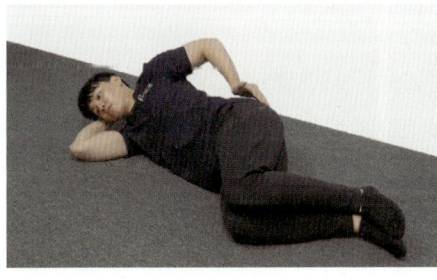 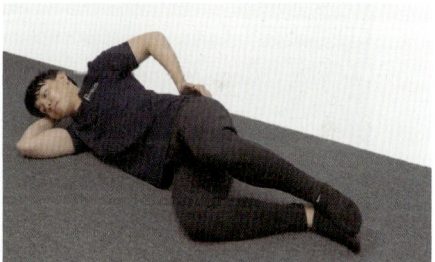

① 바닥에 옆으로 누워서 양쪽 고관절과 무릎을 사진과 같이 굽히고 한 쪽 손은 위쪽 엉덩이를 촉진합니다.

② 촉진한 손으로 엉덩이를 톡톡 자극하면서 무릎을 벌렸다가 천천히 모아주는 걸 반복해 줍니다.

③ 엉덩이 근육에 힘이 들어가는 것에 최대한 집중하면서 12개 3세트 반복한다.

8 | Wall push whilst sitting

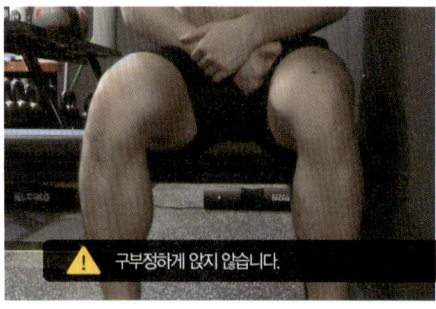 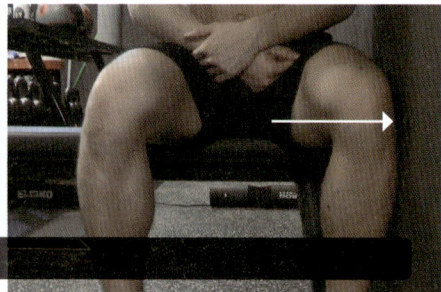

① 의자에 앉아서 왼쪽 다리를 벽에 붙여줍니다.

② 이때 무릎의 너비는 어깨너비만큼 벌려줍니다.

③ 왼쪽 무릎으로 벽을 밀어줍니다.

④ 1분 동안 유지합니다.

9 | Pelvic stability exercise

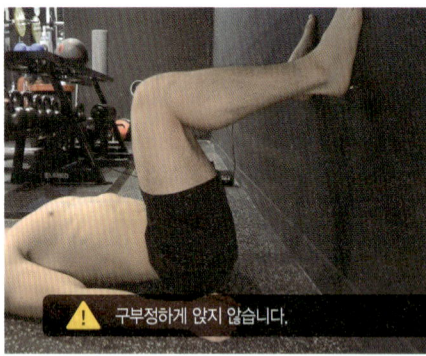 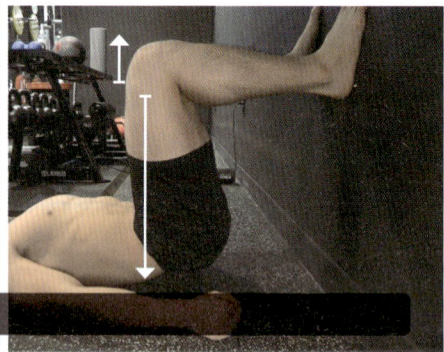

① 바닥에 눕습니다.

② 고관절과 무릎을 90도 구부리고, 발을 벽에 고정시킵니다.

③ 발을 벽에 고정시킨 상태로 꼬리뼈를 살짝 들어 올립니다. "이때 허리와 등은 바닥에 붙어 있어야 합니다."

④ 오른쪽 고관절을 내려주는 동안 왼쪽 고관절은 위로 올려줍니다. "이때 무릎을 모으거나 벌려서는 안 됩니다. 위에서 봤을 때 양쪽 무릎이 평행해야 합니다."

⑤ 오른쪽 허벅지 안쪽의 근육이 수축하는 느낌에 집중합니다.

⑥ 30초 이상 지속하고 3번 반복합니다.

10 | Right foot lift (90/90 position) [오른쪽]

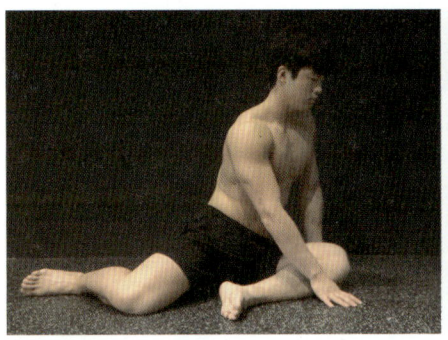 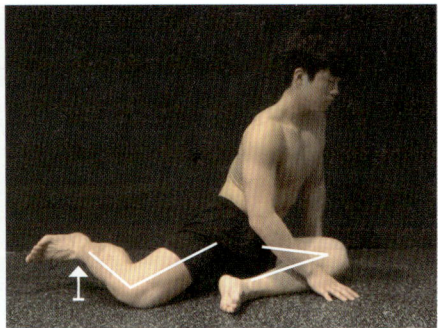

1. 사진의 자세를 취해줍니다.
2. 오른쪽 발을 바닥에서 들어 올립니다.
3. 최대한 들어 올린 상태에서 3~5초 유지하고,
4. 10번 반복합니다.

11 | Pelvic rotation in side lie [복사근 운동]

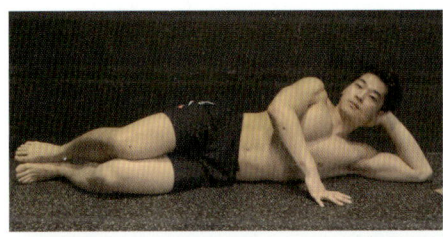 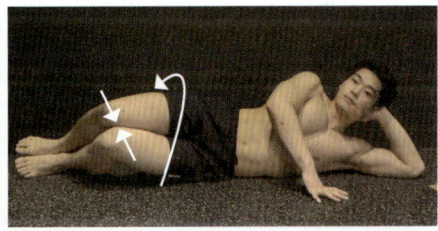

⚠️ 오직 골반만 움직일 수 있도록 합니다.

1. 사진처럼 자세를 취해줍니다.
2. 이 상태에서 골반만 오른쪽으로 돌려줍니다. (운동 내내 양쪽 무릎을 서로 붙여줍니다.)
3. 몸통도 일절 움직이지 않고 오직 골반만 움직입니다.
4. 골반을 최대한 돌려준 상태에서 3~5초 동안 유지합니다. 20번 반복합니다.

12 | 비골근 운동 [왼쪽]

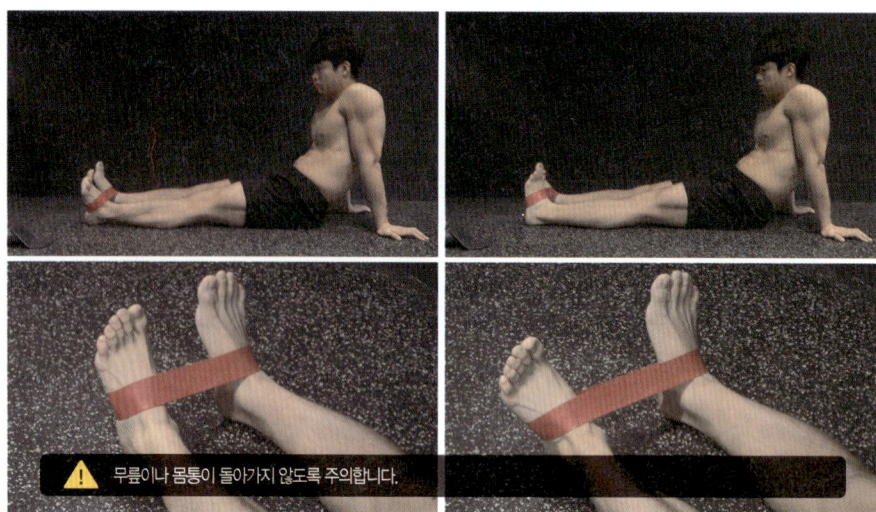

① 의자에 앉아서 밴드를 양쪽 발목 앞쪽에 껴줍니다.

② 왼쪽 발등을 살짝 들어 올리면서 바깥쪽으로 돌려줍니다.

③ 무릎이나 골반은 일정 움직이지 않고, 발목만 움직이도록 합니다.

④ 최대한 돌려준 상태에서 3~5초 동안 유지합니다.

⑤ 12번 반복합니다.

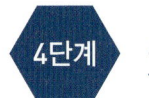 통합 운동

1 | Hip shift whilst sitting

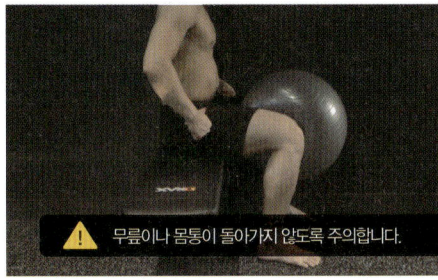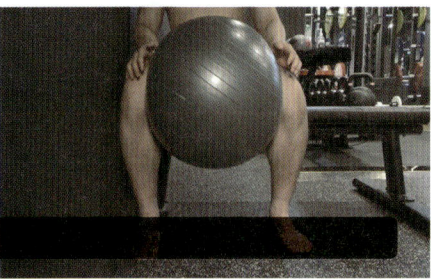

① 의자 끝에 걸쳐 앉아서 허리를 최대한 곧게 세워줍니다.

② 양쪽 무릎 사이에 공을 끼웁니다.

③ 왼쪽 무릎은 오른쪽 무릎 쪽으로 모아줍니다.

④ 오른쪽 무릎은 벽을 밀어줍니다.

⑤ 이때 골반이 틀어지지 않게 주의합니다.

⑥ 힘을 준 상태에서 30초 동안 유지하고, 3번 반복합니다.

2 | Hip hinge

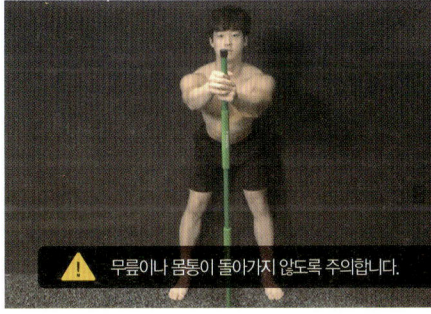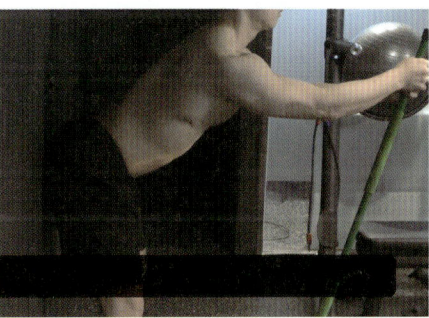

① 사진과 같이 벽에 기대고 서서, 지팡이나 폼롤러를 양손으로 짚어줍니다.

② 팬티라인을 접어준다고 상상하면서 천천히 앞으로 뻗어줍니다. "이때 허리가 둥글게 말리지 않게 주의하면서 고관절만 접힐 수 있도록 해줍니다."

③ 다시 천천히 1번 자세로 돌아오고 12번 3세트 반복합니다.

골반 회전

3 | 런지 얼터네이션 (통합 안정성 운동)

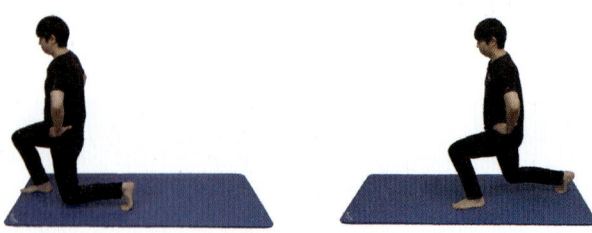

① 매트에 서서 런지 자세를 취해준 다음, 왼쪽 발은 고정하고, 오른쪽 발만 이동하면서 앞뒤로 런지 자세를 반복해 준다.

② 운동 내내 고정한 발이 움직이지 않도록 유지하면서, 계속 반복한다.

4 | Single leg stability exercise

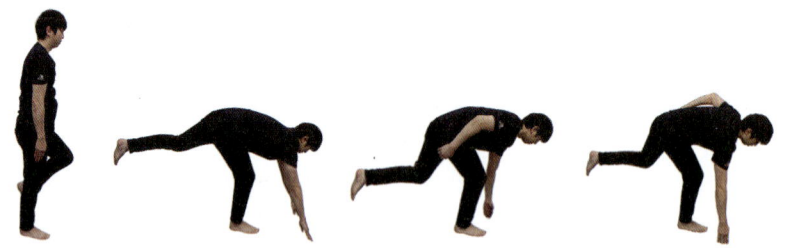

① 오른쪽 발로 서서, 한 쪽 발은 뻗어주고, 양쪽 손은 앞쪽 바닥을 향해 뻗어준다.

② 이때 발목이 흔들리지 않게 최대한 집중하고, 이번에는 왼쪽 손으로 왼쪽 바닥을 찍어준다.

③ 3번 반복 후, 발을 바꿔서 왼쪽 발로 서서 똑같이 반복한다. (오른손으로 오른쪽 바닥 찍기)

왼쪽 골반이 앞으로 나온 패턴

1단계 골반 리셋

골반이 틀어진 사람들은 오랜 시간 동안 틀어진 자세로 생활하면서, 틀어진 자세에 익숙해져 있습니다. 즉, 뇌에서는 **골반이 틀어진 것을 정상**으로 여긴다는 뜻입니다. (이 경우 아무리 운동을 해도 뇌는 자신이 생각하는 '정상'자세로 돌아가려고 해서 교정이 불가능해집니다.)

뇌에게 지금 골반이 틀어졌다고 알려주기 위해서는 **특정 자극**이 필요한데, 이 운동이 그 자극이 될 수 있습니다.

1 | 골반 리셋 운동 1

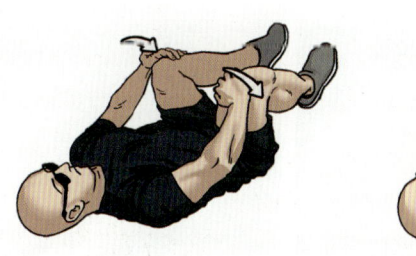 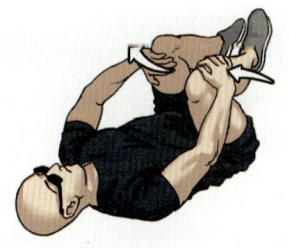

1. 바닥에 누워서 무릎과 고관절을 90도 구부려줍니다.
2. 왼손은 무릎의 안쪽을 잡고, 오른쪽 손은 무릎의 바깥쪽을 잡습니다.
3. 오른쪽 다리는 밖으로 벌리려고 하고, 왼쪽 다리는 안으로 모으려고 합니다.
4. 이때 양손으로 다리를 못 움직이게 고정합니다.
5. 5초 동안 유지한 뒤, 반대쪽도 반복해 줍니다.

2 | 골반 리셋 운동 2

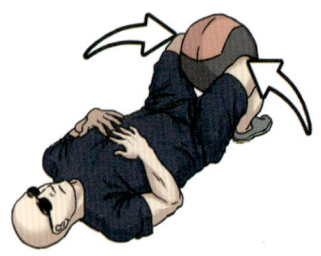

① 무릎 사이에 공이나 폼롤러를 넣어서 공을 5초 동안 조여줍니다. (이때 '뚝' 소리가 들릴 수 있습니다.)

② 지금까지 했던 것을 3~5번 반복합니다.

2단계 이완/스트레칭

1 | 고관절 외회전근, External rotators [왼쪽]

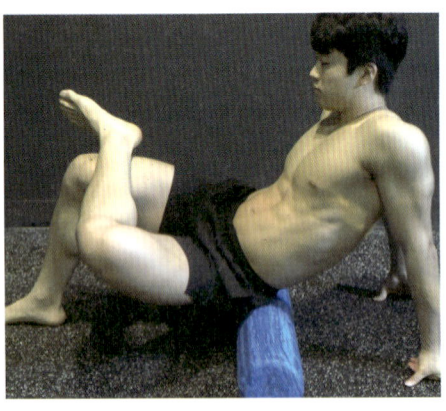 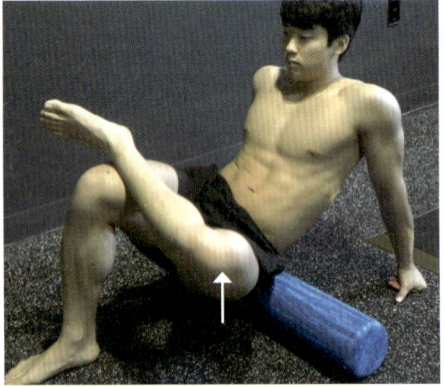

① 우선 엉치뼈 아래에 폼롤러가 위치하도록 앉아준 다음, 다리를 교차해서 한쪽 다리를 반대쪽 허벅지 위쪽에 올려줍니다.

② 그리고 무릎을 바닥 쪽으로 내려주고 천천히 앞뒤로 굴려줍니다.

③ 엉덩이 부위가 부드럽게 풀리는 느낌에 최대한 집중하면서 12초 반복합니다.

2 | 햄스트링, Hamstring [왼쪽]

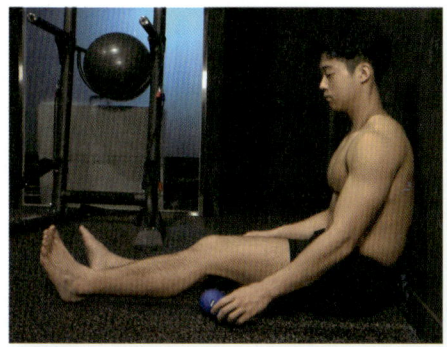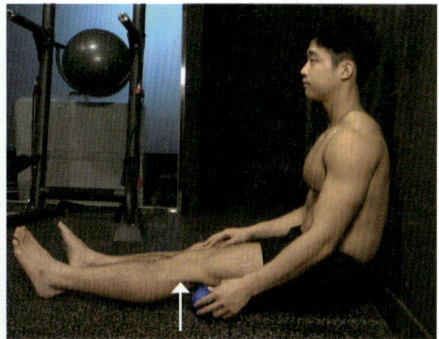

⚠️ 앉아서 햄스트링을 풀 때 체중을 싣기 위해 허리를 과도하게 구부리지 마십시오. 허리 통증이나 추가적인 문제를 유발할 수 있습니다.

① 햄스트링이 시작되는 부위에 마사지 볼을 놓고 앉습니다. (사진 참고)

② 아픈 부위를 찾아서 원을 그리듯이 마사지 볼로 풀어줍니다. (체중을 이용)

③ 반대쪽도 반복해 줍니다.

3 | 이상근 Piriformis stretch [왼쪽]

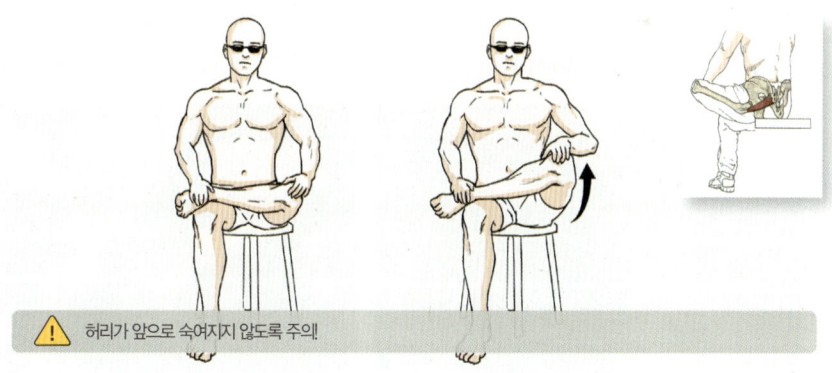

⚠️ 허리가 앞으로 숙여지지 않도록 주의!

① 왼발이 오른쪽 무릎 위쪽에 위치하도록 다리를 교차시켜준 다음, 왼손은 왼쪽 무릎을 잡고, 오른손은 왼쪽 발목을 잡아줍니다.

② 오른손은 발목을 잡아서 고정하고, 왼손으로 왼쪽 무릎을 잡아서 들어 올려줍니다.

③ 엉덩이 깊숙한 부위가 늘어나는 느낌에 최대한 집중하면서 15초씩 3세트 반복합니다.

골반 회전

4 | 고관절 외회전근, Hip external rotation [왼쪽]

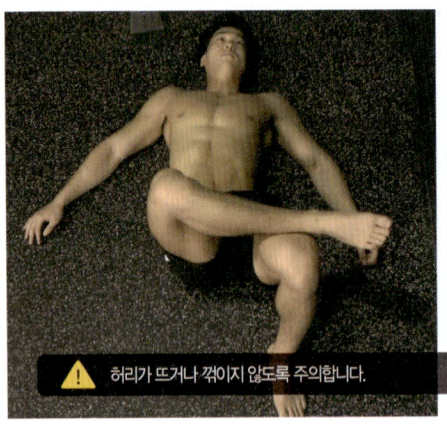
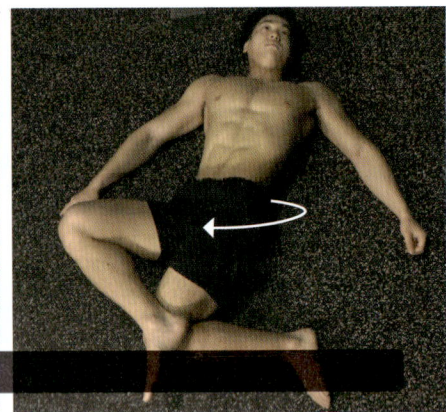

1. 바닥에 누워서 오른쪽 무릎을 구부려줍니다.
2. 오른쪽 발을 몸의 왼쪽에 위치하도록 합니다. (사진 참고)
3. 오른쪽 발로 왼쪽 무릎을 눌러서 바닥 쪽으로 눌러줍니다.
4. 왼쪽 엉덩이 부위가 늘어나는 느낌에 집중합니다.
5. 30초 동안 유지합니다.

5 | 맨손을 이용한 비골근 마사지

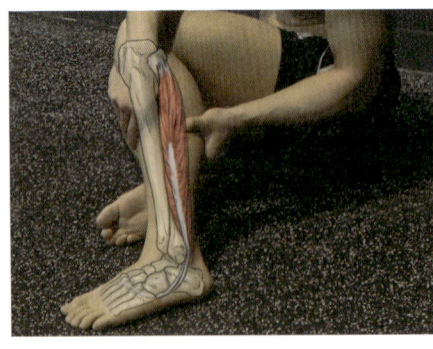
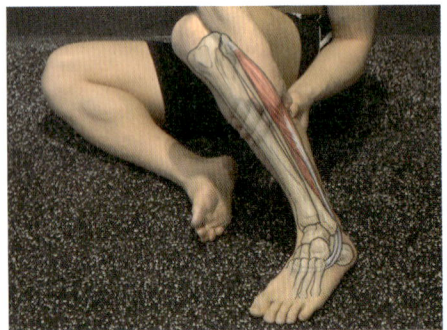

1. 우선 바닥에 앉아서, 정강이 바깥쪽을 양쪽 엄지손가락으로 위쪽부터 아래쪽까지 지긋이 압박합니다.
2. 그다음엔 압박을 유지한 채로 아래로 밀어내듯이 풀어줍니다.
3. 정강이 바깥쪽 근육이 풀어지는 느낌에 최대한 집중하면서 계속 반복합니다.

6 | 마사지 볼을 이용한 제 3비골근, Peroneal 마사지 [왼쪽]

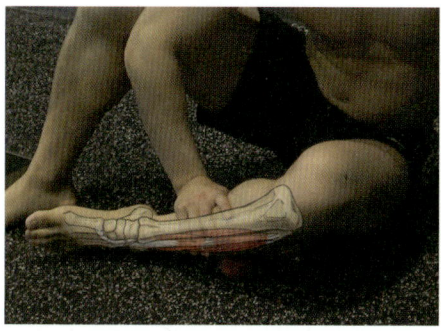 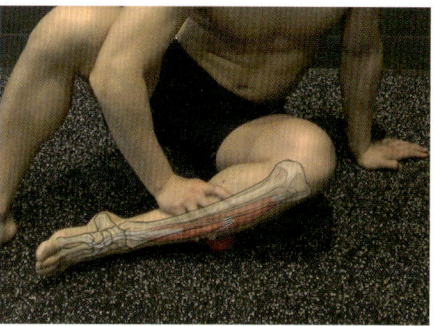

① 우선 정강이 아래쪽에 마사지 볼이 위치하도록 하고, 발 안쪽을 손으로 눌러줍니다.

② 그리고 압박을 유지한 채로, 다리를 위아래로 움직여 줍니다.

③ 정강이 바깥쪽 근육이 풀어지는 느낌에 최대한 집중하면서 계속 반복합니다.

7 | 좌측 내복사근 [오른쪽]

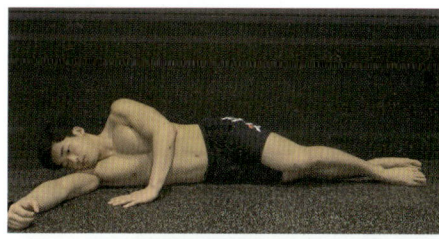 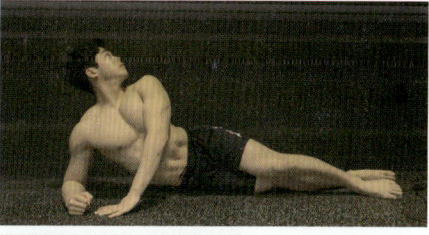

⚠ 허리가 꺾이지 않게 주의해 주세요.

① 옆으로 눕습니다.

② 위쪽 무릎을 굽혀서 체중을 지지합니다.

③ 오른쪽 팔꿈치로 체중을 지지하고 몸을 왼쪽으로 틀어줍니다.

④ 내복사근이 늘어나는 느낌에 집중하면서 1분 이상 지속해 줍니다.

⑤ 오른쪽만 풀어주도록 합니다.

골반 회전

8 | 대퇴직근 스트레칭 [오른쪽]

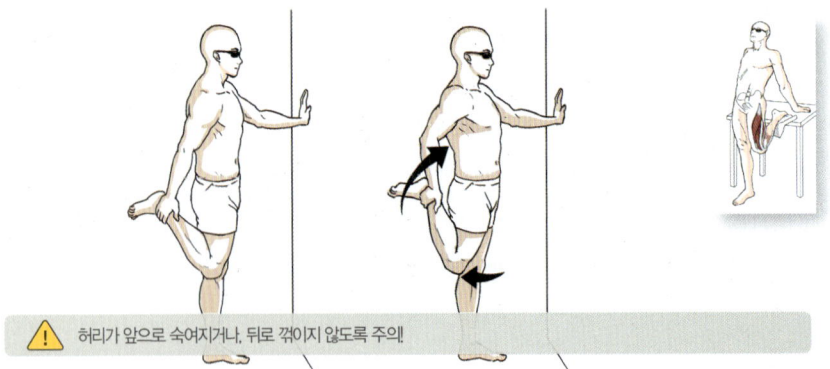

⚠ 허리가 앞으로 숙여지거나, 뒤로 꺾이지 않도록 주의!

① 벽이나 기둥을 잡고 체중을 지지한 다음, 오른쪽 발목을 잡고 뒤로 당겨줍니다. (허리가 꺾이지 않게 주의하면서 무릎만 뒤쪽으로 이동시켜, 근육만 늘어나도록 합니다.)

② 대퇴사두근 부위가 늘어나는 느낌에 집중하면서 15초씩 3세트 반복합니다.

9 | 폼롤러를 이용한 대퇴직근, Rectus femoris 마사지 [오른쪽]

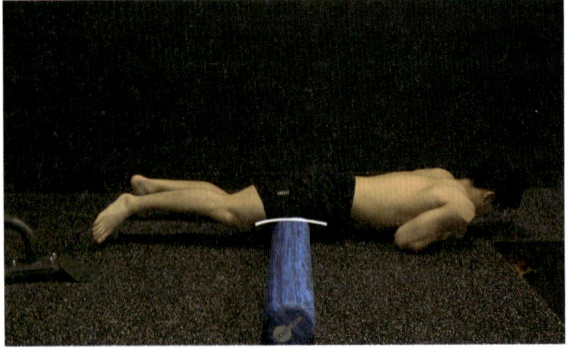

① 바닥에 엎드려서, 한쪽 무릎은 바깥쪽으로 굽혀서 체중을 지지하고,

② 반대쪽 허벅지 밑에는 폼롤러를 놓고 다리를 좌우로 움직여 줍니다.

③ 이때 허리가 꺾이거나 둥글게 말리지 않도록 하고 몸에는 힘을 완전히 빼준 채로 한쪽 다리만 좌우로 천천히 움직여 줍니다.

10 | 폼롤러를 이용한 대퇴근막장근 마사지1 [오른쪽]

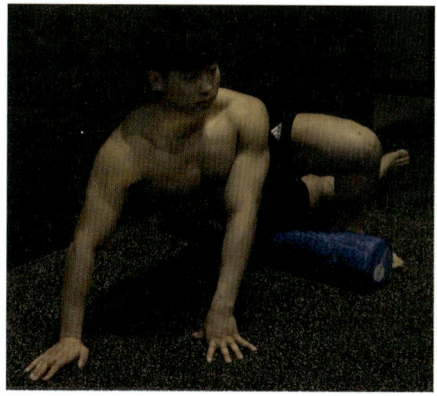 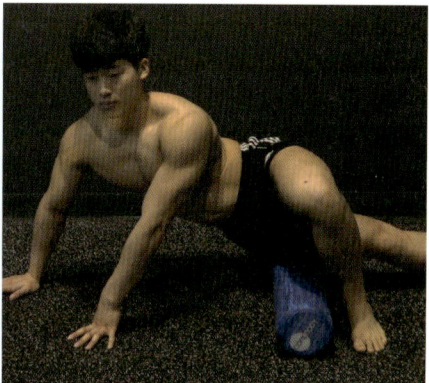

① 허벅지 바깥쪽에 폼롤러가 닿도록 옆으로 누워준 다음, 위쪽 무릎을 굽혀 체중을 안정적으로 지지해 줍니다.

② 그 상태로 천천히 위아래로 굴려주면서, 골반 바깥쪽이 풀어지는 느낌에 최대한 집중합니다.

11 | 폼롤러를 이용한 대퇴근막장근 마사지2 [오른쪽]

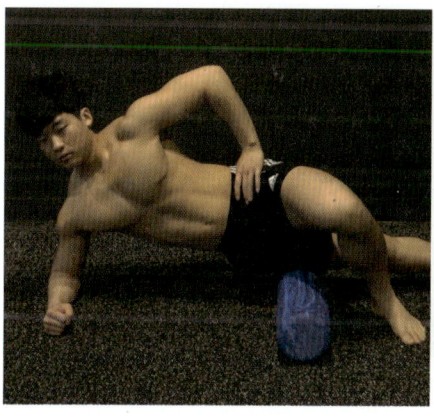 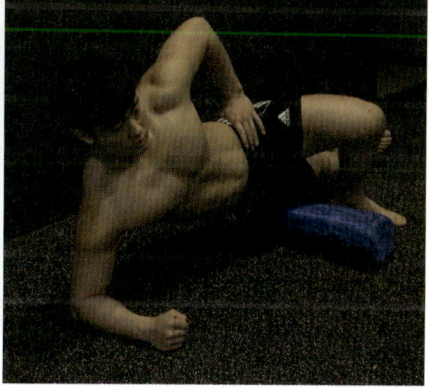

① 허벅지 바깥쪽에 폼롤러가 닿도록 옆으로 누워준 다음,

② 위쪽 손은 골반을 잡아서 고정하고, 아래쪽 손은 팔꿈치를 굽혀서 체중을 지지해 줍니다.

③ 그 상태로 천천히 위아래로 굴려주면서, 골반 바깥쪽이 풀어지는 느낌에 최대한 집중합니다.

12 | 장요근, Iliopsoas [왼쪽]

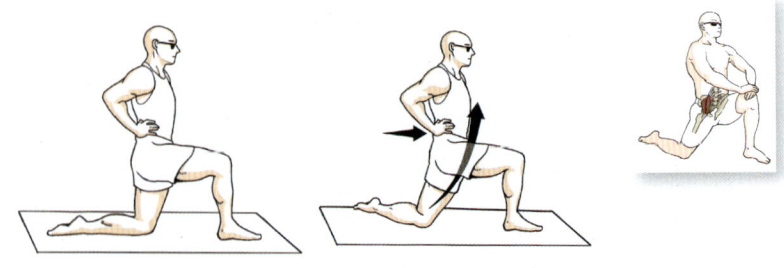

⚠️ 허리가 과도하게 펴지거나 상체가 앞으로 기울어지지 않도록 주의!

① 바닥에 수건을 깔아준 다음, 양손으로 무릎을 짚고, 사진과 같이 런지 자세를 취해줍니다.

② 뒤쪽 발끝은 오른쪽을 향하도록 해주고, 그대로 몸을 무릎 쪽으로 밀어줍니다. (이때 허리가 숙여지지 않게 주의)

③ 고관절 앞쪽 부위가 늘어나는 느낌에 최대한 집중하면서 15초씩 3세트 반복합니다.

13 | 마사지 볼을 이용한 장요근 마사지 [왼쪽]

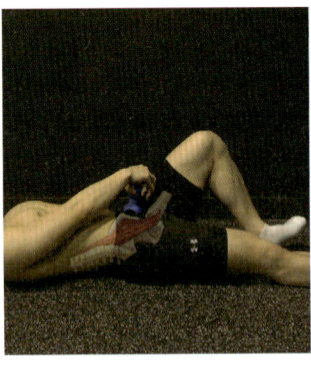 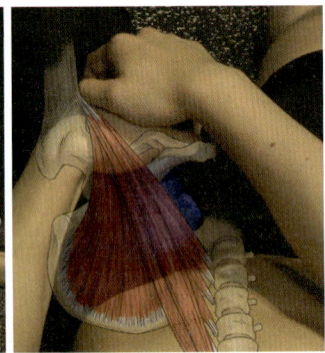

① 바닥에 누워서, 골반을 만졌을 때 가장 튀어나와 있는 뼈를 찾아준 다음 안쪽 2cm 정도 부위에 마사지 볼을 넣어줍니다.

② 그리고 대각선 안쪽 방향으로 깊숙이 압박해서 고정시켜주고,

③ 발뒤꿈치를 바닥에 붙인 채로, 천천히 무릎을 굽혔다 폈다를 12번 반복해 줍니다.

④ 복부 안쪽 깊숙한 근육이 풀리는 느낌에 최대한 집중합니다.

14 | 대퇴근막장근, Tensor fascia lata [오른쪽]

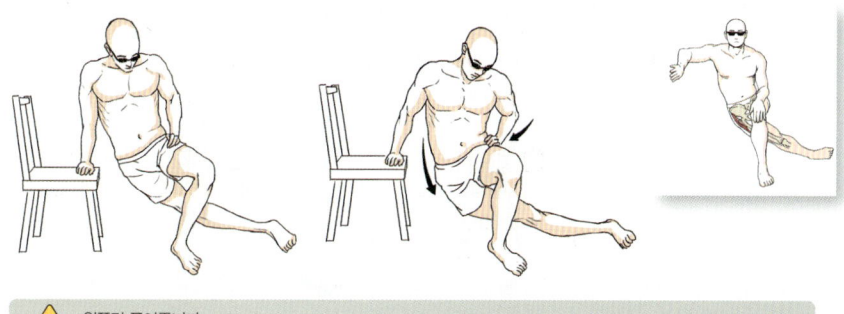

⚠️ 왼쪽만 풀어줍니다.

① 한 손으로 의자를 잡아서 체중을 고정해 준 다음 한쪽 다리는 무릎을 굽혀 앞쪽에 위치시키고 반대쪽 다리는 무릎을 펴준 상태로 뒤쪽으로 뻗어줍니다.

② 반대쪽 손은 골반을 잡아서 누르고, 골반은 최대한 아래쪽으로 늘려줍니다.

③ 골반 바깥쪽이 늘어나는 느낌에 집중하면서 15초 3세트 반복합니다.

15 | 맨손을 이용한 전경골근, 마사지 [오른쪽]

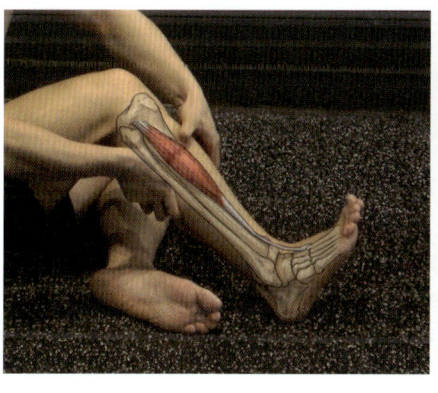 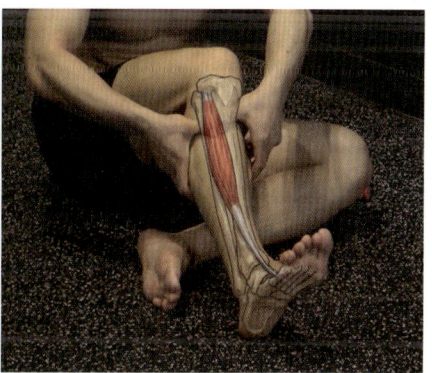

① 우선 바닥에 앉아서, 정강이뼈 바로 바깥쪽을 양쪽 엄지손가락으로 압박해 준 다음, 발등을 젖혔다 내렸다를 반복합니다.

② 이때 손가락에 느껴지는 근육에 최대한 집중하고, 천천히 발목을 움직여 주면서 지긋이 풀어줍니다.

③ 위쪽부터 아래쪽까지 전부 풀어준 다음, 이번엔 압박을 유지한 채로 아래로 밀어내듯이 풀어줍니다.

④ 정강이 근육이 풀어지는 느낌에 최대한 집중하면서 계속 반복합니다.

골반 회전

16 | 전경골근, Tibialis anterior [오른쪽]

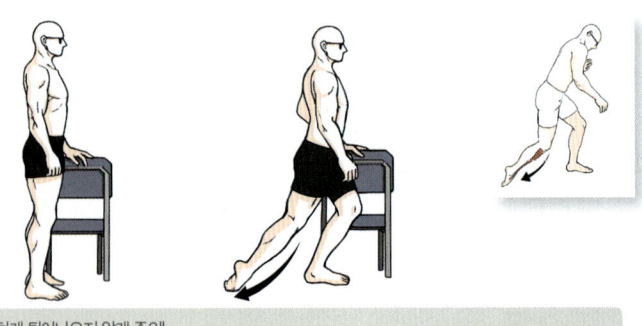

⚠️ 앞쪽 무릎이 과도하게 튀어나오지 않게 주의!

1. 한 손은 의자를 잡고, 어깨너비로 벌려 섭니다.
2. 허리를 세워준 채로 한쪽 무릎을 굽혀서 체중을 뒤쪽 다리와 의자를 잡은 손에 집중되도록 무게중심을 잡아줍니다.
3. 뒤쪽 다리의 정강이 앞쪽이 늘어나는 느낌에 집중하면서 15초씩 3세트 반복합니다.

17 | 후경골근, Tibialis posterior [오른쪽]

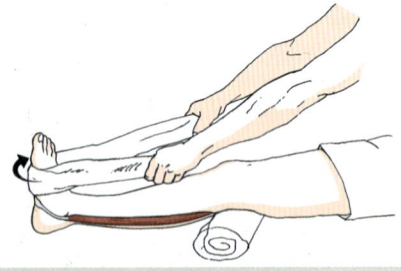

⚠️ 무릎 밑에 반드시 수건을 깔아주세요!

1. 무릎 밑에 수건을 깔아서 바닥에 앉습니다.
2. 또 다른 수건을 발바닥에 감아준 다음, 새끼발가락이 들리는 방향으로 당겨줍니다.
3. 종아리 안쪽 근육이 늘어나는 느낌에 집중하면서 15초씩 3세트 반복합니다.

3단계 | 근력 강화

1 | 대퇴사두근 활성화 운동 [왼쪽]

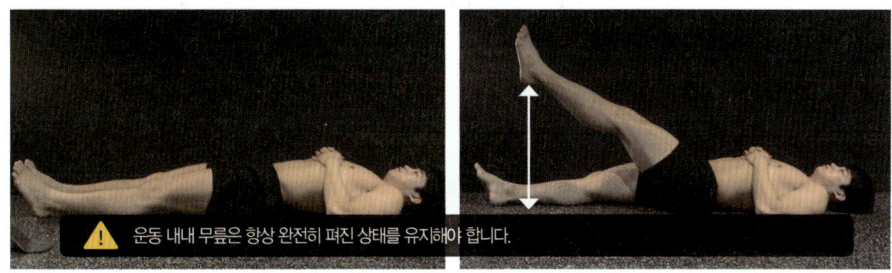

⚠ 운동 내내 무릎은 항상 완전히 펴진 상태를 유지해야 합니다.

1. 바닥에 눕습니다. (사진 참고)
2. 무릎을 완전히 편 상태로 다리를 들어 올립니다. (사진 참고)
3. 무릎 근육(대퇴사두근)에 힘이 들어가는 느낌에 집중합니다.
4. 30cm 정도 들어 올렸다가 내려줍니다.
5. 30번 반복한 다음 반대쪽도 반복해 줍니다.

2 | 장요근, Iliopsoas 1 [왼쪽]

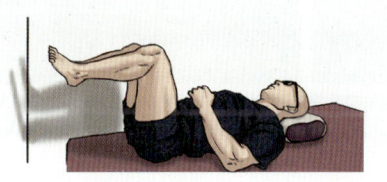 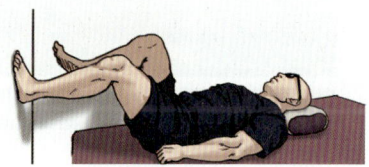

1. 바닥에 누워서 고관절, 무릎을 90도 굴곡시켜줍니다.
2. 이때 허리는 바닥에 살짝 붙어 있어야 합니다. (골반 중립 상태) 허리가 과도하게 꺾이거나 과도하게 말린 상태를 유지하지 않도록 주의해 주세요
3. 골반 중립 상태를 유지한 상태로, 숨을 내뱉으면서 다리 한쪽을 뻗어줍니다.

골반 회전

3 | 장요근, Iliopsoas 2 [왼쪽]

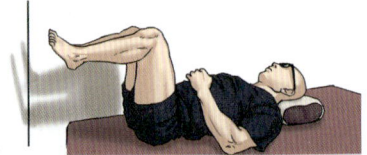 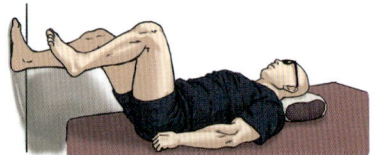

① 왼발만 벽에 붙여줬다가 다시 원래 자세로 돌아오는 걸 반복합니다.

② 운동 내내 코어에 힘을 준 상태를 유지해 줘야 합니다. (발을 내릴 때는 숨을 내쉬어 줍니다.)

③ 12개씩 5세트씩 반복해 줍니다.

④ 이 동작은 장요근 기능을 활성화 시켜주는 운동으로 장요근 이완 후 가볍게 병행해주면 더욱 좋습니다.

4 | 전경골근-후경골근 운동1 [왼쪽]

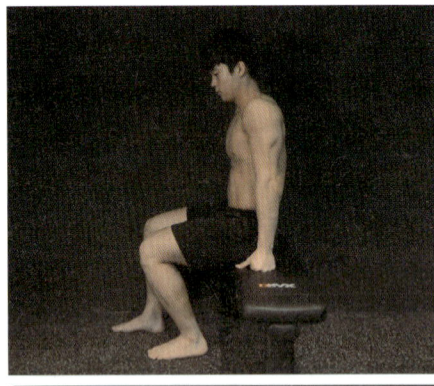 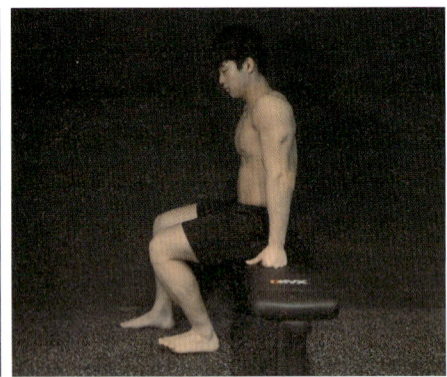

⚠ 운동 내내 발뒤꿈치가 떨어지지 않게 주의합니다.

① 의자에 앉아서 오른쪽 발을 약간 안쪽으로 당겨줍니다.

② 이때 발뒤꿈치가 뜨면 안 됩니다.

③ 왼쪽 발 앞쪽을 들어 올립니다.

④ 정강이 쪽 근육에 힘이 들어가는 느낌에 집중합니다.

⑤ 10초 동안 유지하고 20번 반복합니다.

5 | 전경골근 – 후경골근 운동 2 [왼쪽]

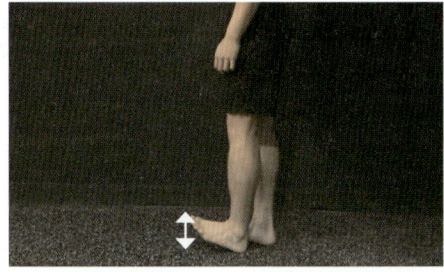 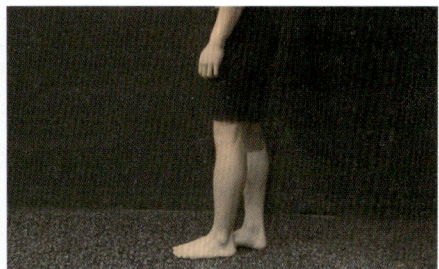

⚠️ 발등을 들어 올릴 때 무릎이 꺾이지 않도록 주의합니다.

① 어깨너비로 서서 왼쪽 발등을 들어 올립니다.

② 5초 동안 유지하고 아주 천천히 발등을 내려줍니다.

③ 30번 반복합니다.

6 | 외복사근 운동 (사이드 플랭크)

이 운동을 통해 오른쪽 외복사근의 길이는 짧게 만들면서 왼쪽 내복사근의 길이는 늘려줄 수 있습니다.

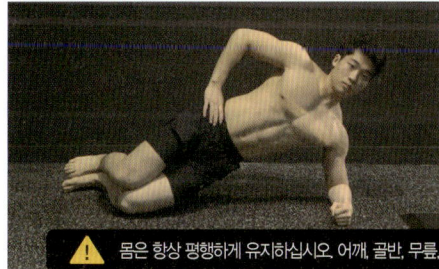 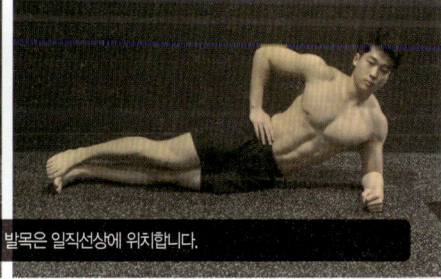

⚠️ 몸은 항상 평행하게 유지하십시오. 어깨, 골반, 무릎, 발목은 일직선상에 위치합니다.

① 사진과 같은 자세를 합니다. (양쪽 무릎을 구부리고, 팔꿈치로 체중을 지지)

② 반드시 오른쪽이 위쪽에 위치하게 해야 합니다.

③ 바깥쪽에 있는 복부 근육이 수축하는 것을 느낍니다.

④ 30초 동안 유지해 줍니다.

⑤ 난이도가 익숙해지면 오른쪽 사진처럼 양쪽 무릎을 편 상태에서 진행합니다.

골반 회전

7 | 외복사근 강화 운동 [오른쪽]

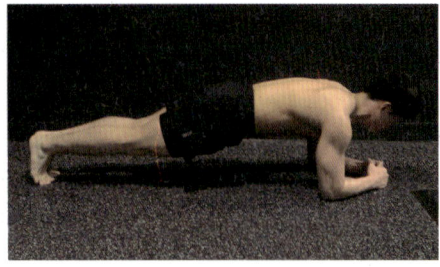 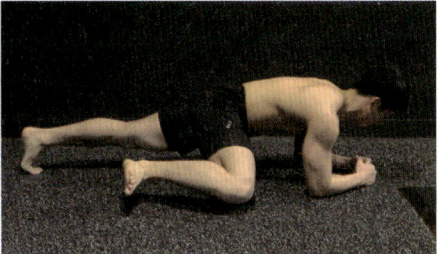

1. 사진과 같은 자세를 합니다. (양 무릎을 구부리고, 팔꿈치로 체중을 지지)
2. 좋은 자세를 유지하기 위해 계속 코어근육을 수축해 줍니다.
3. 한 쪽 무릎을 같은 쪽 팔꿈치 쪽을 향해 당겨줍니다.
4. 5초 동안 유지하고 반대쪽도 반복해 줍니다. (10번 반복)

7 | 중둔근 강화 운동 [오른쪽]

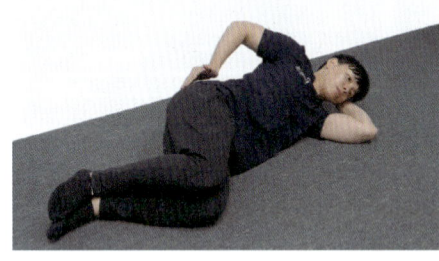 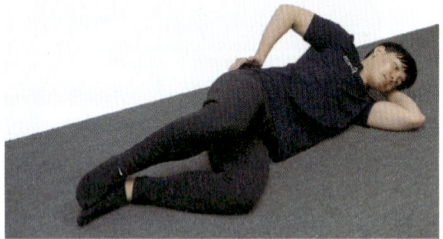

1. 바닥에 옆으로 누워서, 양쪽 고관절과 무릎을 사진과 같이 굽히고, 한 쪽 손은 위쪽 엉덩이를 촉진합니다.
2. 촉진한 손으로 엉덩이를 톡톡 자극하면서, 무릎을 벌렸다가, 천천히 모아주는 걸 반복해 줍니다.
3. 엉덩이 근육에 힘이 들어가는 것에 최대한 집중하면서 12개 3세트 반복한다.

9 | Wall push whilst sitting [오른쪽]

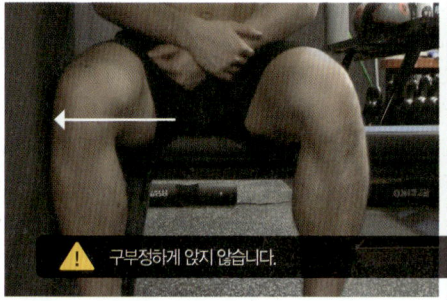
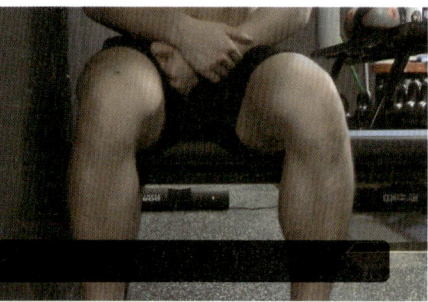

1. 의자에 앉아서 오른쪽 다리를 벽에 붙여줍니다.
2. 이때 무릎의 너비는 어깨너비만큼 벌려줍니다.
3. 오른쪽 무릎으로 벽을 밀어줍니다.
4. 1분 동안 유지합니다.

10 | Hip shift on wall

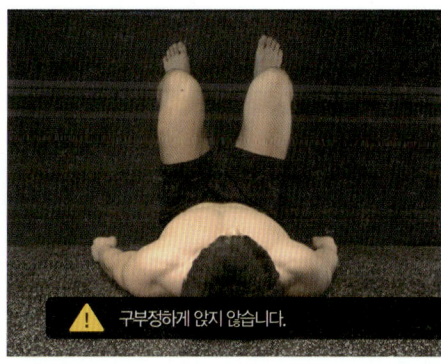
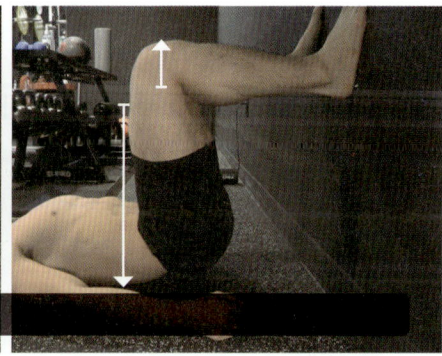

1. 바닥에 눕습니다.
2. 고관절과 무릎을 90도 구부리고, 발을 벽에 고정시킵니다.
3. 발을 벽에 고정시킨 상태로 꼬리뼈를 살짝 들어 올립니다. "이때 허리와 등은 바닥에 붙어 있어야 합니다."
4. 왼쪽 고관절을 내려주는 동안 오른쪽 고관절은 위로 올려줍니다. "이때 무릎을 모으거나 벌려서는 안 됩니다. 위에서 봤을 때 양쪽 무릎이 평행해야 합니다."
5. 왼쪽 허벅지 안쪽의 근육이 수축하는 느낌에 집중합니다.
6. 30초 이상 지속하고 3번 반복합니다.

골반 회전

11 | Left foot lift (90/90 position) [왼쪽]

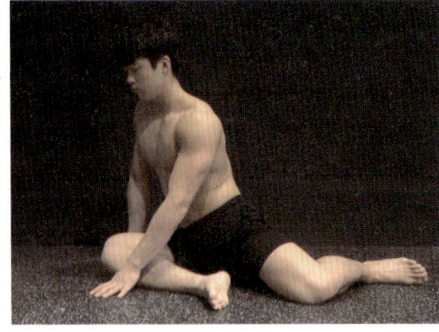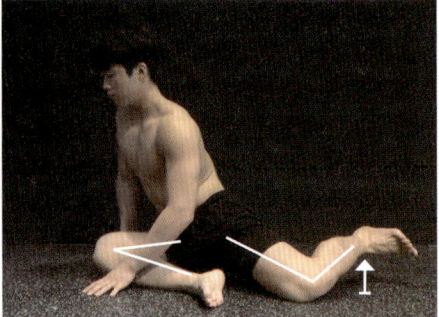

1. 사진의 자세를 취해줍니다.
2. 왼쪽 발을 바닥에서 들어 올립니다.
3. 최대한 들어 올린 상태에서 3~5초 유지하고,
4. 10번 반복합니다.

12 | Pelvic rotation in side lie [복사근 운동]

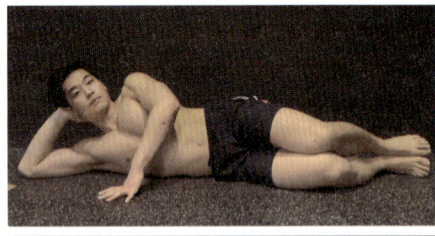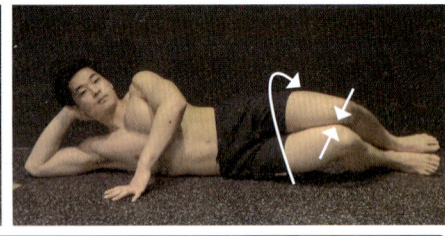

⚠ 오직 골반만 움직일 수 있도록 합니다.

1. 사진처럼 자세를 취해줍니다.
2. 이 상태에서 골반만 왼쪽으로 돌려줍니다. (운동 내내 양쪽 무릎을 서로 붙여줍니다.)
3. 몸통도 일절 움직이지 않고 오직 골반만 움직입니다.
4. 골반을 최대한 돌려준 상태에서 3~5초 동안 유지합니다. 20번 반복합니다.

13 | 비골근 운동 [오른쪽]

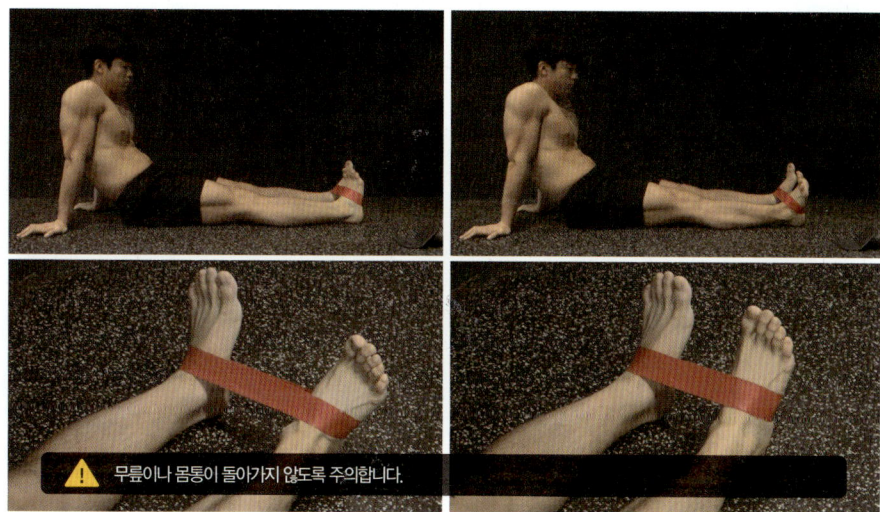

① 의자에 앉아서 밴드를 양쪽 발목 앞쪽에 껴줍니다.

② 오른쪽 발등을 살짝 들어 올리면서 바깥쪽으로 돌려줍니다.

③ 무릎이나 골반은 일정 움직이지 않고, 발목만 움직이도록 합니다.

④ 최대한 돌려준 상태에서 3~5초 동안 유지합니다.

⑤ 12번 반복합니다.

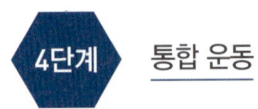 통합 운동

1 | Hip shift whilst sitting

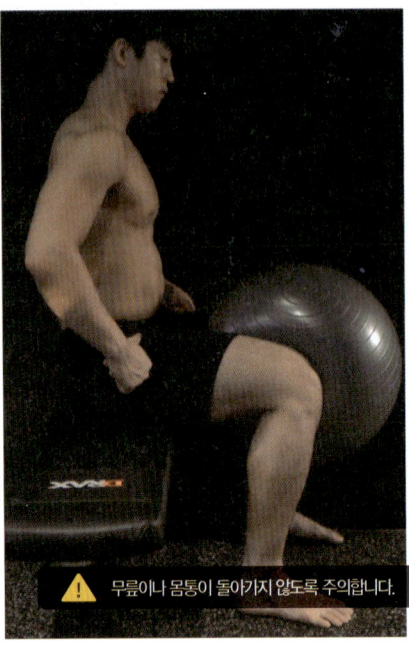
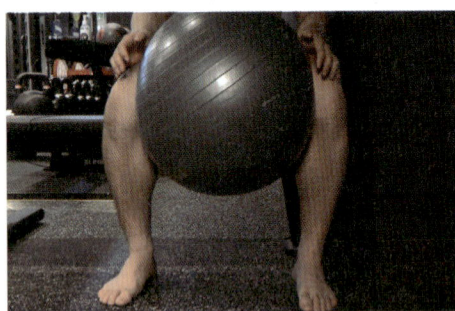
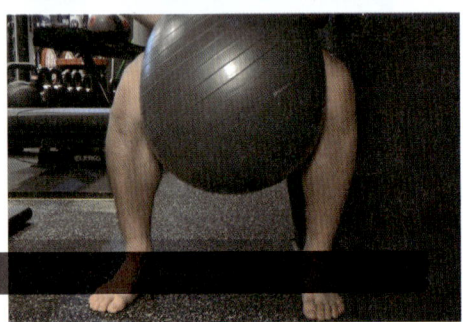

⚠️ 무릎이나 몸통이 돌아가지 않도록 주의합니다.

① 의자 끝에 걸쳐 앉아서 허리를 최대한 곧게 세워줍니다.

② 양쪽 무릎 사이에 공을 끼웁니다.

③ 왼쪽 무릎은 오른쪽 무릎 쪽으로 모아줍니다.

④ 오른쪽 무릎은 벽을 밀어줍니다.

⑤ 이때 골반이 틀어지지 않게 주의합니다.

⑥ 힘을 준 상태에서 30초 동안 유지하고, 3번 반복합니다.

2 | 런지 얼터네이션 (통합 안정성 운동)

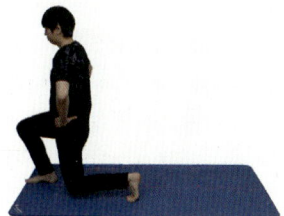 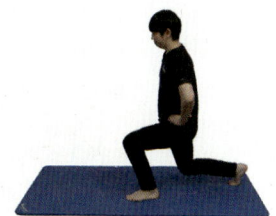

① 매트에 서서 런지 자세를 취해준 다음 왼쪽 발은 고정하고 오른쪽 발만 이동하면서 앞뒤로 런지 자세를 반복해 준다.

② 운동 내내 고정한 발이 움직이지 않도록 유지하면서, 계속 반복한다.

3 | Single leg stability exercise

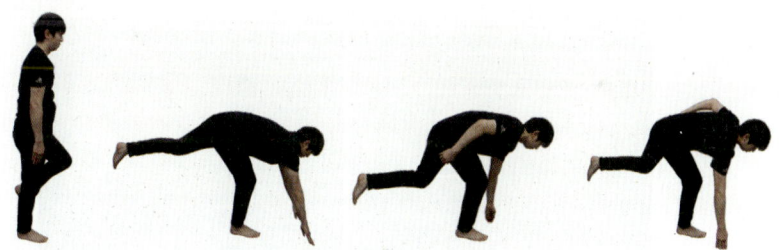

① 오른쪽 발로 서서, 한 쪽 발은 뻗어주고, 양쪽 손은 앞쪽 바닥을 향해 뻗어준다.

② 이때 발목이 흔들리지 않게 최대한 집중하고, 이번에는 왼쪽 손으로 왼쪽 바닥을 찍어준다.

③ 3번 반복 후, 발을 바꿔서 왼쪽 발로 서서 똑같이 반복한다. (오른손으로 오른쪽 바닥 찍기)

5단계 예방

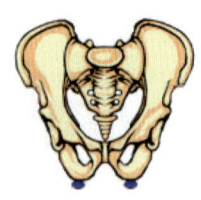 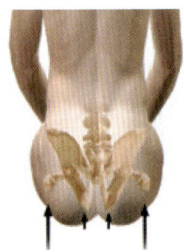

1. 서있는 자세에서 sit bone, 앉았을 때 가장 튀어나오는 뼈를 찾습니다.
2. 앉게 되면, 이 뼈들이 서로 벌어지는 게 느껴질 것입니다.
3. 그다음 엉덩이를 의자 끝에 붙이고, 살짝 전방경사(허리가 살짝 젖혀지게) 해줍니다.
4. 양쪽의 sit bone에 균등하게 체중이 가해져야 합니다. (한 쪽으로 기울이지 마십시오) "만약 골반이 틀어졌다면, 이 자세가 불편하게 느껴질 수 있습니다."

서 있을 때 골반 틀어짐 예방법

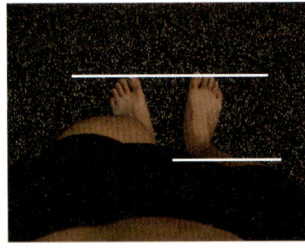 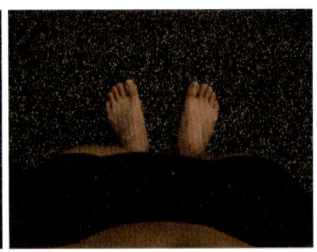

서있을 때 양 발에 체중이 고르게 실리도록 합니다. 짝다리를 하지 마십시오. 항상 골반이 정면을 향하도록 합니다. (골반이 돌아가지 않도록) 아래를 내려봤을 때 한쪽 허벅지가 튀어나오지 않도록 합니다.

짝다리

오른쪽 골반이 앞으로 튀어나온 사람들의 경우 왼쪽으로 짝다리를 짚는 경향이 있습니다. 주의해 주세요!

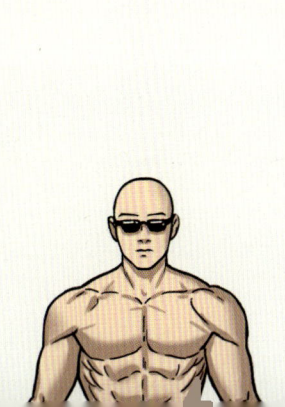

03

골반 전방경사

Pelvic anterior tilt

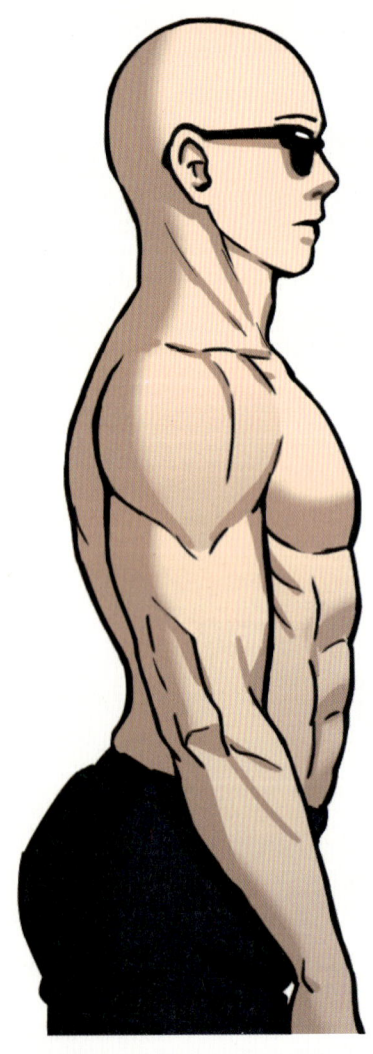

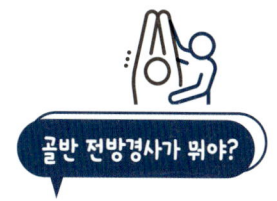

골반 전방경사가 뭐지?

골반 전방경사Anterior Pelvic Tilt는 골반이 앞으로 회전했다는 뜻을 가진 전문용어로, 골반이 앞으로 회전되면 엉덩이가 튀어나오고, 허리가 꺾이며, 배가 볼록하게 나오게 됩니다.

이러한 특징 때문에 골반 전방경사가 있으면 오리 궁둥이처럼 보이게 되는 것입니다. 마치 디즈니랜드의 '도널드 덕'처럼 말이죠.

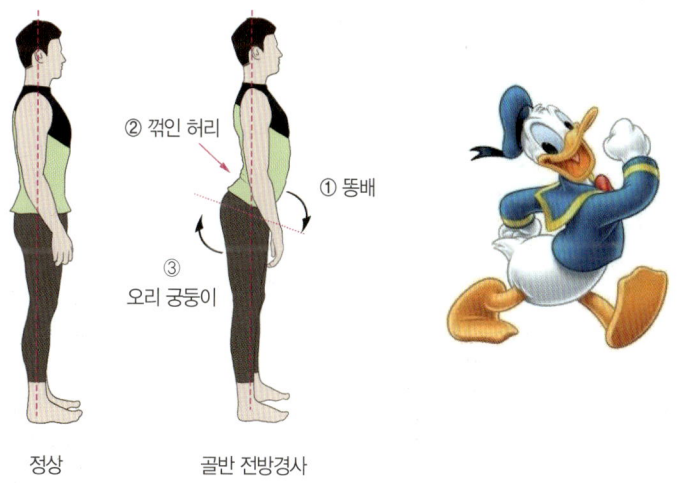

골반 전방경사는 왜 생길까?

골반 전방경사는 크게 2가지 원인에 의해서 생기게 됩니다.

A 잘못된 자세로 앉는 습관

허리를 과도하게 꺾은 상태로 앉는 것(왼쪽 자세)은 골반 전방경사를 유발합니다.

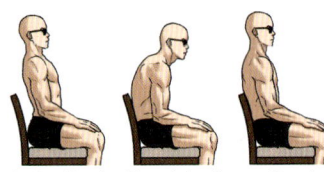

B 장시간의 좌식 생활

너무 오랜 시간 동안 앉아있으면 특정 근육들이 긴장되고 뭉치게 되는데, 이 근육들이 뭉치면 골반 전방경사를 유발합니다.

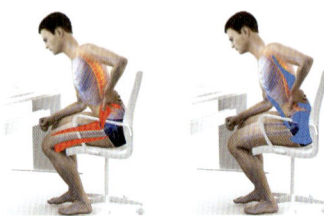

근육들에게 무슨 일이?

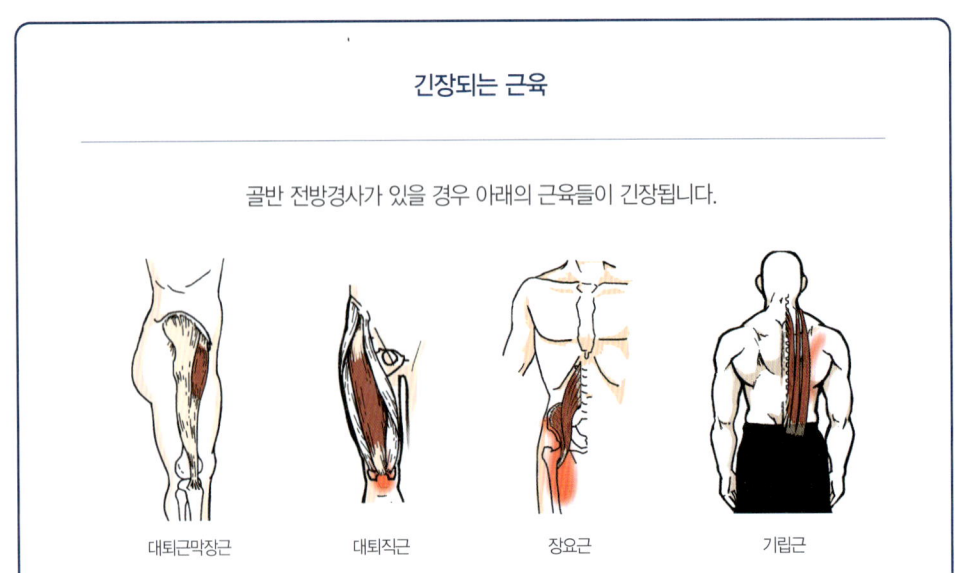

긴장되는 근육

골반 전방경사가 있을 경우 아래의 근육들이 긴장됩니다.

대퇴근막장근 | 대퇴직근 | 장요근 | 기립근

약해지는 근육

골반 전방경사가 있을 경우 아래의 근육들이 약해집니다.

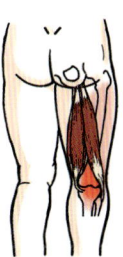
햄스트링

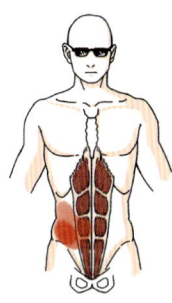
복직근

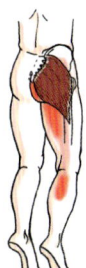
대둔근

진단 및 평가

평가1 골반 기울임 검사

▼ 평가법

골반 전방경사가 의심되는 경우, 거울 옆에 서서 **골반의 제일 앞에서 튀어나온 뼈**(ASIS)와 골반의 **제일 뒤에 튀어나온 뼈**(PSIS)의 위치를 비교합니다. (ASIS, PSIS라고 해서 어렵게 생각할 필요 없이 가장 튀어나온 뼈를 찾으면 된다.)

이때 앞쪽에 튀어나온 뼈가 뒤쪽에 튀어나온 뼈보다 눈에 띄게 낮은 곳에 위치한다면 골반 전방경사일 가능성이 높고, 정상적인 경우, 앞쪽에 튀어나온 뼈가 뒤쪽에 튀어나온 뼈보다 약간 낮습니다. (여자가 남자보다 좀 더 낮다.)

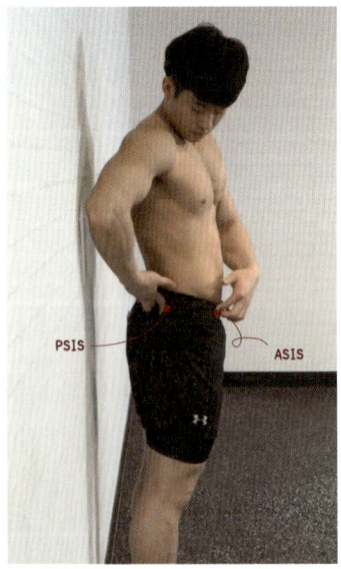

▼ 분석 결과

1 | 정상 기준
   ✓ 가장 앞쪽에 튀어나온 뼈가, 가장 뒤쪽에 튀어나온 뼈보다 살짝 낮거나 평행해야 함.

2 | 비정상 케이스
   ✓ 가장 앞쪽에 튀어나온 뼈가 가장 뒤쪽에 튀어나온 뼈보다 상당히 낮게 위치함.

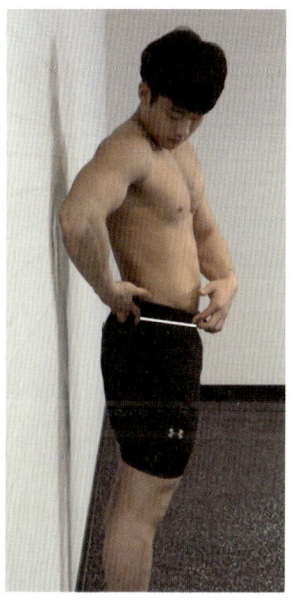
정상

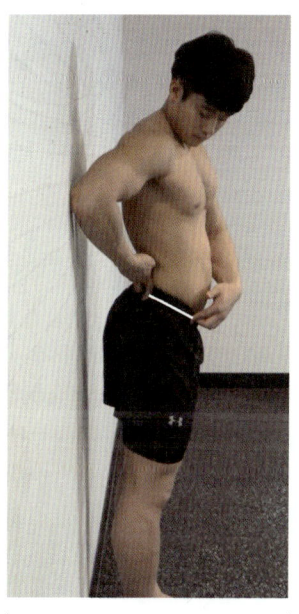
비정상

평가2 치골결합 검사

▼ 평가법

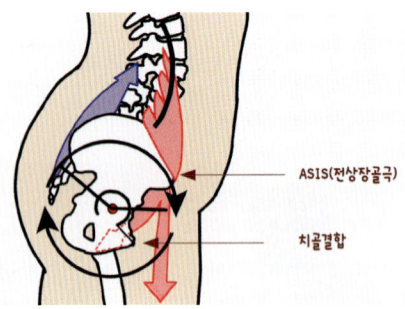

좀 더 정확한 검사를 위해 ASIS와 PSIS의 위치를 파악하는 대신, 치골결합을 활용하여 평가할 수도 있습니다. 특히 전상장골극과 후상장골극을 기준으로 골반의 체형을 진단하는 것은 **골반 구조의 다양성** 때문에 부정확할 가능성이 있습니다.

1 | 배꼽에 손을 놓고 천천히 복부를 압박하면서 밑으로 내려갑니다.
2 | 복부를 압박하면서 손을 내리다 보면, 뼈가 만져지는데 바로 그 부위가 치골결합입니다.
3 | 방금 촉진한 치골결합과 골반에서 가장 튀어나온 골반뼈(ASIS)를 찾아서 높이를 비교합니다.

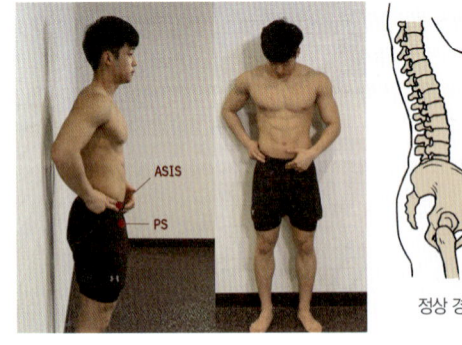 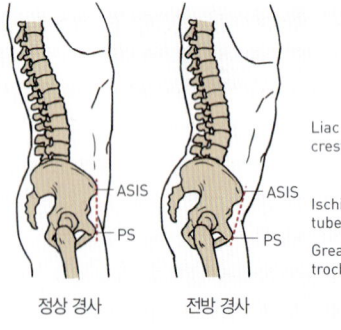 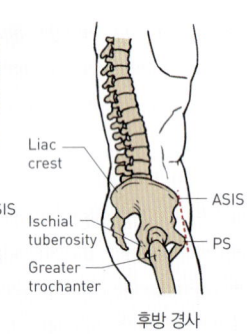

정상 경사　　전방 경사　　후방 경사

주의 • 복부에 힘을 주거나, 허리에 힘을 주지 말고 힘을 완전히 푼 상태에서 진행합니다.

▼ 분석 결과

1 | 정상 기준
   ✓ 골반뼈(ASIS)가 치골결합보다 약간 들어가 있음.

2 | 비정상 케이스
   ✓ 골반뼈(ASIS)가 치골결합보다 앞으로 튀어나와 있다면 골반의 전방경사를 의심할 수 있음.

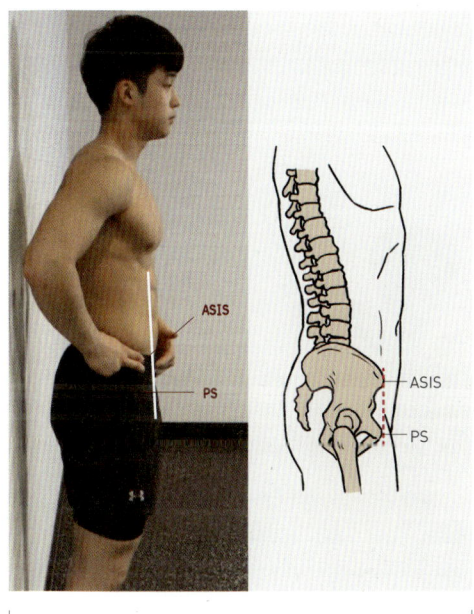
정상

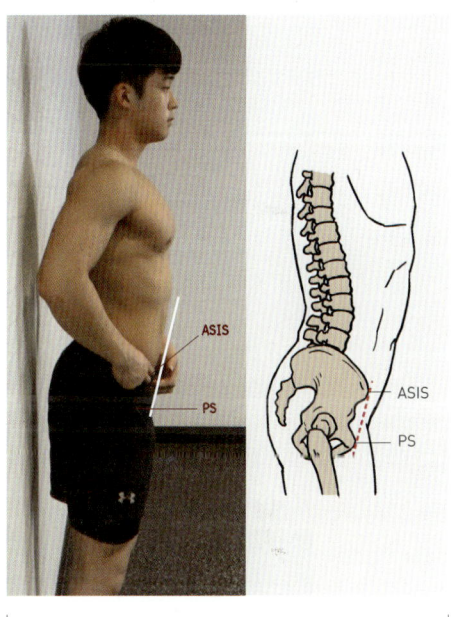
비정상

골반 전방경사

| 평가3 | 골반 기울임 검사 2 |

▼ 평가법

1 | 대상자는 편안한 자세로 섭니다.
2 | 검사자는 옆에서 대상자의 ASIS와 PSIS를 찾습니다.
3 | ASIS와 PSIS의 높이를 확인합니다.

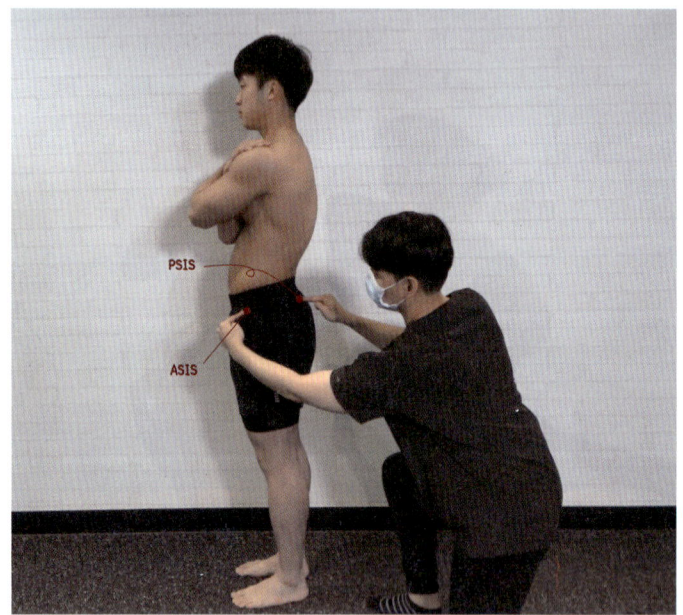

주의
- 복부에 힘을 주거나, 허리에 힘을 주지 말고 힘을 완전히 푼 상태에서 진행합니다.

▼ 분석 결과

1. **정상 기준**
   - ✓ 가장 앞쪽에 튀어나온 뼈가, 가장 뒤쪽에 튀어나온 뼈보다 살짝 낮거나, 평행해야 함. (정상은 ASIS가 1.5cm 이하로 낮거나 같음.)

2. **비정상 케이스**
   - ✓ 가장 앞쪽에 튀어나온 뼈가 가장 뒤쪽에 튀어나온 뼈보다 상당히 낮게 위치함.

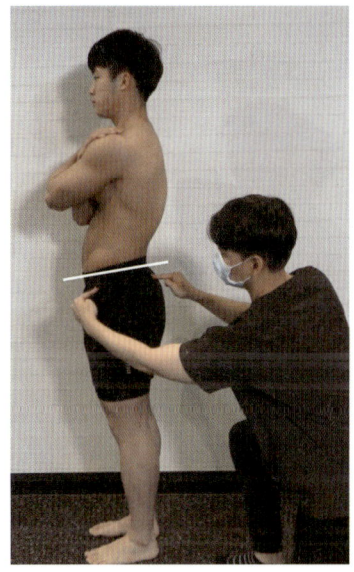
정상

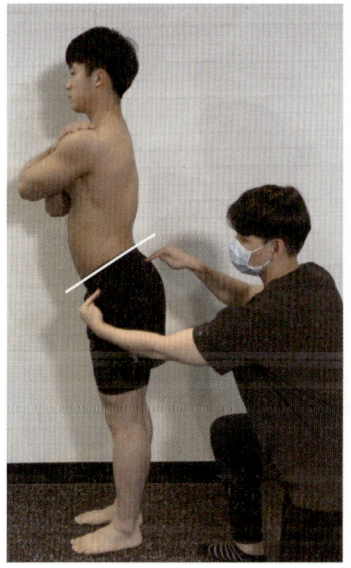
비정상

평가4 골반 기울임 검사

> ▼ 평가법

1. 대상자는 몸을 약간 앞으로 숙인 다음(Hip hinge) 골반을 살짝 앞으로 기울여 보려고 노력합니다.
2. 이때 상체나 무릎이 움직이지 않은 채로, 골반이 앞으로 기울여질 수 있는지 확인합니다.

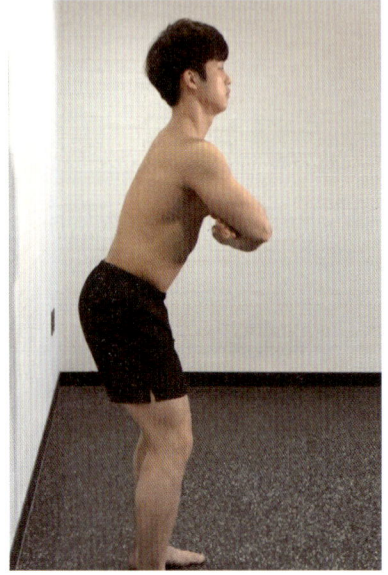 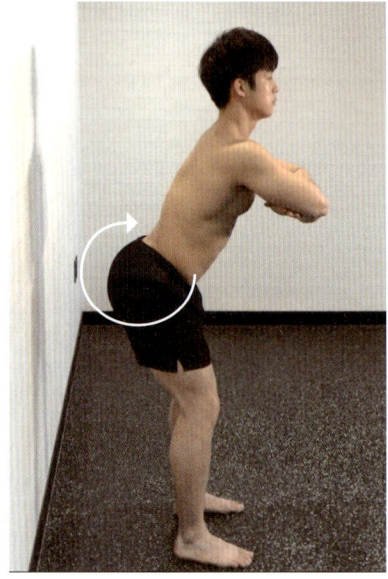

주의 • 무릎이 움직이지 않도록 주의한다.

▼ 분석 결과

1 | **정상 기준**
   ✓ 골반이 부드럽게 전방으로 움직일 수 있음.

2 | **비정상 케이스**
   ✓ 만약 골반이 전방경사 되지 않고 허리가 펴지거나 무릎이 펴지는 경우, 이미 골반이 전방경사 되어 있어 움직임이 나오지 않는 것이라 의심할 수 있음.

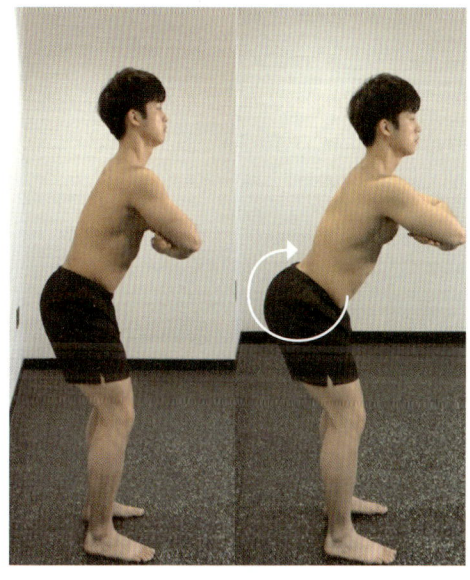

정상
(기울기 가능)

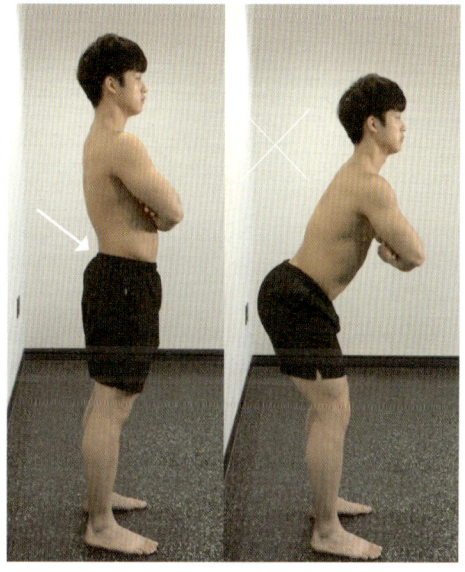

비정상
(이미 허리가 꺾여 있음)

교정 및 치료

골반 전방경사 교정 운동법

시작하기 앞서 주의사항을 알려 드리겠습니다.

> **첫 번째** 교정 운동을 할 때 최소한 20~30분 이상은 투자하세요. 짧고 굵게 하는 운동은 재활 운동이 될 수 없습니다.
>
> **두 번째** 아래의 프로그램은 주 2회 운동 프로그램입니다. 이 프로그램을 따라 한다고 즉각적으로 몸이 좋아지지는 않습니다. 다소 시간이 소요될 수 있으니 참고하세요.
>
> **세 번째** 이 프로그램은 몸의 한계를 뛰어넘기 위한 프로그램이 아닙니다. 이 운동을 하는 동안 통증을 호소해서는 안 되니 만약 통증이 있다면 반드시 전문가의 상담을 받도록 합니다.

▼ 골반 전방경사는 총 3단계에 걸쳐서 교정합니다.

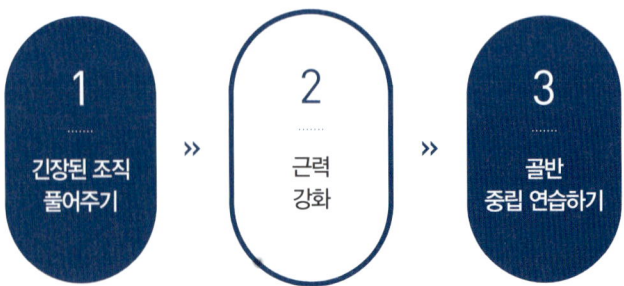

호주물리치료사의 13가지 체형교정법

1단계   긴장된 조직 풀어주기

1 │ 흉요근막, Thoracolumbar fascia

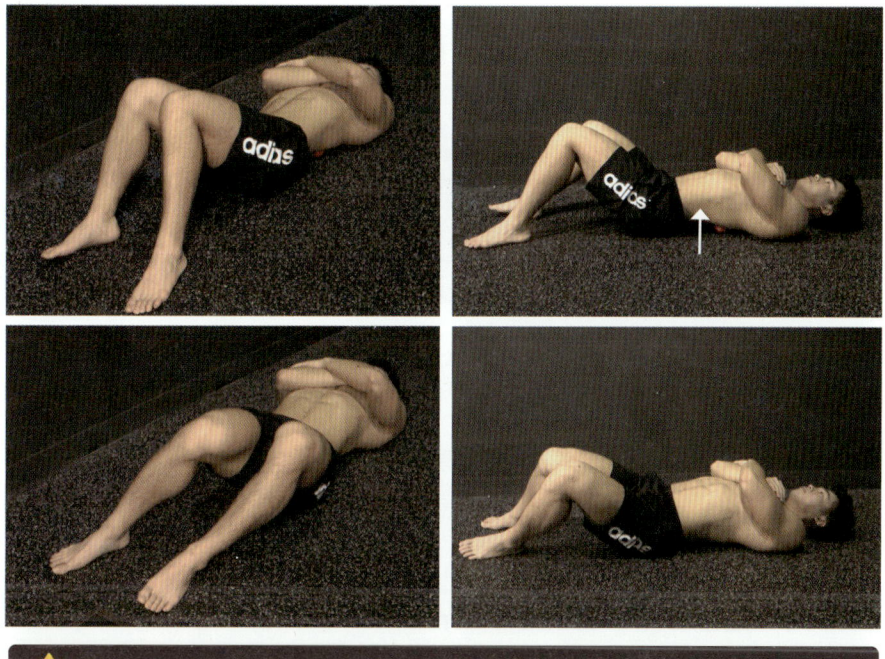

⚠️ 각 부위는 최소한 1분 이상 머물러야 합니다. (시원하다고 마구 허리를 돌려서는 안 됩니다.)
숨을 참으면 안 됩니다. (호흡은 편안하게 하셔야 합니다.)

① 천장이 보이게 눕고 고관절과 무릎을 구부려 줍니다.

② 마사지 볼이나 테니스 공을 긴장된 허리 부위에 놓습니다.

③ 체중과 마사지 볼에 의해서 자연스럽게 풀리도록 합니다. (힘줘서 허리를 풀려고 하지 마세요)

④ 마사지 볼을 움직이지 말고 몸을 움직여서 다른 허리 부위도 풀어줍니다.

골반 전방경사

2 | 맨손을 이용한 척추기립근 마사지

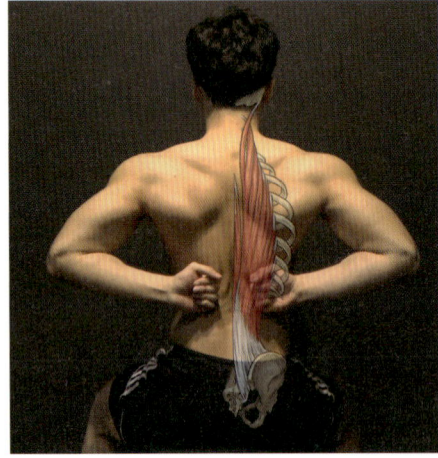 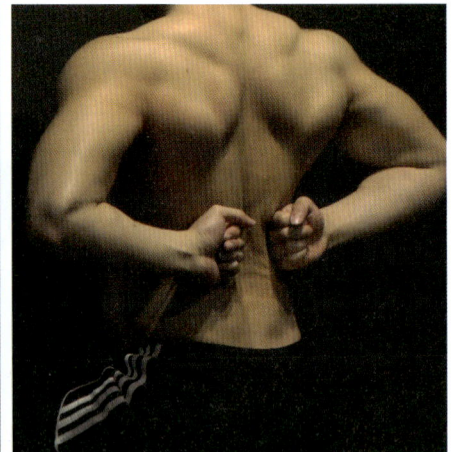

① 의자에 앉아서 양쪽 주먹을 이용해서 척추기립근을 살짝 압박해 준 다음, 압박을 유지한 채로, 지긋이 모아 줍니다.

② 그리고 약간 위쪽으로 이동해서 똑같이 반복하고

③ 허리 위쪽부터 아래쪽까지 위아래로 이동하면서, 뻐근한 근육이 부드러워질 때까지 계속 반복합니다.

3 | 요추 기립근, Lower back erectors

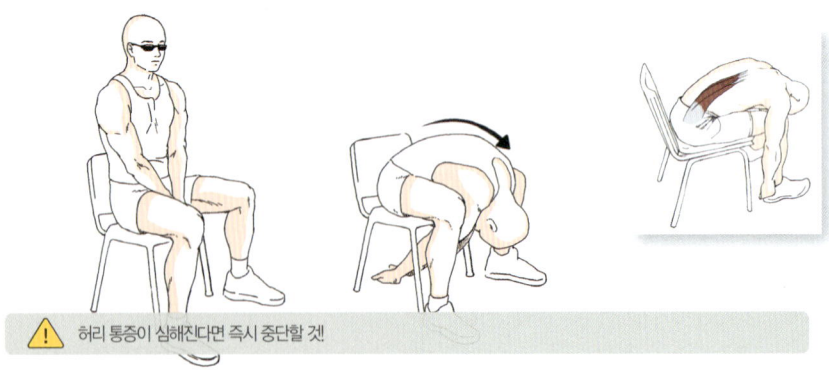

⚠ 허리 통증이 심해진다면 즉시 중단할 것

① 의자에 앉아서, 양손을 다리 사이에 놓습니다.

② 허리를 정면으로 숙여주면서, 양손을 최대한 안쪽으로 뻗어줍니다.

③ 허리 근육이 늘어나는 느낌에 집중하면서 15초씩 3세트 반복합니다.

4 | 폼롤러를 이용한 광배근 마사지

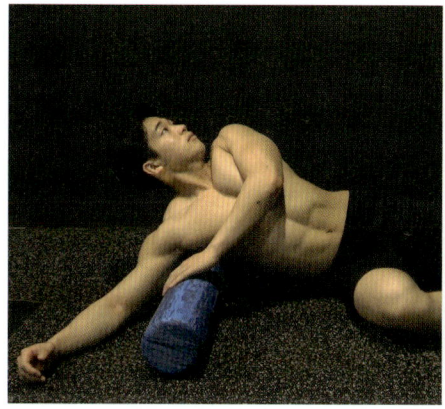 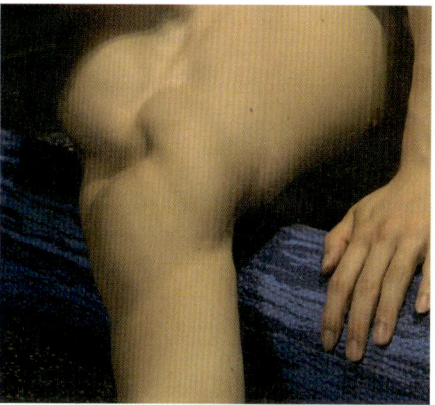

① 겨드랑이 밑에 폼롤러를 놓고, 옆으로 누워줍니다. (이때 아래쪽 다리는 무릎을 굽혀서, 체중을 안정적으로 지지해 주는 게 중요합니다.)

② 이 상태에서 천천히 상체만 앞/뒤로 움직이면서 천천히~ 풀어줍니다.

③ 충분히 풀린 게 느껴지면, 폼롤러를 약간 아래쪽으로 내려줘서, 전체적으로 모두 풀어줍니다.

5 | 맨손을 이용한 장요근 마사지

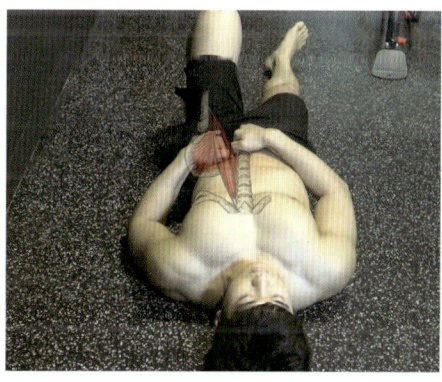 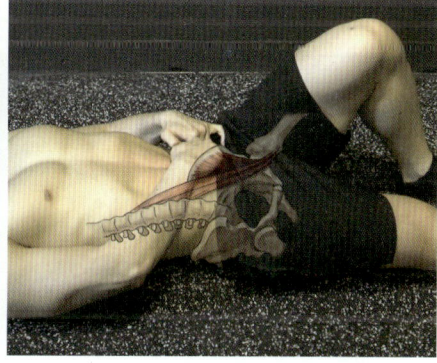

① 바닥에 누워서 골반을 만졌을 때 가장 튀어나와 있는 뼈를 찾아준 다음 안쪽 2cm 정도 부위에 손가락을 넣어줍니다.

② 그리고 대각선 안쪽 방향으로 깊숙이 압박해서 고정시켜주고,

③ 발뒤꿈치를 바닥에 붙인 채로, 천천히 무릎을 굽혔다 폈다를 12번 반복해 줍니다.

④ 복부 안쪽 깊숙한 근육이 풀리는 느낌에 최대한 집중합니다.

골반 전방경사

6 | 장요근 스트레칭, Iliopsoas

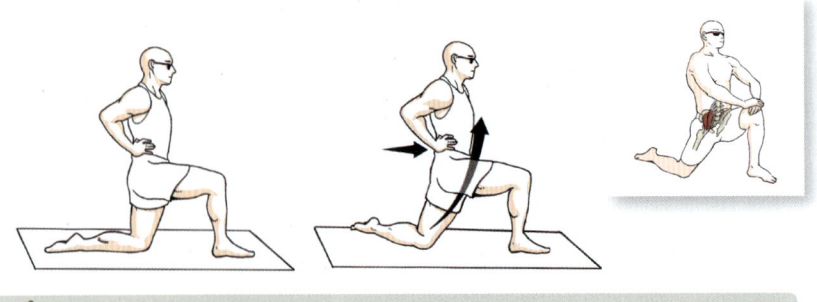

⚠️ 허리가 과도하게 펴지거나 상체가 앞으로 기울어지지 않도록 주의

① 바닥에 수건을 깔아준 다음, 양손으로 무릎을 짚고, 사진과 같이 런지 자세를 취해줍니다.

② 뒤쪽 발끝은 왼쪽을 향하도록 해주고, 그대로 몸을 무릎 쪽으로 밀어줍니다. (이때 허리가 숙여지지 않게 주의)

③ 고관절 앞쪽 부위가 늘어나는 느낌에 최대한 집중하면서 15초씩 3세트 반복합니다.

7 | 맨손을 이용한 대퇴사두근 마사지

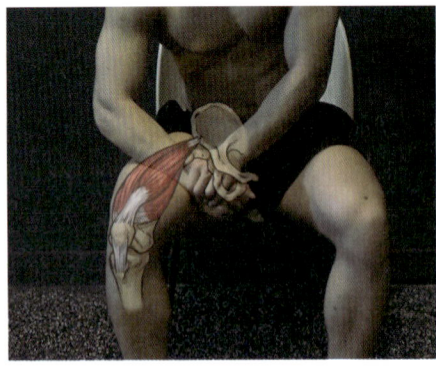 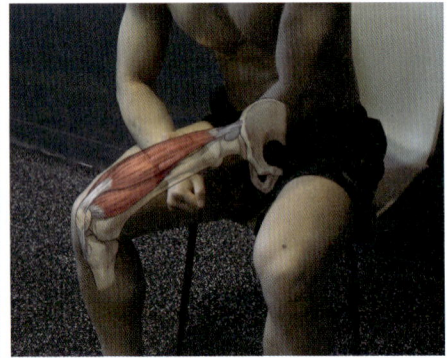

① 의자에 앉아서 팔등을 허벅지 위쪽에 올려놓고 반대쪽 손으로는 손목을 잡아서 고정합니다.

② 그리고 팔등으로 허벅지를 압박하면서 천천히 굴려줍니다.

③ 마치 팔등으로 허벅지를 닦아준다고 상상하면서 허벅지 위쪽부터 아래쪽까지 전부 풀어줍니다.

8 | 고관절 굴곡근-2, Hip flexors

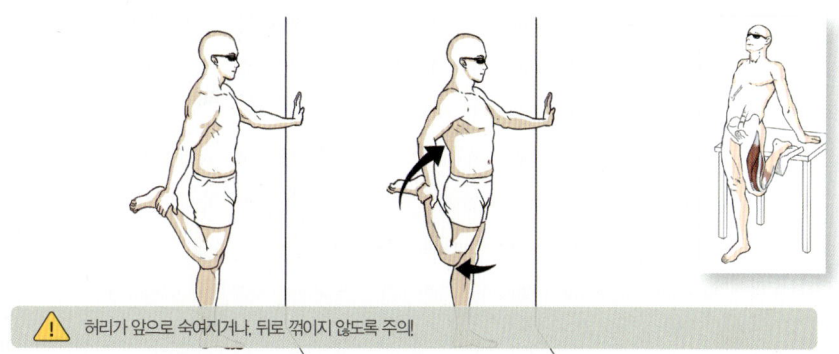

⚠️ 허리가 앞으로 숙여지거나, 뒤로 꺾이지 않도록 주의!

① 벽이나 기둥을 잡고 체중을 지지한 다음, 오른쪽 발목을 잡고 뒤로 당겨줍니다. (허리가 꺾이지 않게 주의하면서 무릎만 뒤쪽으로 이동시켜, 근육만 늘어나도록 합니다.)

② 대퇴사두근 부위가 늘어나는 느낌에 집중하면서 15초씩 3세트 반복합니다.

9 | 맨손을 이용한 내전근 마사지

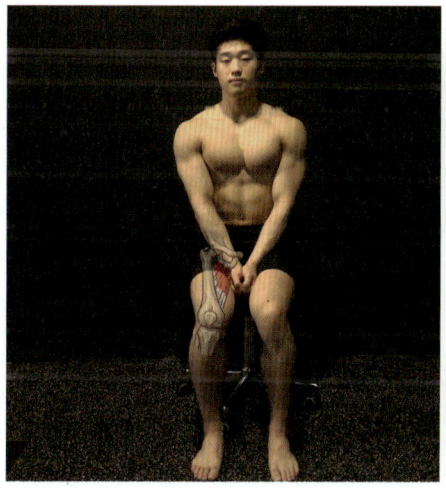 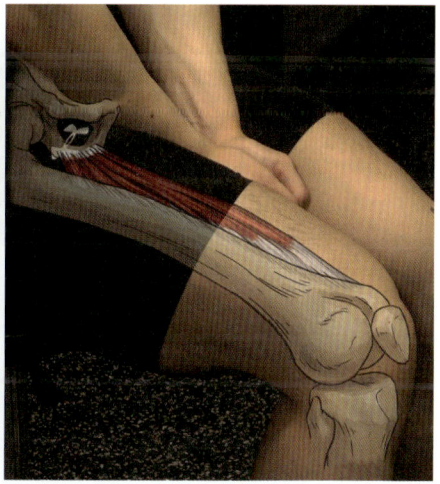

① 의자에 앉아서, 양발을 골반 너비보다 좁게 모아준 다음, 양손의 주먹을 허벅지 안쪽에 붙여줍니다.

② 그리고 천천히 허벅지를 조여주면서, 허벅지 안쪽, 깊숙한 근육을 압박해 줍니다.

③ 허벅지 안쪽이 풀리는 느낌에 최대한 집중하면서 몇 초간 유지했다가 조금 더 아래쪽 부위에 주먹을 위치시키고, 똑같이 반복해 줍니다.

10 | 바닥에 누워 내전근 스트레칭

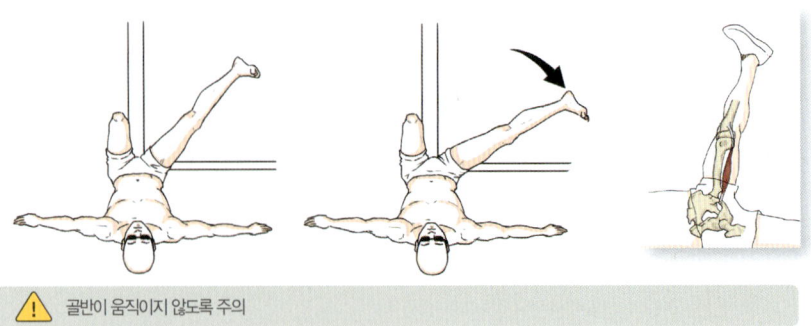

⚠️ 골반이 움직이지 않도록 주의

① 바닥에 누워서, 문이나 모서리 사이에 한쪽 무릎을 굽혀 고정시켜줍니다.

② 반대쪽 무릎을 완전히 펴준 상태로, 천천히 바깥쪽으로 벌려줍니다.

③ 내전근 부위가 늘어나는 느낌에 집중하면서 15초씩 3세트 반복합니다.

11 | 폼롤러를 이용한 내전근 마사지

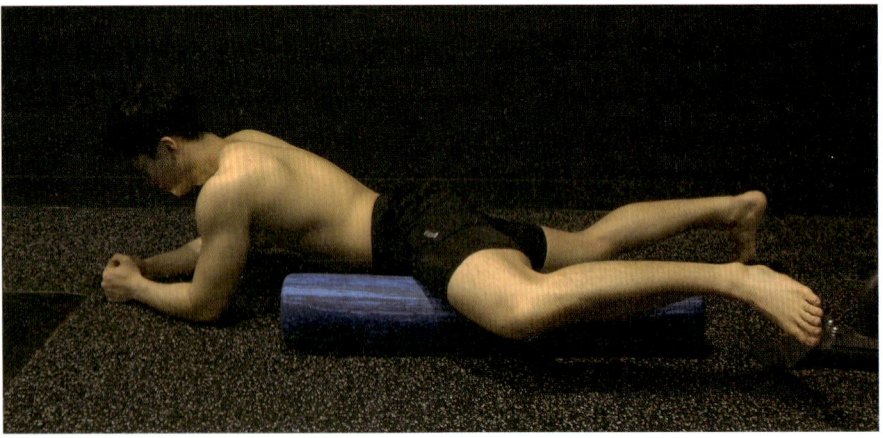

① 바닥에 엎드려서, 폼롤러가 허벅지 안쪽에 위치하도록 하고, 양쪽 팔꿈치로 균형을 잡아줍니다.

② 그 상태로, 위쪽 다리를 움직여서, 폼롤러를 좌, 우로 천천히 굴려줍니다.

③ 허벅지 안쪽이 부드럽게 풀리는 느낌에 최대한 집중하면서 12초 유지합니다.

12 | 선 자세로 내전근 스트레칭

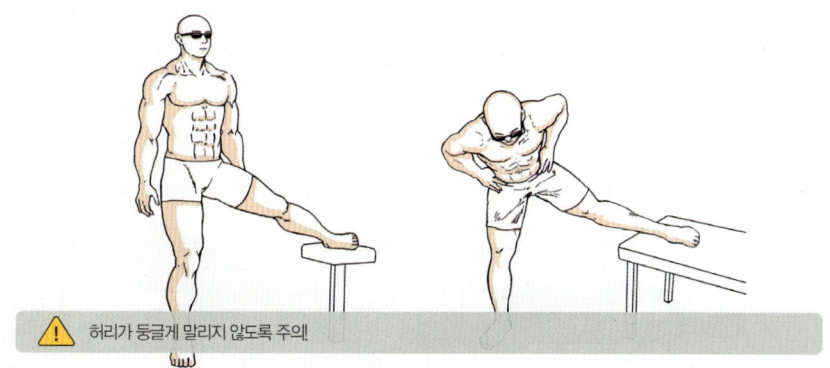

⚠️ 허리가 둥글게 말리지 않도록 주의!

① 적당한 높이의 의자나 계단에 발가락이 정면을 향하게 다리를 올려줍니다.

② 허리를 세워준 상태로, 천천히 숙여줍니다.

③ 내전근 부위가 늘어나는 느낌에 집중하면서 15초씩 3세트 반복합니다.

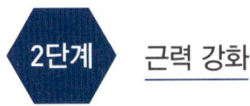 근력 강화

1단계를 통해 긴장된 근육들을 충분히 풀어줬다면, 이번엔 약해진 근육들을 강화 시킬 차례입니다.

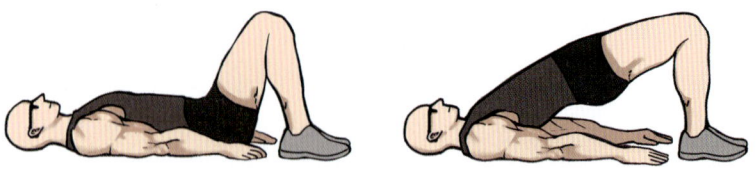

⚠️ 허리가 약간이라도 꺾이면 안 됩니다. 햄스트링(뒤 허벅지 근육)이 과도하게 수축하지 않도록 엉덩이 근육에 힘이 들어가는 것에 집중합니다.

1. 발을 골반 넓이로 벌려 무릎을 굽히고 바로 눕습니다.
2. 배꼽을 바닥 방향으로 1cm 정도 넣어 복부에 힘을 준 다음 몸통이 일자로 되도록 골반을 들어 올립니다.
3. 이때 엉덩이 근육을 강하게 수축시키도록 하고 허리에 힘을 강하게 준다는 느낌을 받지 않도록 합니다.
4. 6초간 유지한 후 골반을 내려놓습니다.
5. 2~3번의 과정을 10회 반복 3set 시행합니다.

1 | 골반 후방경사를 통한 외복사근 강화 운동

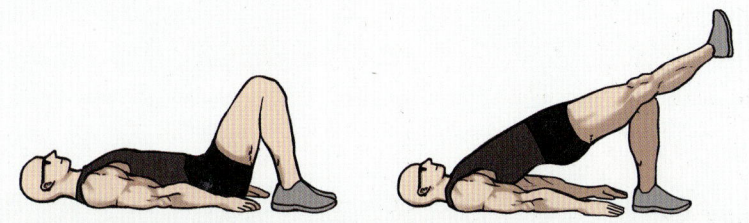

⚠️ 2번의 단계에서 허벅지 뒤쪽 슬괵근에 힘을 강하게 주지 않도록 한다. 골반을 들어 올렸을 때 정강이가 바닥에 수직인 모양이 되어야 한다. 만약 골반을 들어 올렸을 때 무릎이 적당량보다 펴져 정강이가 바닥에 수직이 되지 않으면 슬괵근에 큰 힘이 들어가게 되므로 정강이가 바닥에 수직으로 위치되게 한다.

대둔근 강화 운동과 골반 조절 능력 강화

1. 발을 골반 넓이로 벌려 무릎을 굽히고 바로 눕습니다.
2. 배꼽을 바닥 방향으로 1cm 정도 넣어 복부에 힘을 준 다음 몸통이 일자로 되도록 골반을 들어 올립니다.
3. 이때 엉덩이 근육을 강하게 수축시키도록 하고 허리에 힘을 강하게 준다는 느낌을 받지 않도록 합니다.
4. 2번의 자세를 유지한 상태에서 한쪽 무릎을 펴줍니다. 이때 양쪽 무릎의 높이가 동일해야 합니다. 그리고 골반 또한 한쪽으로 기울어지지 않도록 조절합니다.
5. 6초간 유지한 후 골반을 내려놓습니다.
6. 2~4번의 과정을 10회 반복 3set 시행합니다.

골반 전방경사

2 | 햄스트링, Hamstring

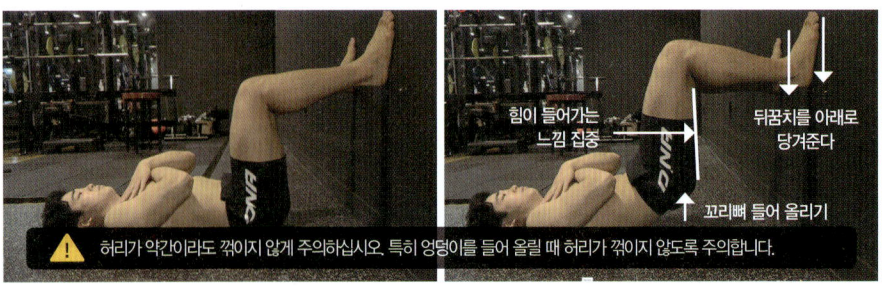

1. 바닥에 등을 기댄 상태로 눕습니다.
2. 고관절과 무릎의 각도가 90도가 되도록 발로 벽을 짚습니다.
3. 꼬리뼈를 들어 올리면서, 발로 땅을 파낸다고 상상하면서 햄스트링에 힘을 줍니다.
4. 햄스트링에 힘이 들어가는 느낌에 집중합니다.
5. 30초 동안 유지하고, 3번 반복해 줍니다.

3 | 데드 버그

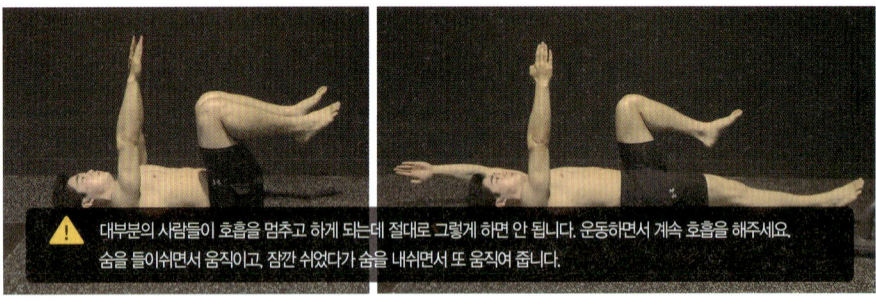

1. 바닥에 등을 기대고 누워서 무릎과 고관절을 90도 구부리고 양 팔은 천장을 향해 뻗어 줍니다.
2. 천천히 왼쪽 다리와 오른쪽 팔을 바닥 쪽으로 내려줍니다.
3. 마찬가지로 내리는 중간에 허리가 약간이라도 뜨면 안 됩니다.
4. 뜨기 전까지의 각도까지만 내려줍니다.
5. 원래 자세로 돌아옵니다.
6. 반대쪽으로 반복하고, 10번 반복합니다.

4 | 복근 활성화 운동

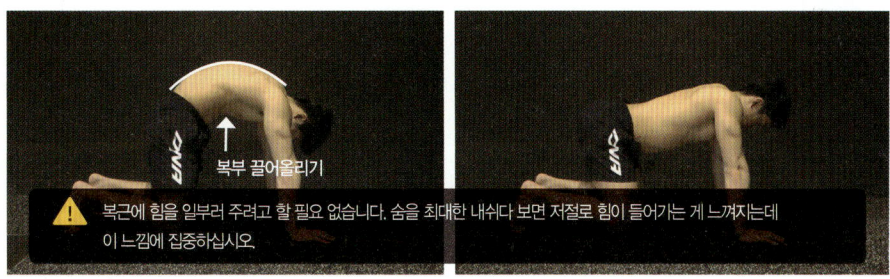

복부 끌어올리기

⚠ 복근에 힘을 일부러 주려고 할 필요 없습니다. 숨을 최대한 내쉬다 보면 저절로 힘이 들어가는 게 느껴지는데 이 느낌에 집중하십시오.

1. 네발기기 자세를 취해줍니다.
2. 꼬리뼈를 말아서 허리를 둥글게 말아줍니다. (이때 복부 근육에 부드럽게 힘이 들어가는 게 느껴져야 합니다.)
3. 마찬가지로 내리는 중간에 허리가 약간이라도 뜨면 안 됩니다. 뜨기 전까지의 각도까지만 내려줍니다.
4. 폐 속에 있는 모든 공기를 내뱉으면서 사진의 자세를 만들어 줍니다.
5. 숨을 완전히 내뱉은 상태로 5초 동안 유지합니다. (만약 그 이상 할 수 있다면 더 해도 좋습니다.)
6. 10번 반복합니다.

5 | 평발 교정 운동

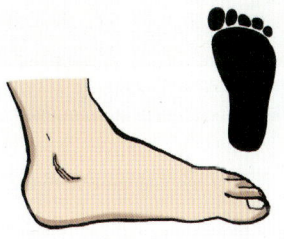

만약 평발이 있다면, **평발 때문에 골반 전방경사**가 나타난 것일 수도 있습니다. 골반 전방경사를 교정하기 위해 평발도 함께 교정하도록 합니다.

3단계   골반 중립 트레이닝

    3단계는 지금까지 다뤘던 모든 내용 중 가장 중요한 내용입니다. 1, 2 단계를 아주 열심히, 훌륭하게 잘 해내도 3단계를 잘못하면 절대로 체형을 교정할 수 없습니다. 1, 2 단계는 운동하는 그 순간뿐이지만 3단계는 일상생활 자체에 영향을 주기 때문에 매우 매우 중요합니다.

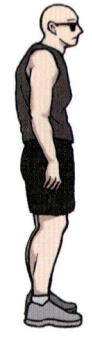 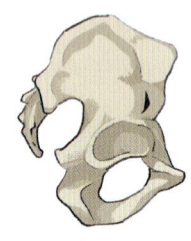 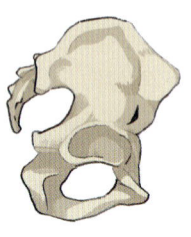

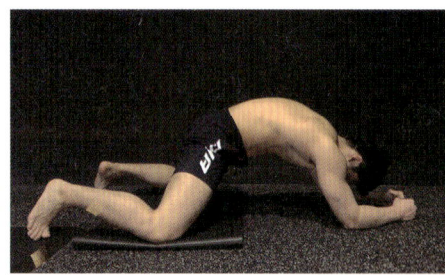 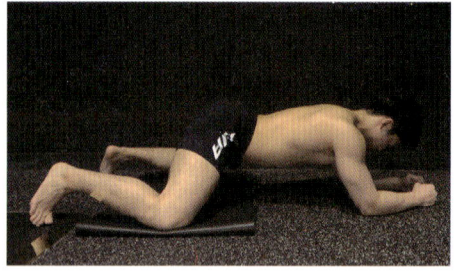

⚠ 이 운동의 목적은 골반 전방경사와 후방 경사를 부드럽게 움직이는 방법을 배우는 것입니다.

① 사진과 같이 네발기기 자세로 엎드린 다음, 숨을 들이쉬면서 골반과 허리를 둥글게 말아줍니다.

② 숨을 내쉬면서 골반 중립 자세로 돌아옵니다. (이때 너무 과도하게 젖혀서도, 굽혀서도 안 됩니다.)

③ 12개 3세트씩 반복합니다.

1 | 플랭크

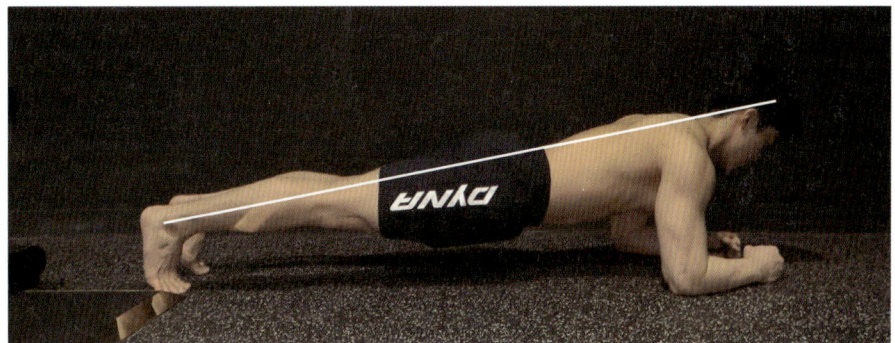

골반의 움직임이 자유롭게 된다면 올바른 골반의 자세를 유지할 수 있도록 코어를 강화해야 합니다.

플랭크는 훌륭한 코어 운동 중 하나로 사진처럼 **몸의 정렬을 유지**한 상태로 진행합니다. 만약 자세가 틀어지면(허리가 꺾이거나 엉덩이가 올라가는) 운동의 의미가 없기 때문에 자세를 유지할 수 없을 때는 휴식을 취한 다음 다시 진행하도록 합니다.

2 | 고관절 굴곡근 강화

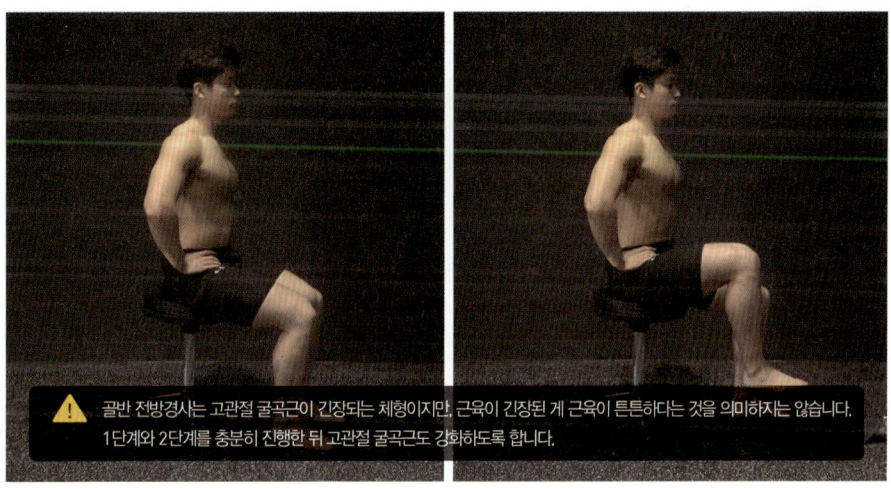

⚠️ 골반 전방경사는 고관절 굴곡근이 긴장되는 체형이지만, 근육이 긴장된 게 근육이 튼튼하다는 것을 의미하지는 않습니다. 1단계와 2단계를 충분히 진행한 뒤 고관절 굴곡근도 강화하도록 합니다.

① 바르게 앉습니다. (사진 참고)

② 허리는 움직이지 않고 무릎만 천장 쪽으로 들어 올립니다.

③ 5초간 유지합니다.

④ 반대쪽도 반복해 주고, 30번 반복합니다.

골반 전방경사

3 | 복부 근육과 허리 근육의 동시 수축을 통한 조절 훈련

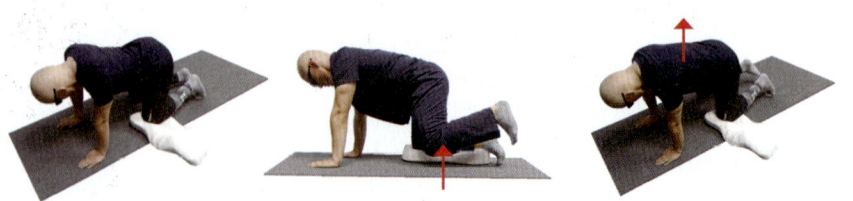

① 네발기기 자세를 취한 다음, 한쪽 무릎 아래에만 베개를 받친다.

② 팔로 바닥을 밀어 상체를 지지하고 배꼽을 천장 방향으로 1cm 정도 집어 넣어 복부에 힘을 주고 허리의 전만을 약간 줄인다.

③ 이때 허리를 과도하게 굽혀 허리의 만곡을 없애지 않도록 해야 하며 허리가 적당히 앞으로 펴져 있어야 한다.

④ 머리를 목뒤의 힘으로 지지하고 바닥을 본 상태로 유지한다.

⑤ 베개를 받친 무릎 높이만큼 반대쪽 무릎을 들어 올린다.

⑥ 이때 골반이 베개를 받친 무릎 쪽으로 이동하지 않아야 한다. 그리고 양쪽 무릎의 위치도 동일해야 하며 무릎을 가슴 쪽으로 끌어당기거나 뒤로 뻗지 않도록 한다.

⑦ 6초간 유지 후 무릎을 내려놓는다. 10회씩 2set 반복하고 반대쪽도 똑같이 시행한다.

4 | 허리를 숙이고 펴는 동안 척추기립근의 우세한 작용을 감소시키는 연습

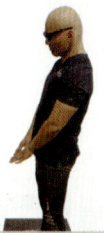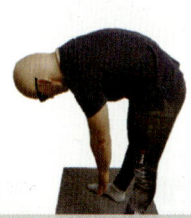

⚠️ 허리와 등을 먼저 펴지 않도록 한다. 이는 골반 전방경사를 일으키는 척추기립근의 긴장을 증가시키고 골반 전방경사를 방지하는 대둔근의 사용을 감소시킨다.

1. 다리를 골반 넓이로 벌리고 서서 손이 바닥 쪽으로 향하게 앞으로 숙인다.
2. 이때 등이 둥글게 말리고 허리가 둥글게 말린 다음 고관절이 굽혀지도록 숙여준다. (과도하게 둥글게 말리지 않도록 한다.)
3. 돌아올 때는 엉덩이 근육에 힘을 준다고 생각하고 고관절을 먼저 펴고 다음으로 허리와 등이 펴지도록 돌아온다.
4. 15회 반복한다.

예방 / 일상생활 교정

거의 다 왔습니다. 이제 여러분들이 해야 할 것은 지금까지 배운 **골반 중립자세를 항상 유지하는 것**입니다. 앉을 때, 서 있을 때, 걸을 때, 등 모든 상황/순간에서 골반 중립자세를 유지하세요. 특히!! 앉아 있을 때 골반 중립 자세를 더욱더 신경 쓰셔야 합니다.

꼭! 기억해 주세요. 일상생활 모든 동작에서 골반은 항상 중립 자세를 유지될 수 있도록 합니다. 어떤 운동이나 동작을 하든, 항상 약간의 복근 수축과 엉덩이 수축이 동반되도록 합니다. 대퇴사두근/요추기립근 운동은 골반 전방경사가 교정되기 전까지는 최대한 자제하도록 합니다. (1단계와 2단계를 전부 완료했다면 천천히 시작해도 좋습니다.)

나쁜 자세를 하면 그만큼 골반 전방경사를 교정하기 위한 시간이 길어질 것입니다. (평생 고칠 수 없을 수도 있습니다.)

04

골반 후방경사
Pelvic posterior tilt

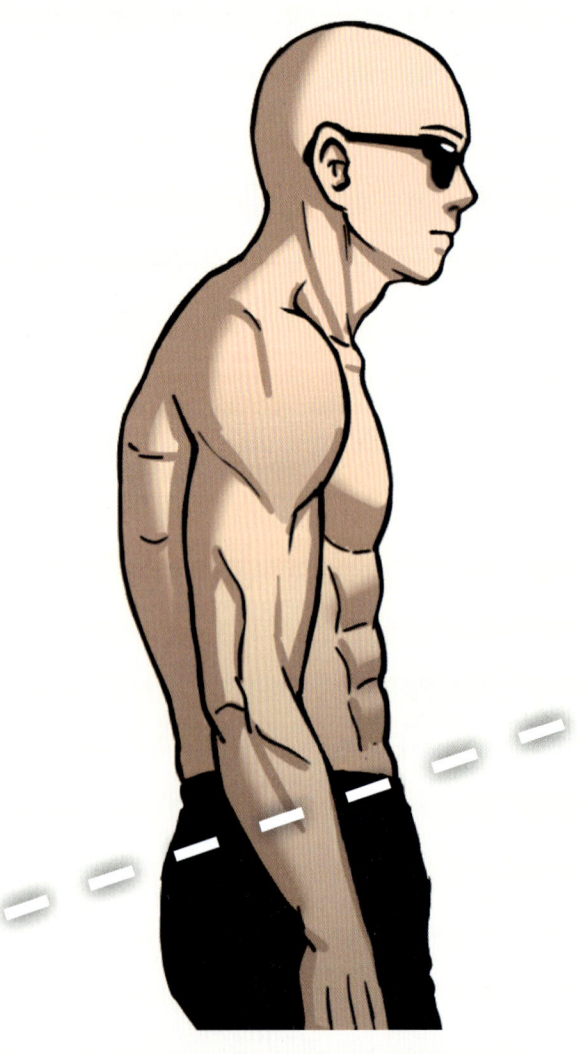

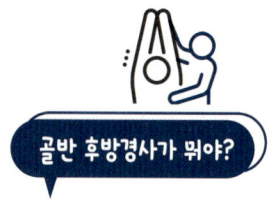

호주 물리치료사가 알려주는 골반 후방경사 교정 방법

 골반 후방경사가 있으신가요? 그렇다면 아래의 포스팅을 잘 참고해서 꼭 교정하시길 바랍니다. 골반 후방경사는 구부정한 자세를 유발할 뿐만 아니라 허리 디스크에도 매우 안 좋은 체형이기 때문입니다.

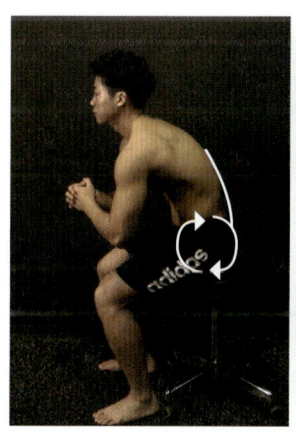 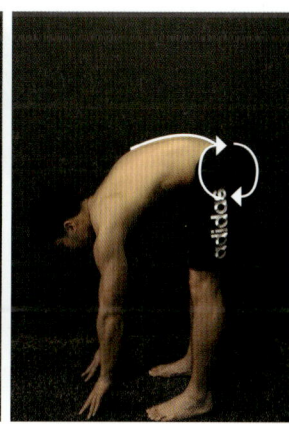 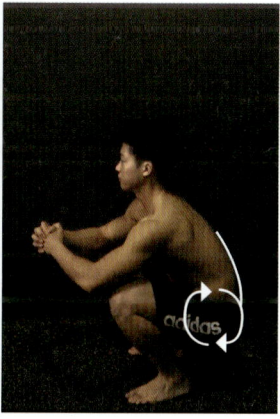

골반 후방경사가 뭐지?

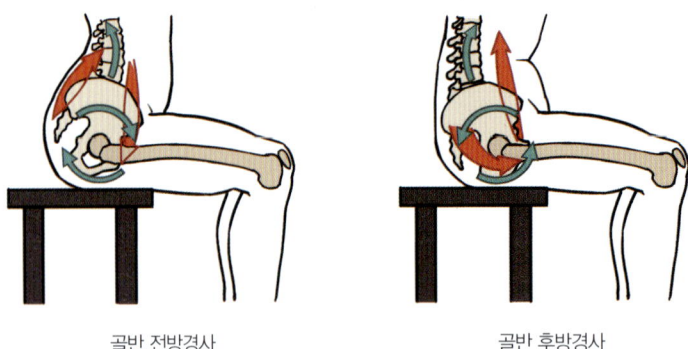

골반 전방경사 　　　　　골반 후방경사

골반 후방경사Posterior Pelvic Tilt는 골반이 뒤로 회전했다는 뜻을 가진 전문용어로, 골반이 뒤로 회전되면 허리가 둥글게 말리게 됩니다. 골반 후방경사가 허리 건강에 치명적인 이유는, 골반 후방경사가 허리의 아치를 없애기 때문인데,

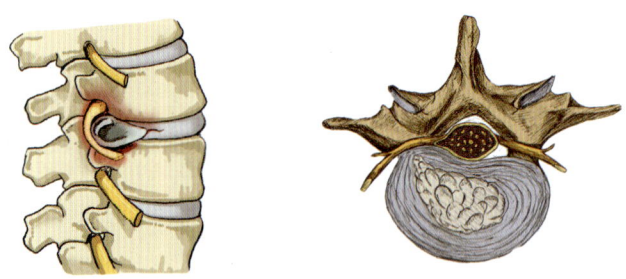

이 아치는 허리 디스크를 예방하고, 허리가 효율적으로 스트레스를 흡수할 수 있도록 만들어 줍니다. 그래서 아치가 사라진 골반 후방경사가 있는 사람들은 **허리 부상에 매우 취약**해질 수밖에 없습니다. (허리 디스크, 허리 염좌, 요추 신경근염 등의 질병에 취약해집니다.)

골반 후방경사는 왜 생길까?

골반 후방경사는 4가지 행동 패턴 때문에 발생하게 됩니다.

A 앉는 자세

이렇게 앉는 자세가 편하신가요? 만약 이 자세가 편하다면 당신은 골반 후방경사가 있을 가능성이 높습니다. (제 경험상 골반 후반 경사가 있는 사람들은 이러한 습관을 공통적으로 가지고 있습니다.)

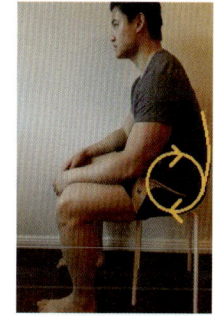

B 스쿼트

스쿼트를 할 때. (특히 풀스쿼트) 엉덩이가 말리시는 경험을 한 적 있으신가요? 엉덩이가 말리는 동작들은 모두 골반 후방경사를 유발합니다.

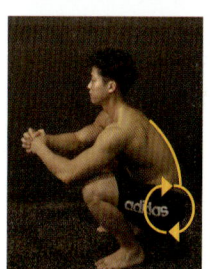

C 허리 과도하게 숙이기

신발 끈을 묶거나, 땅에 떨어진 물건을 짚기 위해 이러한 자세를 하는 습관이 있다면, 골반 후방경사가 생길 수 있습니다.

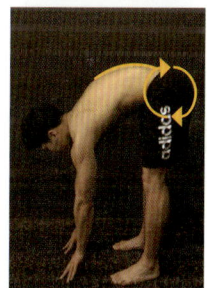

D 스웨이백

스웨이백이 있다면 스웨이백에 의해서 골반 후방경사가 나타날 수 있습니다. 만약 누군가 제게 이 4가지 원인 중 가장 큰 원인 하나를 선택하라고 한다면. 저는 A(나쁜 자세로 앉는 것)를 선택할 것입니다. (올바른 자세로 앉는 게 그만큼 중요합니다.)

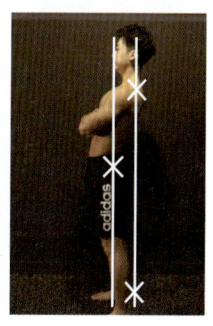

근육들에게 무슨 일이?

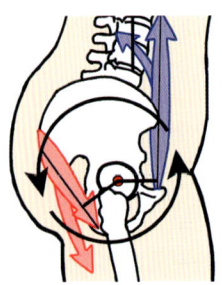

긴장되는 근육

골반 후방경사가 있을 경우 아래의 근육들이 긴장됩니다.

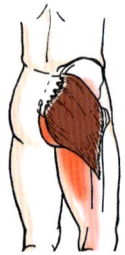 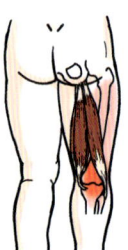 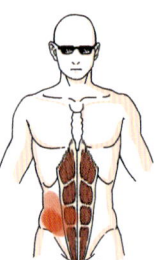

대둔근 / 대퇴이두근 / 복직근

약해지는 근육

골반 후방경사가 있을 경우 아래의 근육들이 약해집니다.

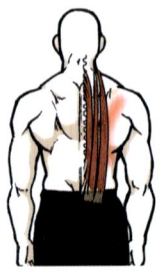 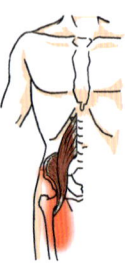 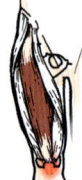

척추기립근 / 장요근 / 대퇴직근

진단 및 평가

평가1 골반 기울임 검사

> ▼ 평가법

골반 후방경사가 의심되는 경우, 거울 옆에 서서 골반의 **제일 앞에서 튀어나온 뼈**(ASIS)와 골반의 **제일 뒤에 튀어나온 뼈**(PSIS)의 위치를 비교합니다. (ASIS, PSIS라고 해서 어렵게 생각할 필요 없이 가장 튀어나온 뼈를 찾으면 된다.)

이때 앞쪽에 튀어나온 뼈가 뒤쪽에 튀어나온 뼈보다 높은 곳에 위치한다면 골반 후방경사일 가능성이 높고, 정상적인 경우, 앞쪽에 튀어나온 뼈가 뒤쪽에 튀어나온 뼈보다 약간 낮습니다. (여자가 남자보다 좀 더 낮다.)

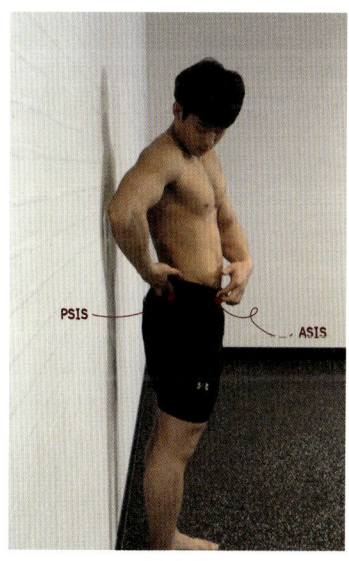

▼ 분석 결과

1 | 정상 기준
✓ 가장 앞쪽에 튀어나온 뼈가, 가장 뒤쪽에 튀어나온 뼈보다 살짝 낮거나, 평행해야 함.

2 | 비정상 케이스
✓ 가장 앞쪽에 튀어나온 뼈가 가장 뒤쪽에 튀어나온 뼈보다 높은 곳에 위치함.

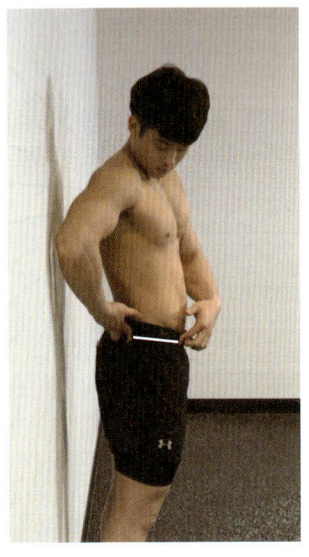 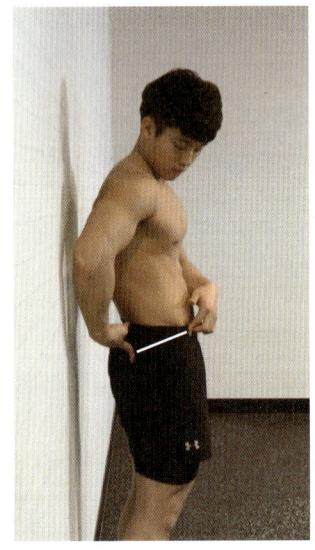

정상   비정상(골반 후방경사)

평가2 치골결합 촉진

▼ 평가법

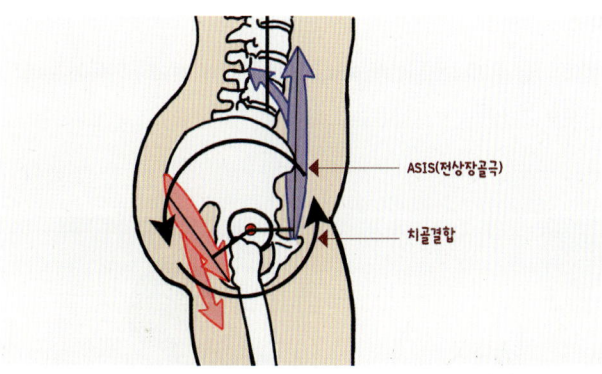

1 | 배꼽에 손을 놓고 천천히 복부를 압박하면서 밑으로 내려갑니다.
2 | 복부를 압박하면서 손을 내리다 보면 뼈가 만져지는데 바로 그 부위가 치골결합입니다.
3 | 방금 촉진한 치골결합과 골반에서 가장 튀어나온 골반뼈(ASIS)를 찾아서 높이를 비교합니다.

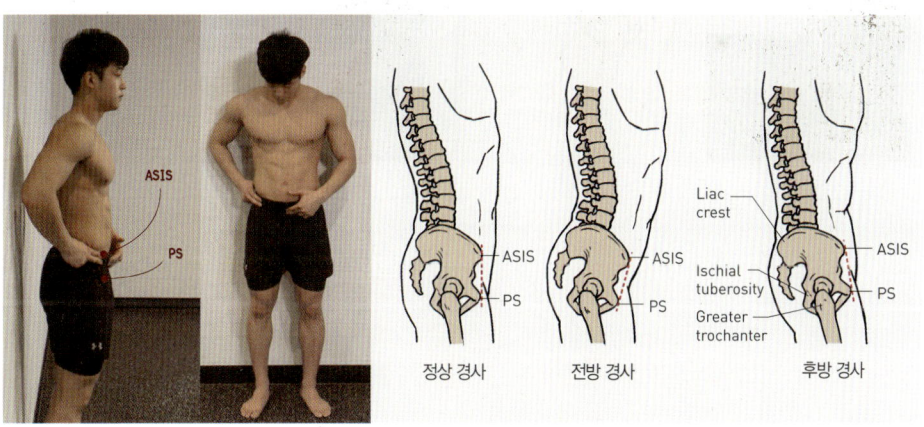

주의 • 복부에 힘을 주거나, 허리에 힘을 주지 말고 힘을 완전히 푼 상태에서 진행합니다.

▼ 분석 결과

1 | 정상 기준
   ✓ 양옆에 가장 튀어나온 골반뼈(ASIS)가 배꼽 아래 뼈보다 약간 들어가 있음.

2 | 비정상 케이스
   ✓ 만약 양옆에 가장 튀어나온 골반뼈(ASIS)가 배꼽 아래 뼈보다 안쪽에 들어가 있다면 골반의 후방 경사를 의심할 수 있음.

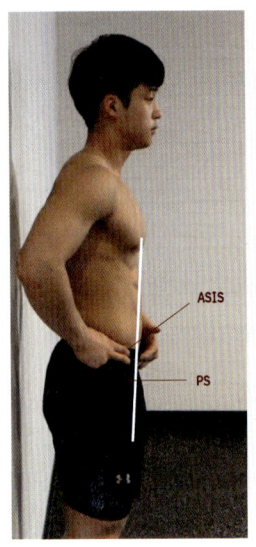 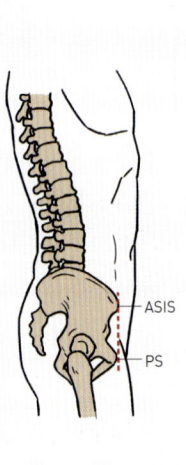 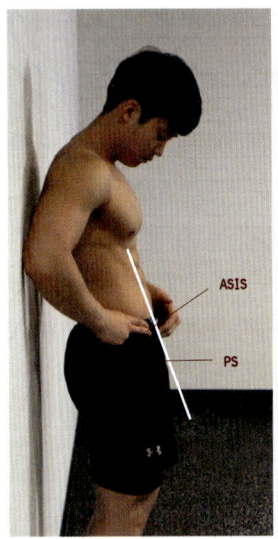 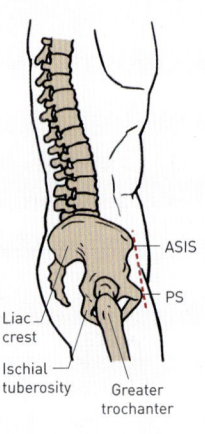

정상   비정상

평가3   골반 기울임 검사2

> ▼ 평가법

1 | 대상자는 편안한 자세로 섭니다.
2 | 검사자는 옆에서 대상자의 ASIS와 PSIS를 찾습니다.
3 | ASIS와 PSIS의 높이를 확인합니다.

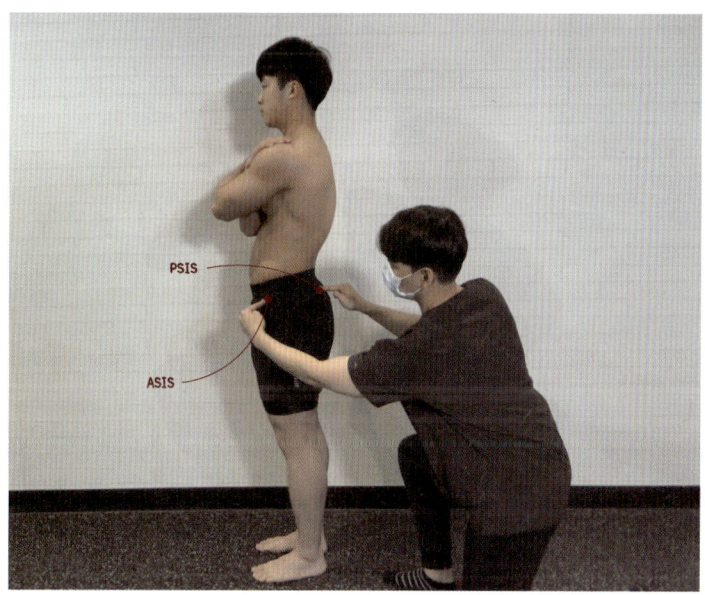

> **주의** • 복부에 힘을 주거나, 허리에 힘을 주지 말고 힘을 완전히 푼 상태에서 진행합니다.

골반 후방경사

▼ 분석 결과

1 | 정상 기준
   ✓ 가장 앞쪽에 튀어나온 뼈가, 가장 뒤쪽에 튀어나온 뼈보다 살짝 낮거나, 평행해야 함. (정상은 ASIS가 1.5cm 이하로 낮거나 같음.)

2 | 비정상 케이스
   ✓ 가장 앞쪽에 튀어나온 뼈가 가장 뒤쪽에 튀어나온 뼈보다 높은 곳에 위치함.

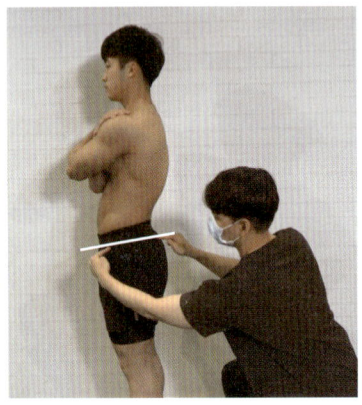 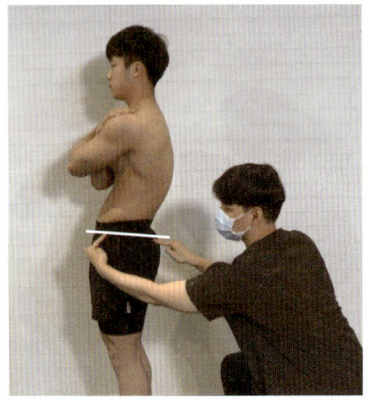

정상 　　　　　　　　　 비정상

3 | 추가 팁

앉거나 허리를 구부리거나, 스쿼트를 할 때 엉덩이가 말리는지 확인해 봅니다. 만약 골반 후방경사가 있다면 필연적으로 엉덩이가 말리게 됩니다. 특히 이렇게 다리를 완전히 편 상태로 **벽에 등을 대고 앉았을 때 허리에 커브가 생기는지** 확인해 보면, 쉽게 알 수 있습니다.

   ✓ 만약 허리가 둥글게 말려 있다면 → 골반 후방경사, 허리를 세울 수 있다면 → 정상

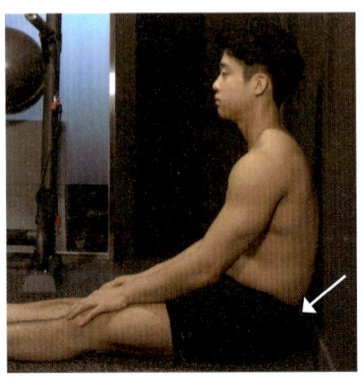 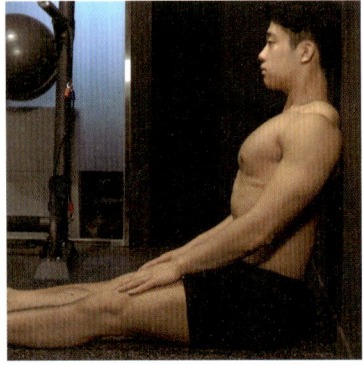

교정 및 치료

골반 후방경사 교정 운동법

시작하기 앞서 주의사항을 알려 드리겠습니다.

> **첫 번째** 교정 운동을 할 때 최소한 20~30분 이상은 투자하세요. 짧고 굵게 하는 운동은 재활 운동이 될 수 없습니다.
>
> **두 번째** 아래의 프로그램은 주 2회 운동 프로그램입니다. 이 프로그램을 따라 한다고 즉각적으로 몸이 좋아지지는 않습니다. 다소 시간이 소요될 수 있으니 참고하세요.
>
> **세 번째** 이 프로그램은 몸의 한계를 뛰어넘기 위한 프로그램이 아닙니다. 이 운동을 하는 동안 통증을 호소해서는 안 되니 만약 통증이 있다면 반드시 전문가의 상담을 받도록 합니다.

▼ 골반 후방경사는 총 4단계에 걸쳐서 교정합니다.

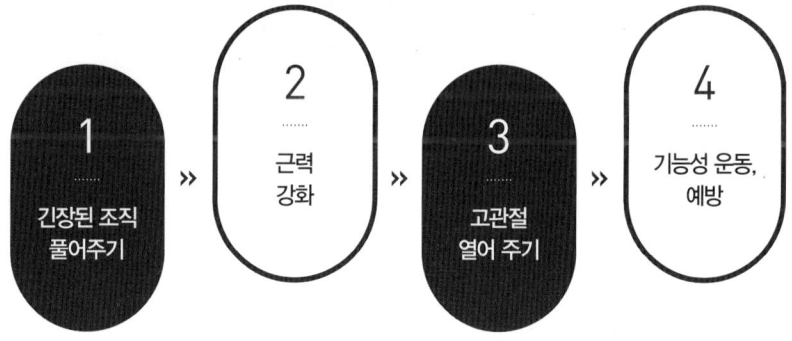

1단계　긴장된 조직 풀어주기

1 | 마사지 볼을 이용한 햄스트링 마사지

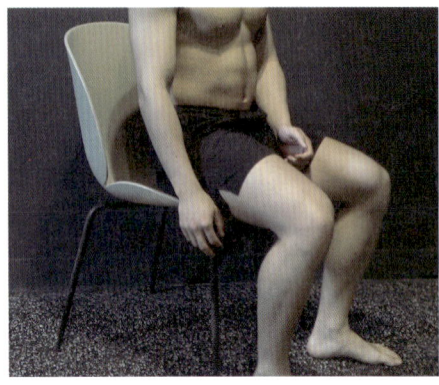 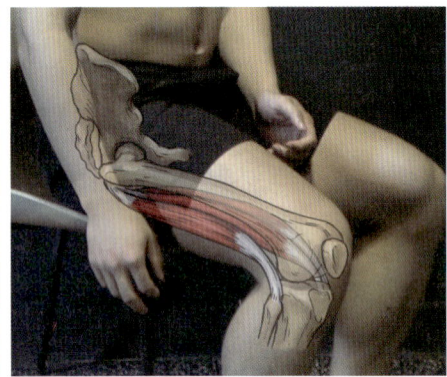

① 의자 밑에 마사지 볼을 놓고 햄스트링 부위에 마사지 볼이 위치하도록 앉아줍니다.

② 그리고 다리를 좌우로 움직여주면서, 햄스트링이 풀리는 느낌에 최대한 집중합니다.

③ 15초 유지합니다.

2 | 맨손을 이용한 햄스트링 마사지

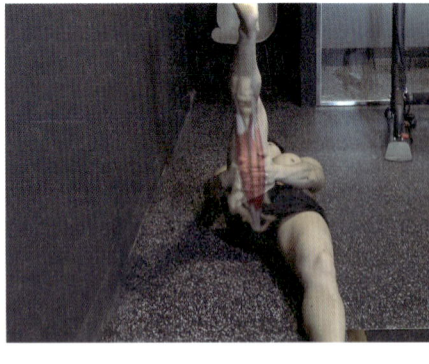 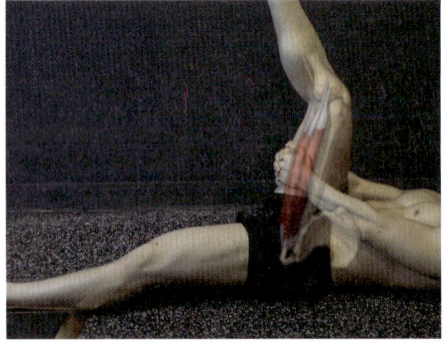

① 바닥에 누워서 한쪽 다리를 들어 올린 다음, 양손에 깍지를 껴주고, 손꿈치로 햄스트링을 꾹 눌러줍니다.

② 그리고 압박을 유지한 채로 천천히 다리를 폈다, 굽혔다를 반복해 줍니다.

③ 뻐근한 근육이 부드러워지는 느낌에 최대한 집중하고, 어느 정도 풀린 게 느껴지면 약간 위치를 바꿔서 위쪽부터 아래쪽까지 전부 풀어줍니다.

3 | 둔근 이완 방법 1

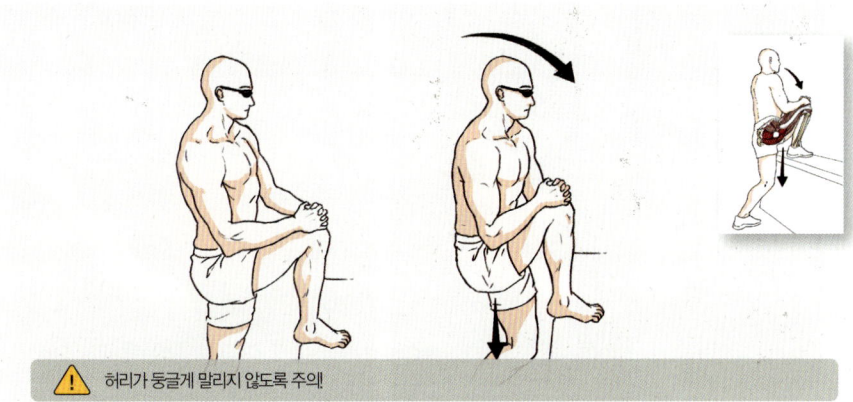

⚠️ 허리가 둥글게 말리지 않도록 주의

① 무릎이 가슴 위치에 올 정도로 높은 계단이나 탁자에 발을 올려놓고 양손으로 무릎을 잡아서 고정해 줍니다.

② 반대쪽 무릎은 굽혀주고, 상체는 살짝 앞쪽으로 숙여줍니다.

③ 대둔근 부위가 늘어나는 느낌에 최대한 집중하면서 15초씩 3세트 반복합니다.

4 | 둔근 이완 방법 2

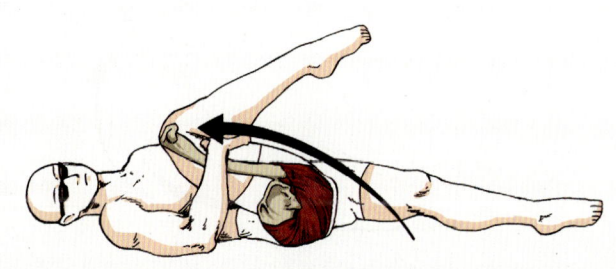

⚠️ 허리나 목이 둥글게 말리지 않도록 주의!

① 바닥에 누워서, 양손으로 허벅지 안쪽을 잡아서 고정한 다음, 반대쪽 어깨 방향으로, 당겨줍니다.

② 대둔근 부위가 늘어나는 느낌에 최대한 집중하면서 15초씩 3세트 반복합니다.

5 | 폼롤러를 이용한 외회전근 마사지

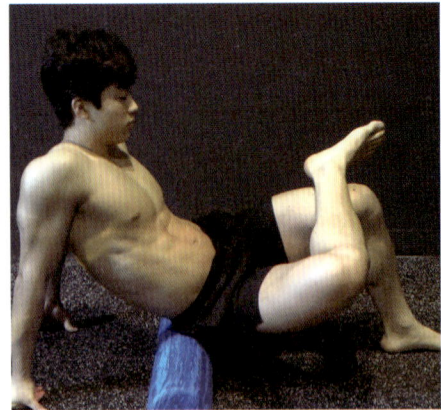 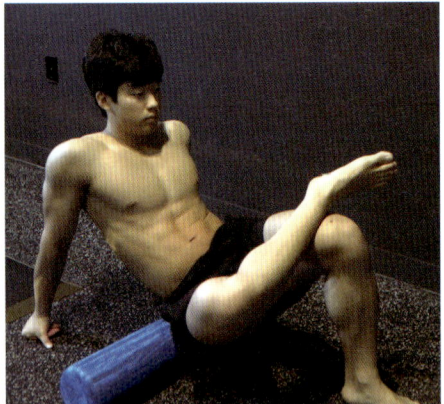

① 우선 엉치뼈 아래에 폼롤러가 위치하도록 앉아준 다음, 다리를 교차해서 한쪽 다리를 반대쪽 허벅지 위쪽에 올려줍니다.

② 그리고 무릎을 바닥 쪽으로 내려주고, 천천히 앞뒤로 굴려줍니다.

③ 엉덩이 부위가 부드럽게 풀리는 느낌에 최대한 집중하면서 12초 반복합니다.

6 | 복근 스트레칭

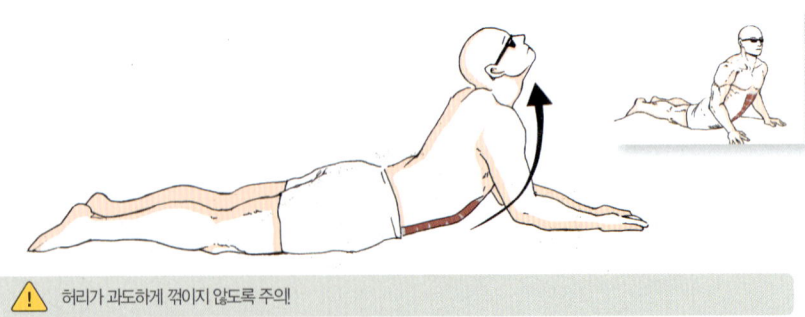

⚠ 허리가 과도하게 꺾이지 않도록 주의!

① 바닥에 엎드린 다음, 양손으로 체중을 지지한 상태로 허리를 젖혀줍니다.

② 팔꿈치를 완전히 펴주면서 허리를 젖혀주면 조금 더 강력하게 풀어줄 수 있습니다.

③ 복직근 부위가 늘어나는 느낌에 최대한 집중하면서 15초씩 3세트 반복합니다.

7 | 맨손을 이용한 복직근 마사지

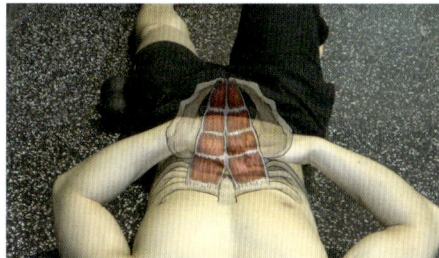 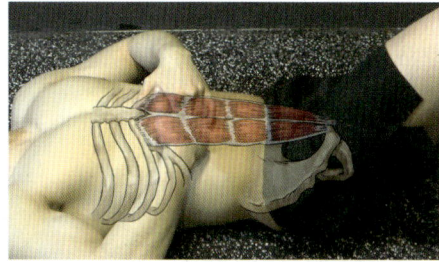

① 바닥에 누워서 한 쪽 무릎을 굽혀준 다음, 한 손을 갈고리처럼 세워, 복부 중앙에서 약 5cm 정도 바깥쪽을 눌러줍니다.

② 약 1cm 정도 압박한 다음, 반대쪽 손으로 그대로 밀어줍니다.

③ 압박은 유지한 채로, 마치 복부 근육을 걷어내 준다고 상상하면서, 옆으로 쭈욱 밀어줍니다.

④ 복부 근육이 풀리는 느낌에 최대한 집중하면서, 15초 유지합니다.

8 | 햄스트링, Hamstring

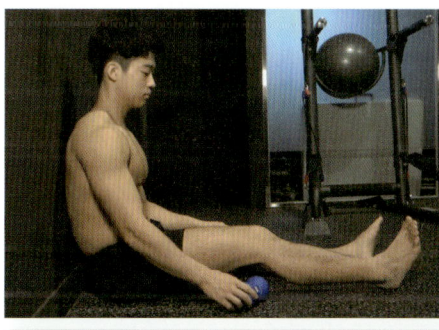 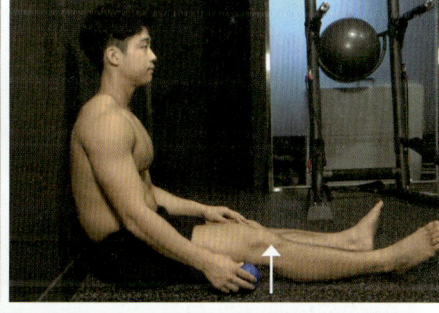

⚠️ 앉아서 햄스트링을 풀 때 체중을 싣기 위해 허리를 과도하게 구부리지 마십시오. 허리 통증이나 추가적인 문제를 유발할 수 있습니다.

① 햄스트링이 시작되는 부위에 마사지 볼을 놓고 앉습니다. (사진 참고)

② 아픈 부위를 찾아서 원을 그리듯이 마사지 볼로 풀어줍니다. (체중을 이용)

③ 반대쪽도 반복해 줍니다.

골반 후방경사

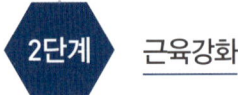 근육강화

골반 후방경사가 있는 사람들은 특정 근육들이 약화되어 있습니다. 이 근육들이 튼튼해야 정상적인 체형을 유지할 수 있기 때문에 꼭 강화해줘야 합니다.

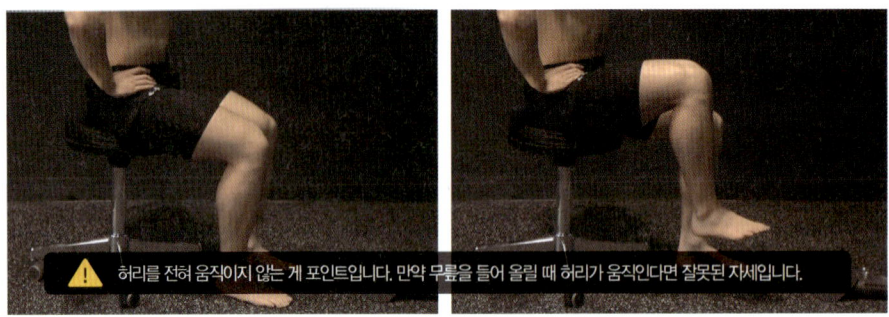

1 바르게 앉습니다.
2 허리는 움직이지 않고 무릎만 천장 쪽으로 들어 올립니다.
3 5초간 유지합니다.
4 반대쪽도 반복해 줍니다.
5 30번 반복합니다.

1 | 대둔근과 척추기립근의 동시 수축 강화 운동

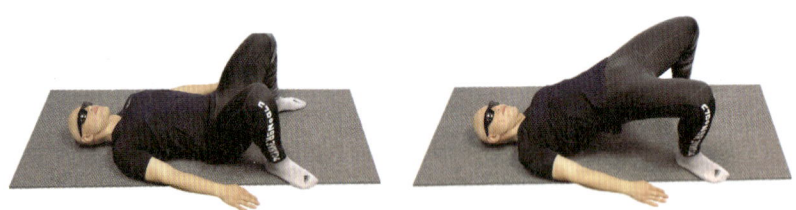

⚠️ 2번의 단계에서 허벅지 뒤쪽 슬곡근에 힘을 강하게 주지 않도록 한다. 골반을 들어 올렸을 때 정강이가 바닥에 수직인 모양이 되어야 한다. 만약 골반을 들어 올렸을 때 무릎이 적당량보다 펴져 정강이가 바닥에 수직이 되지 않으면 슬곡근에 큰 힘이 들어가게 되므로 정강이가 바닥에 수직으로 위치되게 한다.

1. 발을 골반 넓이로 벌려 무릎을 굽히고 바로 눕는다.
2. 배꼽을 바닥 방향으로 1cm 정도 넣어 복부에 힘을 준 다음 몸통이 일자로 되도록 골반을 들어 올린다. 이 때 엉덩이 근육을 강하게 수축시키도록 한다.
3. 6초간 유지한 후 골반을 내려놓는다.
4. 2~3번의 과정을 10회 반복 3set 시행한다.

2 | 장딴지근 강화 운동

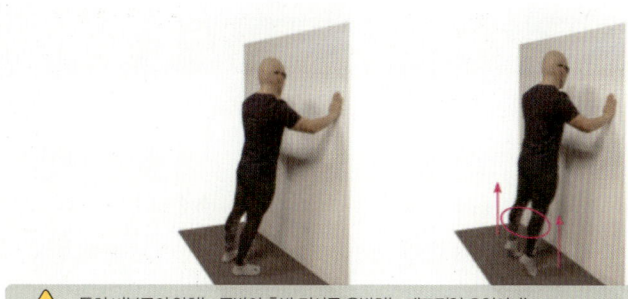

⚠️ 특히 비복근의 약화는 골반의 후방 경사를 유발하는 대표적인 요인이다!

① 벽을 보고 두 다리를 골반 너비로 벌리고 선다.

② 뒤꿈치를 들어 올렸다 내렸다를 반복한다. 이때 골반이 앞으로 나가 배를 내밀지 않도록 한다.

③ 20회씩 2set 반복한다.

④ 만약 쉽다면 한 다리를 들고 시행하도록 한다.

⑤ 20회씩 2set를 목표로 한다.

8 | 요추 기립근 강화

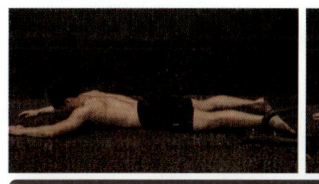 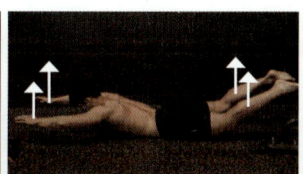 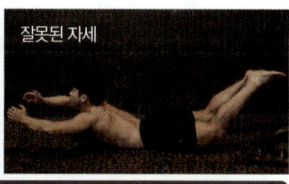

잘못된 자세

⚠️ 허리가 과도하게 꺾여서는 안 됩니다. 이 운동을 통해 강화하고자 하는 근육은 허리 근육이지만, 이 운동이 허리를 꺾어서 허리를 강화하는 게 아님을 명심하십시오.

① 복부가 바닥에 닿도록 엎드립니다.

② 양팔을 앞으로 뻗어서 늘려줍니다.

③ 상체를 들어 올리고, 발도 바닥에서 들어 올립니다.

④ 5~10초 동안 유지하고 30번 반복합니다.

4 | 골반경사 컨트롤 운동

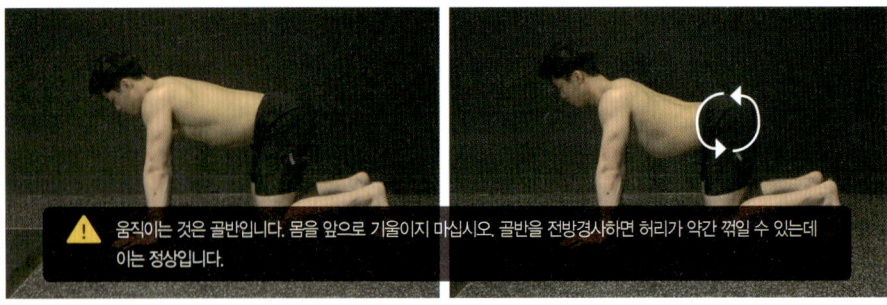

1. 네발기기 자세로 엎드립니다. (사진 참고)
2. 골반을 전방경사해줍니다. (엉덩이 화살표 확인)
   반시계 방향 → 전방경사 / 시계방향 → 후방 경사
3. 10초 동안 유지하고, 원래 자세로 돌아옵니다.
4. 30번 반복합니다.

5 | 요추 기립근 활성화 운동

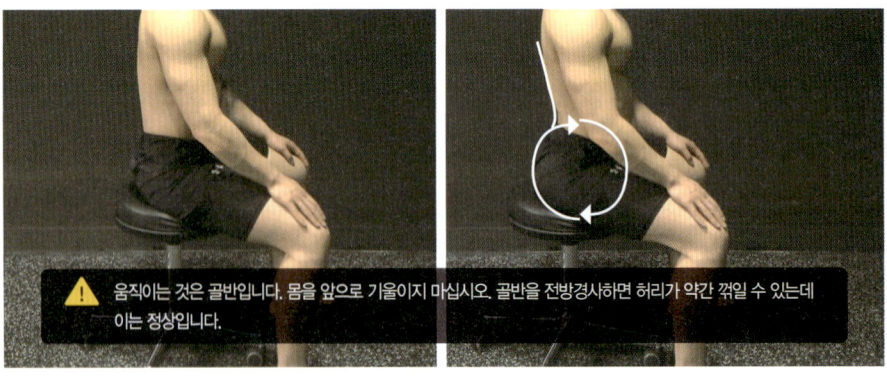

1. 바른 자세로 앉아서 골반을 전방경사해줍니다. (엉덩이 화살표 확인)
   시계방향 → 전방경사 / 반시계 방향 → 후방 경사
2. 10초 동안 유지한 뒤, 원래 자세로 돌아옵니다.
3. 30번 반복합니다.

6 | 코어 강화하기

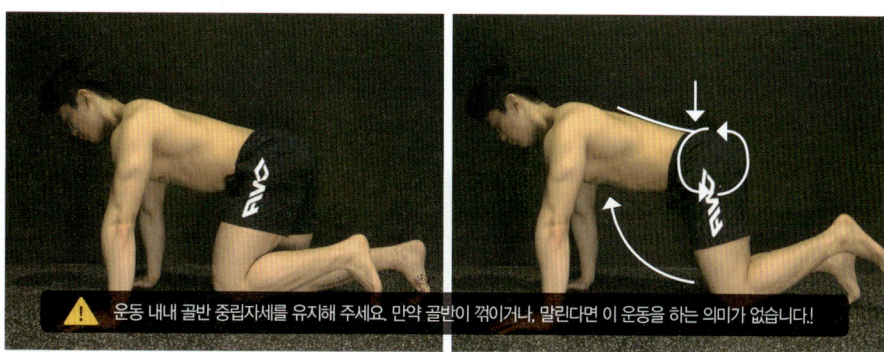

⚠ 운동 내내 골반 중립자세를 유지해 주세요. 만약 골반이 꺾이거나, 말린다면 이 운동을 하는 의미가 없습니다.!

① 사진의 자세를 취해줍니다.

② 골반 중립자세를 유지합니다. (사진 참고)

③ 코어 근육을 활성화합니다. (첫 번째, 배꼽을 안쪽으로 당겨준다는 상상을 하세요. 두 번째, 부드럽게 복근을 수축시켜주세요.)

④ 골반 중립자세를 유지한 상태로 한 쪽 다리를 가슴 쪽으로 당겨줍니다. (화살표 참고)

⑤ 5초 동안 유지 후, 다리를 내립니다. 20번 반복합니다.

⑥ 반대쪽 다리도 반복해 줍니다.

골반 후방경사

3단계 고관절 열어주기

1 | 후방 관절낭 풀어주기

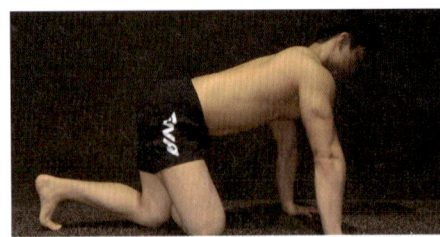 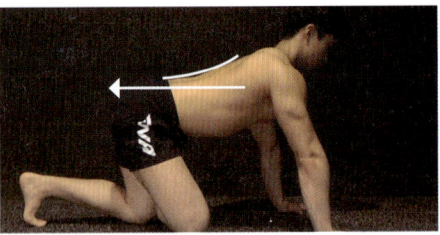

⚠️ 뻣뻣한 고관절은 골반 중립자세를 유지하기 어렵게 만듭니다. 이 프로그램을 통해 고관절을 열심히 풀어주도록 합니다.

1. 사진의 자세를 취해줍니다.
2. 무릎이 바로 고관절 아래에 위치하도록 합니다. (고관절 무릎 굴곡 90도)
3. 골반 중립자세를 운동 내내 유지해 줍니다. (약간의 요추 전만)
4. 몸을 뒤로 기울여서 스트레칭을 진행합니다.
5. 고관절 뒤쪽 깊숙한 부분이 늘어나는 느낌에 집중합니다.
6. 20초 동안 유지 후, 천천히 돌아옵니다. 5번 반복해 줍니다.

2 | 전방 관절낭 풀어주기

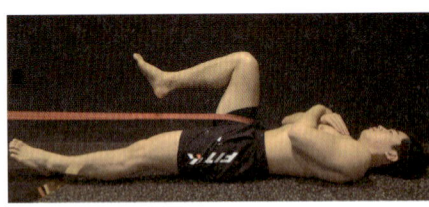 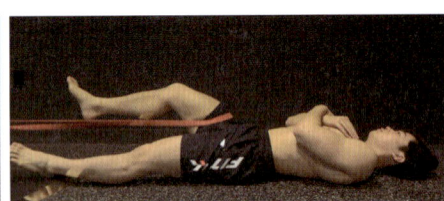

⚠️ 목이나 허리를 구부리지 마십시오. 이 운동의 목적은 고관절을 열어주는 것입니다.

1. 세라 밴드(저항성 밴드)를 고관절에 끼워줍니다.
2. 밴드를 고정된 물체에 단단히 묶어 둡니다.
3. 바닥에 등을 기대고 눕습니다.
4. 무릎을 가슴 쪽으로 당겨준 다음 자세를 유지합니다.
5. 밴드가 묶인 곳으로부터 멀리 떨어질수록 (밴드가 더 늘어날수록) 운동 강도가 높아집니다.
6. 60초 동안 유지하고 10번 반복하고, 반대쪽도 반복해 줍니다.

3 | 폼롤러를 이용한 내전근 마사지

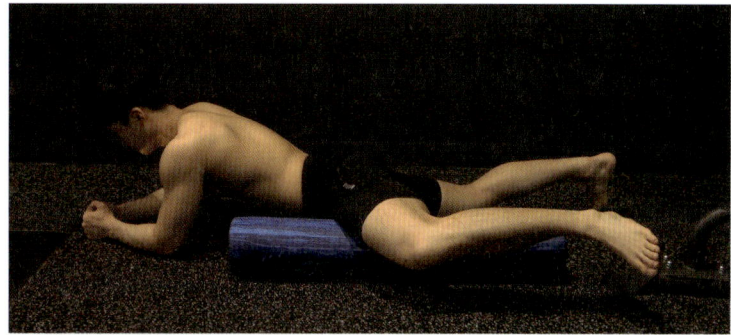

① 바닥에 엎드려서, 폼롤러가 허벅지 안쪽에 위치하도록 하고, 양쪽 팔꿈치로 균형을 잡아줍니다.

② 그 상태로, 위쪽 다리를 움직여서, 폼롤러를 좌, 우로 천천히 굴려줍니다.

③ 허벅지 안쪽이 부드럽게 풀리는 느낌에 최대한 집중하면서 12초 유지합니다.

4 | 맨손을 이용한 내전근 마사지

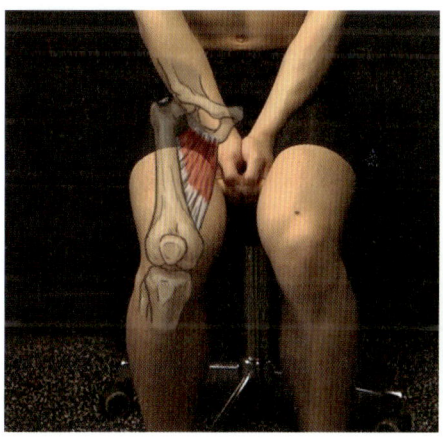 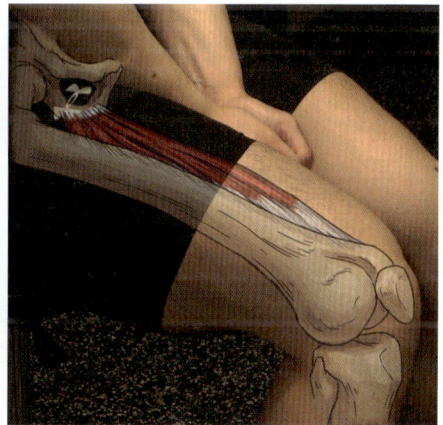

① 의자에 앉아서, 양발을 골반 너비보다 좁게 모아준 다음, 양손의 주먹을 허벅지 안쪽에 붙여줍니다.

② 그리고 천천히 허벅지를 조여주면서, 허벅지 안쪽, 깊숙한 근육을 압박해 줍니다.

③ 허벅지 안쪽이 풀리는 느낌에 최대한 집중하면서 몇 초간 유지했다가 조금 더 아래쪽 부위에 주먹을 위치시키고, 똑같이 반복해 줍니다.

5 | 바닥에 누워 내전근 스트레칭

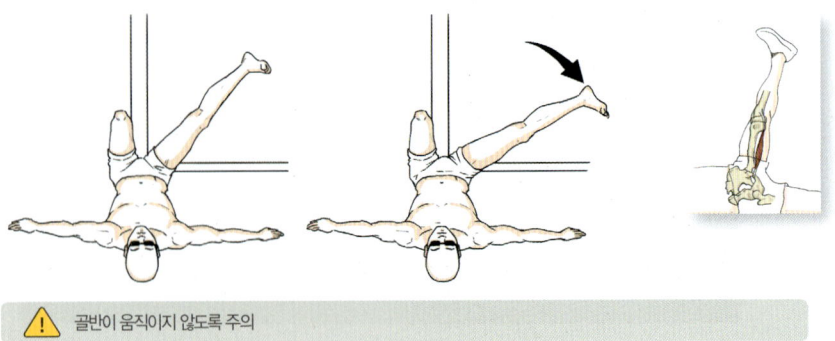

⚠ 골반이 움직이지 않도록 주의

① 바닥에 누워서, 문이나 모서리 사이에 한쪽 무릎을 굽혀 고정시켜줍니다.

② 반대쪽 무릎을 완전히 펴준 상태로, 천천히 바깥쪽으로 벌려줍니다.

③ 내전근 부위가 늘어나는 느낌에 집중하면서 15초씩 3세트 반복합니다.

6 | 선 자세로 내전근 스트레칭

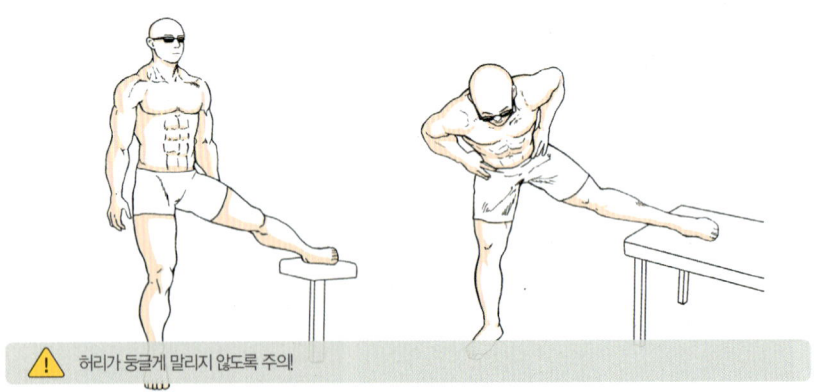

⚠ 허리가 둥글게 말리지 않도록 주의!

① 적당한 높이의 의자나 계단에 발가락이 정면을 향하게 다리를 올려줍니다.

② 허리를 세워준 상태로, 천천히 숙여줍니다.

③ 내전근 부위가 늘어나는 느낌에 집중하면서 15초씩 3세트 반복합니다.

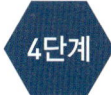 ## 4단계　기능성 운동 / 예방

　4단계는 지금까지 다뤘던 모든 내용 중 가장 중요한 내용입니다. 1, 2, 3단계를 아주 열심히, 훌륭하게 잘 해내도 4단계를 잘못하면 절대로 체형을 교정할 수 없습니다. 기능성 운동은 근육을 적절한 타이밍에 적절한 만큼의 수축을 할 수 있도록 도와주는 운동입니다.

　좀 더 쉽게 표현하자면 몸을 효율적으로 사용할 수 있게 해주는 운동이라고 보시면 됩니다. 1, 2, 3단계를 잘 따라 하셨다면 근육 밸런스는 충분히 좋아졌을 것입니다.

　이제 신경을 교정해 줘야 합니다. 여러분들도 알다시피 골반 후방경사 체형은 잘못된 체형이고, 이것을 교정하기 위해서는 올바른 체형의 위치를 다시 학습할 필요가 있습니다.

　왜냐하면 골반이 틀어진 사람들의 뇌는 틀어진 체형이 정상 위치라고 인식하기 때문입니다.

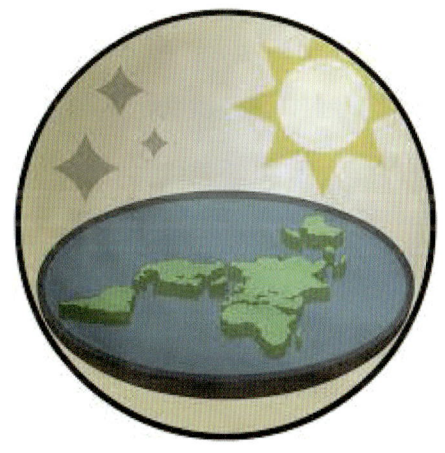

1 | 앉은 자세에서 고관절 경첩 운동

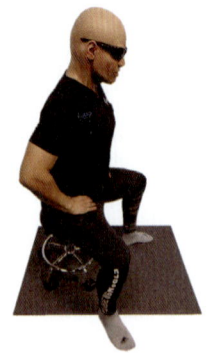 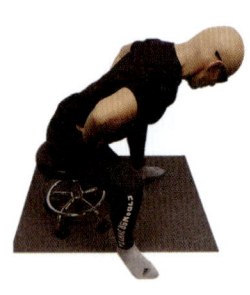

⚠️ 허리가 둥글게 말리지 않도록 주의!

1. 똑바로 앉은 자세를 취하고 손은 허벅지 위에 편하게 올려놓습니다.
2. 꼬리뼈를 치켜세워 허리를 폅니다. (이때 과도하게 치켜세워 허리가 너무 펴지지 않도록 합니다.)
3. 가슴을 적당히 펴고 날개뼈를 살짝 뒤-아래쪽 방향으로 1cm 정도 끌어당겨줍니다.
4. 턱을 살짝 당겨 정면을 응시합니다.
5. 고관절을 이용해 앞으로 기울였다가 돌아옵니다.
6. 이때 허리와 등의 움직임은 없어야 합니다. 마치 상체가 막대처럼 뻣뻣하다는 상상을 하며 움직입니다.
7. 10회씩 3set 반복합니다.

2 | 선 자세에서 고관절 경첩 운동

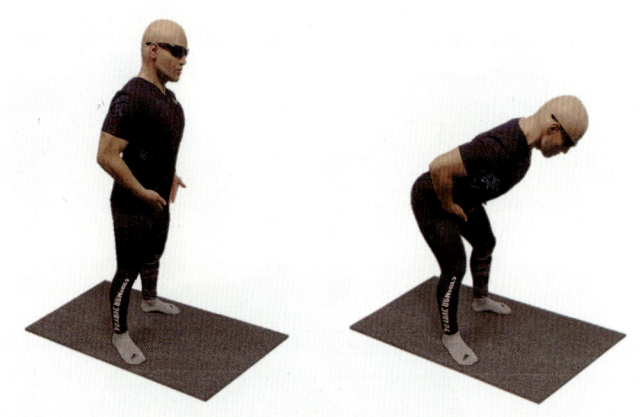

⚠ 어깨를 오므려 등을 둥글게 말지 않도록 한다.

① 다리를 골반 너비로 벌리고 바로 선 자세를 취합니다.

② 꼬리뼈를 치켜세워 허리를 펴줍니다. 이때 과도하게 치켜세워 허리가 너무 펴지지 않도록 합니다.

③ 허리를 편 상태로 유지한 다음 등을 둥글게 살짝 말아줍니다.

④ 이때 허리가 움직이지 않도록 해야 하며 등을 둥글게 말 때는 명치를 배꼽 방향으로 내려준다는 상상을 하면서 말아줍니다.

⑤ 턱을 당기고 고개를 들어 정면을 응시합니다.

⑥ 팬티라인을 접어준다고 상상하며, 고관절을 이용해 앞으로 기울였다가 돌아옵니다.

⑦ 이때 허리와 등의 움직임은 없어야 합니다. 마치 상체가 막대처럼 뻣뻣하다는 상상을 하며 움직입니다.

골반 후방경사

3 | 네발기기 자세에서 고관절 경첩 운동

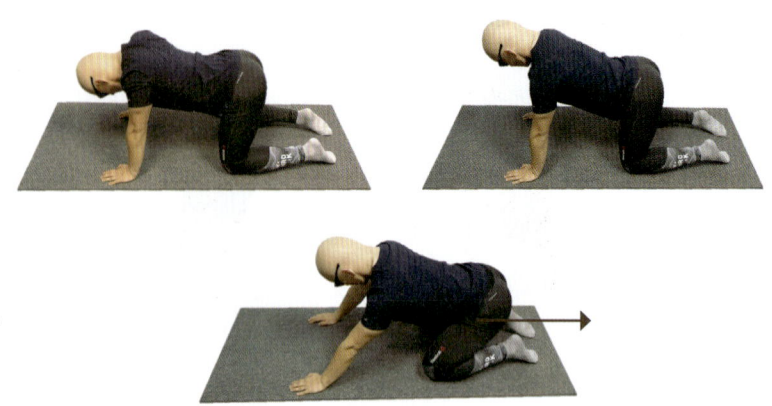

 어깨를 오므려 등을 둥글게 말지 않도록 한다.

① 네발기기 자세를 취합니다.

② 꼬리뼈를 치켜세워 허리를 펴 줍니다. 이때 과도하게 치켜세워 허리가 너무 펴지지 않도록 합니다.

③ 허리를 편 상태로 유지한 다음 팔로 바닥을 밀고 등을 천장 방향으로 밀어올리는 느낌으로 등을 둥글게 말 아줍니다.

④ 이때 허리가 움직이지 않도록 주의합니다.

⑤ 턱을 당겨 머리가 바닥 쪽으로 떨어지지 않도록 합니다.

⑥ 허리와 등, 머리의 정렬을 유지하면서 골반을 엉덩이 방향으로 뒤로 이동시킵니다.

⑦ 이때 흔하게 등이 펴지거나 허리가 굽혀질 수 있으니 교정 자세를 완전히 유지하면서 움직이도록 주의합니다.

⑧ 10회씩 3set 반복합니다.

4 | 스쿼트

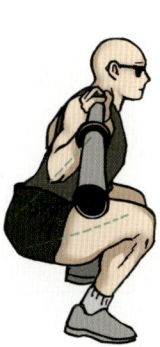
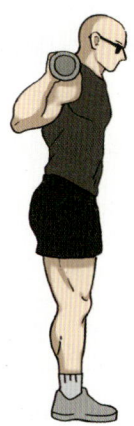

① 스쿼트를 할 때 옆모습이 보이도록 거울 옆에서 스쿼트를 진행합니다.

② 엉덩이가 말리지 않는 선에서 최대한 많이 내려가도록 연습합니다.

③ 골반 중립자세를 유지해 줍니다.

④ 20번 반복합니다.

5 | 플랭크

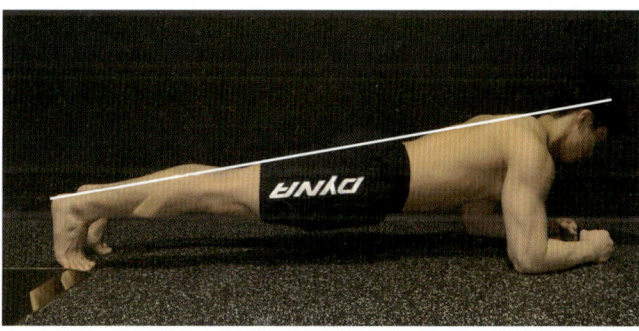

① 골반의 움직임이 자유롭게 된다면 올바른 골반의 자세를 유지할 수 있도록 코어를 강화해야 합니다.

② 플랭크는 훌륭한 코어 운동 중 하나로 사진처럼 몸의 정렬을 유지한 상태로 진행합니다.

③ 만약 자세가 틀어지면(허리가 꺾이거나 엉덩이가 올라가는) 운동의 의미가 없기 때문에 자세를 유지할 수 없을 때는 휴식을 취한 다음 다시 진행하도록 합니다.

골반 후방경사

5단계   예방 / 일상생활 교정

거의 다 왔습니다. 이제 여러분들이 해야 할 것은 지금까지 배운 **골반 중립자세를 항상 유지**하는 것입니다. 앉을 때, 서 있을 때, 걸을 때, 등 모든 상황/순간에서 골반 중립자세를 유지하세요. 특히!! 앉아 있을 때 골반 중립 자세를 더욱더 신경 쓰셔야 합니다.

꼭! 기억해 주세요. 일상생활 모든 동작에서 골반은 항상 중립자세를 유지할 수 있도록 합니다. 어떤 운동이나 동작을 하든, 항상 약간의 복근 수축과 엉덩이 수축이 동반되도록 합니다.

3가지 핵심 생활 팁

1. 너무 푹신한 베개나 소파에 앉지 마세요. (엉덩이가 말릴 가능성이 매우 높습니다.)
2. 물건을 들어 올릴 때 항상 무릎을 구부려 주세요. (무릎을 피고 물건을 들어 올리면 엉덩이가 말릴 수 있습니다.)
3. 의자 높이를 적절하게 설정해 주세요. 의자 높이가 너무 높거나 낮아도 골반에 강력한 영향을 줍니다. (항상 무릎의 각도가 90도 정도가 되도록 설정합니다.)

나쁜 자세를 하면 그만큼 골반 후방경사를 교정하기 위한 시간이 길어질 것입니다. (평생 고칠 수 없을 수도 있습니다.)

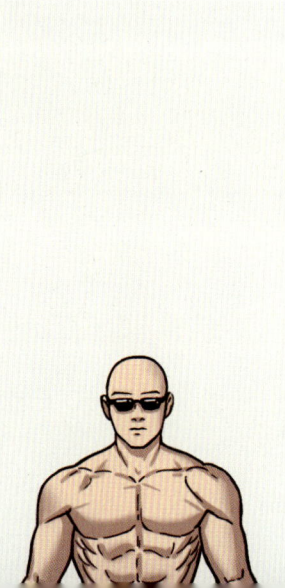

300만 구독자 피지컬갤러리 창립연구진이 만든
체형교정 입문자들을 위한 교과서

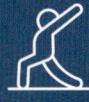

하지 체형 부정렬

PART 03

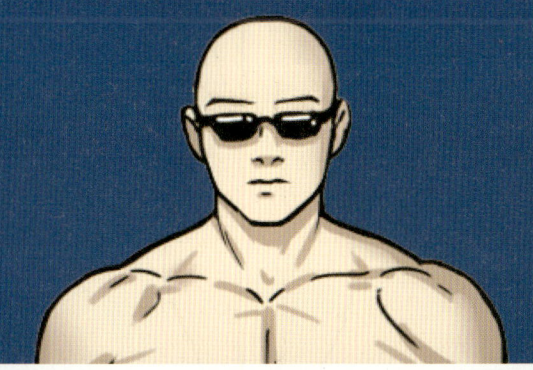

O다리 | X다리 | 반장슬 | 평발

01

O다리

Genu varum

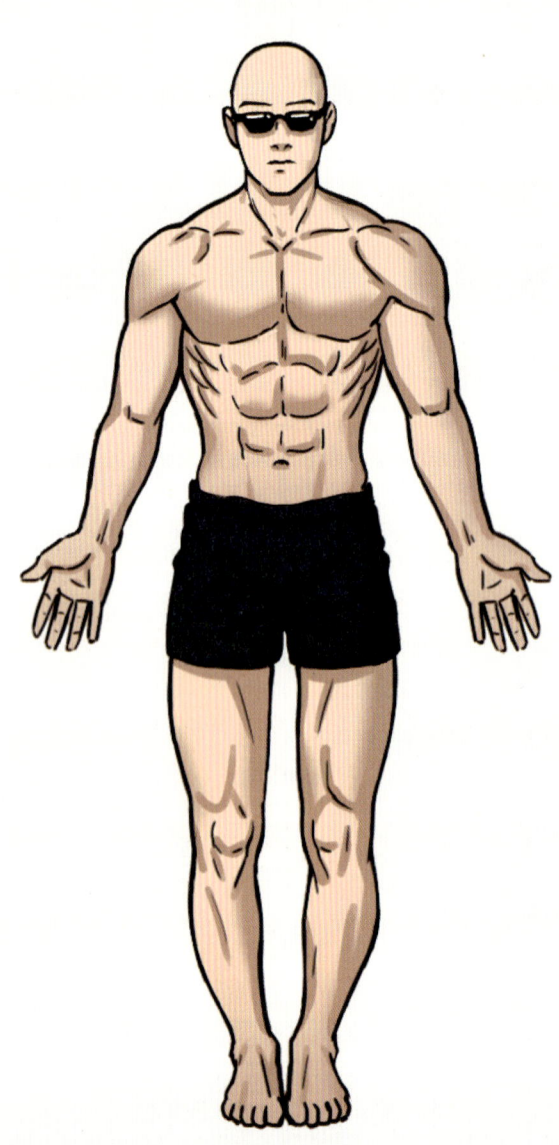

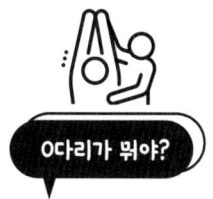

O다리가 뭐지?

   Genu varum, 우리나라 말로 O다리라고 불리는 이 체형은 무릎 모양이 마치 알파벳 O처럼 휘어진 체형을 의미한다. (무릎 사이가 3cm이상 벌어져 있다면 병적인 O다리) 이 체형은 무릎 안쪽에 과도한 스트레스를 줘서 무릎의 연골을 빠르게 닳게 만들고 더 나아가서 각종 퇴행성 무릎 질환을 유발하게 된다.

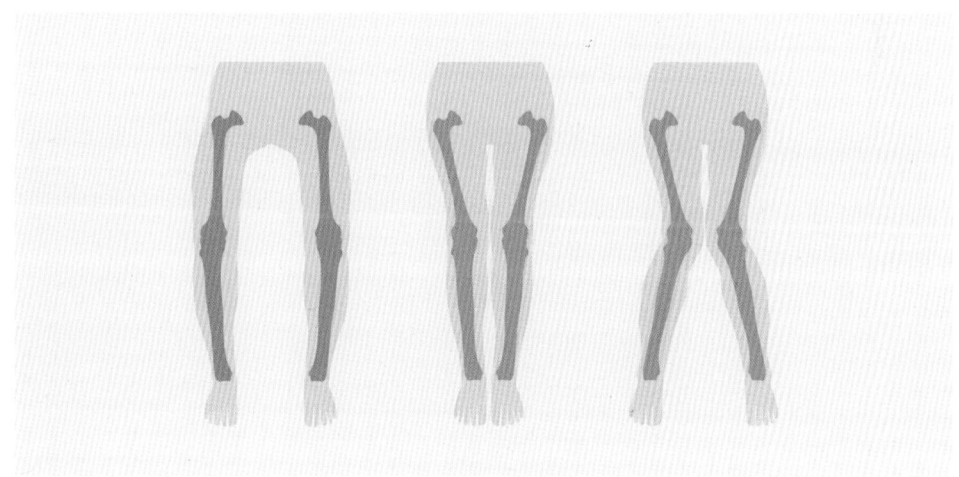

O다리(좌), 정상(중), X다리(우)

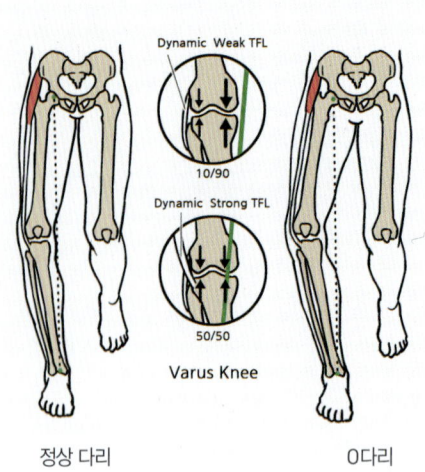

보행, 서 있을 때 무릎에 가해지는 스트레스, 정상(좌), O다리(우)

    실제로 정상 체형의 경우 가만히 서 있을 때 안쪽에는 70%, 바깥쪽에는 30%만큼 스트레스가 가해지지만 O다리 체형의 경우 안쪽에는 90%, 바깥쪽에는 10%만큼 스트레스가 가해져서 무릎 안쪽에 과도한 스트레스를 주게 되고 각종 퇴행성 무릎 질환을 유발하게 된다.

    대퇴근막장근이 정상적으로 수축하는 경우, 걸을 때 5:5 비율로 스트레스가 분산되기 때문에 뼈 자체가 변형된 O다리는 반드시 TFL를 중점적으로 봐야 한다. (이는 다시 후술한다.)

원인

O다리의 원인은 굉장히 다양하며 그 원인은 크게 2가지로 분류할 수 있다.

원인1   뼈 자체의 변형 혹은 기형에 의한 O다리

1. 외반고로 인한 O다리
2. 경골 내반에 의한 O다리
3. 퇴행성 변화에 의한 O다리
4. 경골의 외측변위에 의한 O다리
5. 선천적 기형에 의한 O다리

원인2   근육 불균형에 의한 O다리

1. 고관절 내회전 + 슬관절 과신전
2. 고관절 외회전 + 슬관절 굴곡

원인1 — 뼈 자체의 변형 혹은 기형에 의한 O다리

우선 뼈 자체의 변형이나 기형에 의해 생긴 O다리는 크게 5가지로 분류할 수 있고 일반적으로 이러한 구조적 변형은 수술적 치료 없이는 완치가 어렵다.

1 | 퇴행성관절염

첫 번째로, O다리는 퇴행성관절염에 의해서 나타나기도 하는데 이 경우 뼈 자체가 녹아버리면서 생긴 뼈의 변형으로 대부분 나이가 많고 **무릎은 정면**을 향하는 게 특징이다.

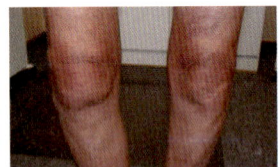

퇴행성 관절염에 의한 O다리

2 | Coxa valga

두 번째로, O다리는 Coxa valga, 우리 말로 외반고(밖굽이엉덩관절) 기형에 의해서도 나타날 수 있는데 이는 대부분 선천적인 기형에 의해 나타나게 되고 후천적인 경우는 감염이나 결핵, 염증 등에 의해서 나타나게 된다.

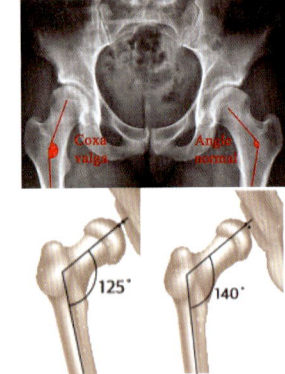

※ 고관절 각도가 120도보다 작으면 내반고(Coxa vara), 130도보다 높으면 외반고(Coxa valga)라고 한다.

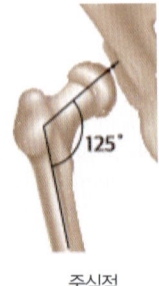
중심점

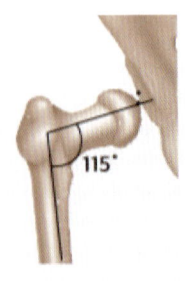
내반고

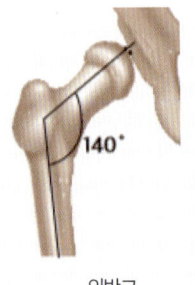
외반고

특히 고관절 각도는 120°~135°가 가장 안정적으로 체중을 지지해 줄 수 있는 각도인데 만약 이러한 각도가 나오지 않는다면 우리의 몸은 최대한 그 각도를 맞추려고 노력(적응)하게 되고 각도가 큰 경우, 무릎을 O다리로 만드는 방식으로 적응하게 된다.

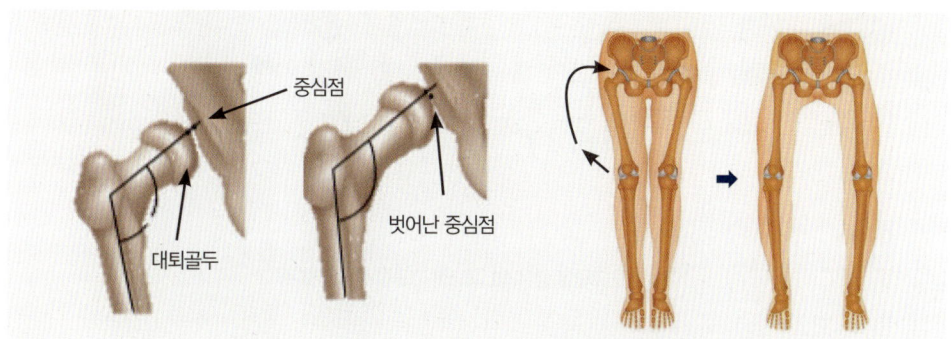

각도가 큰 경우, 대퇴골두가 위로 올라가면서 대퇴골두의 방향이 중심점에서 벗어나게 되는데 이를 해결하기 위해서 인체는 대퇴골두를 아래로 내려서 중심을 맞추게 된다. (대퇴골두는 아래로 내려가고 다리는 벌어져서 O다리 체형이 나타남)

3 | Femoral anteversion

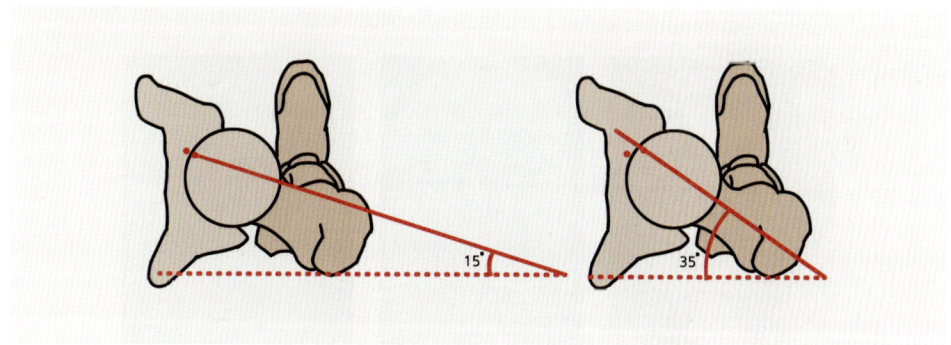

정상적인 고관절 경사(좌), 과도한 고관절 전방경사(우)

세 번째로, O다리는 고관절의 과도한 전경Excessive anteversion에 의해서도 나타날 수 있는데 이 또한 외반고Coxa valga와 마찬가지로 대퇴골두가 중심점에 위치해야 안정적이고 효율적으로 체중을 지지할 수 있기 때문에 그 각도를 맞추기 위해서 인체의 보상성 변형이 나타나게 된다.

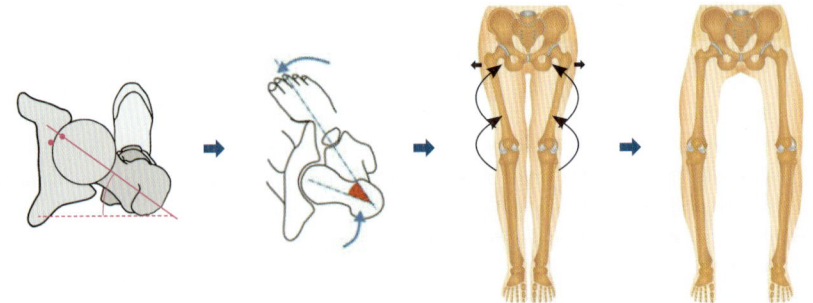

정상적인 고관절 경사(좌), 과도한 고관절 전방경사(우)

  기본적으로 대퇴골두는 약 15도 정도 기울여져 있는 게 가장 좋은데 이러한 각도에서 벗어나게 되면 이를 해결하기 위해서 인체는 대퇴골두를 뒤로 이동시켜서 중심을 맞추게 된다. (대퇴골두는 뒤로 이동되면서 내회전되고 다리는 벌어져서 O다리 체형이 나타남)

※ 고관절 경사는 15~20도가 정상이며 20도 이상인 경우 전경 (Excessive anteversion), 5도 이하인 경우 후경 (Retroversion)이라고 한다.

4 | 선천적 기형

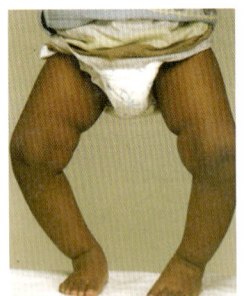 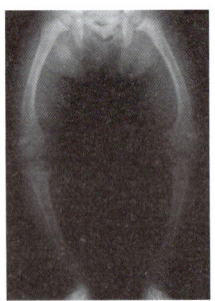 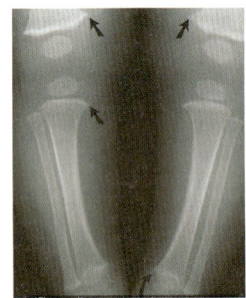

정상적인 고관절 경사(좌), 과도한 고관절 전방경사(우)

  네 번째로, O다리는 블런트씨 병이나 구루병 혹은 골간단부 연골 이형성증 같은 선천적인 기형에 의해서도 나타나게 되는데 이는 대부분 소아에게서 나타나는 선천적인 기형이다.

- **구루병** : 4개월~2세 사이의 비타민D 결핍에 의한 질병
- **블런트씨병** : 원인 불명, 주로 통통한 소아에게서 나타남
- **골간단부 연골 이형성증** : 3~5세 사이, 보행을 시작할 시기에 나타남

※ 단, 0~18개월 사이의 소아는 발달 과정 특성상 O다리가 나타나게 되므로 나이가 어린데 O다리가 나타났다고 무조건 구루병 혹은 블런트씨병을 의심하면 안 된다. (18~30개월 →11자 다리, 3~4년 → X다리, 8~10년 → 정상 다리)

5 | 외측 변이

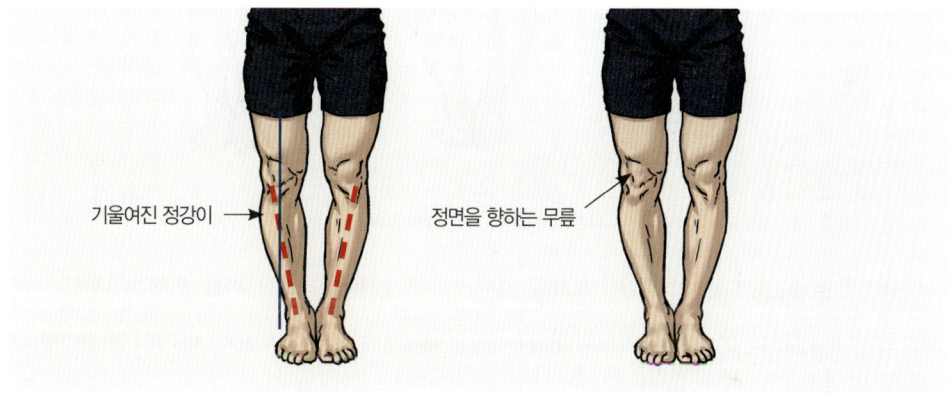

마지막으로 O다리는 경골의 외측 변위에 의해서 나타날 수 있는데 이 경우 무릎은 정면을 향하고 정강이가 기울여져 있는 게 특징이다.

 **근육 불균형에 의한 의한 O다리**

근육의 불균형에 의해 생긴 O다리는 크게 2가지로 분류할 수 있다. 그리고 이러한 O다리는 대부분 비수술 치료 즉, 운동이나 스트레칭 등으로 해결할 수 있다.

1 | 고관절 내회전 + 슬관절 과신전

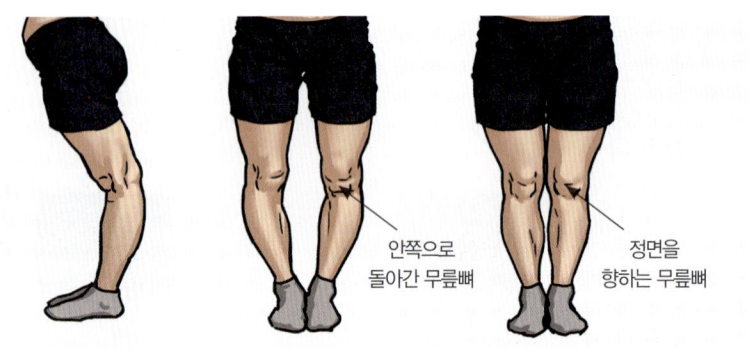

Back knee에 의한 가짜 O다리

대표적으로 Back knee의 경우, 스크류 홈$^{Screw\ home}$기전에 의해서 무릎 위쪽은 내회전 시키고 무릎 아래쪽은 외회전 시키는데(Back knee part 참고) 스크류 홈이 나타나면 겉으로 보기엔 O다리처럼 보이는 가짜 O다리가 나타나게 된다. 그리고 이런 경우, Back knee만 교정해줘도 극적으로 개선되는 걸 관찰할 수 있다.

2 | 고관절 외회전 + 슬관절 굴곡

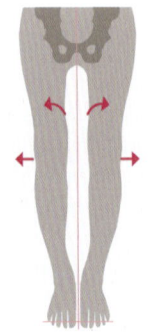 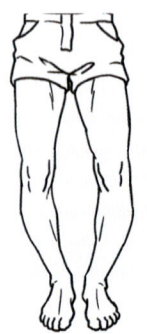 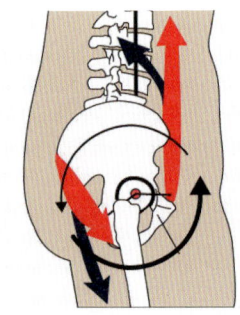

두 번째로, O다리는 고관절 외회전 + 굴곡에 의해서도 나타나게 되는데 이는 골반 후방경사 체형과 매우 밀접한 연관이 있다. 골반 후방경사가 있는 경우, 고관절이 외회전 되면서 무릎이 벌어질 수 있다. (단 골반 후방경사에 의한 O다리는 전체 O다리 중 극소수 나타나는 O다리로 사실상 보기 드문 케이스에 해당한다.)

O다리가 있을 때 짧아질 수 있는 근육들(단축)

고관절 내회전 + 슬관절 과신전 패턴
- 대퇴근막장근(TFL)
- 장경인대(IT Band)
- 내측 햄스트링(Hamstring, medial part)
- 후경골근(Tibialis posterior)
- 비복근(Gastrocnemius)
- 가자미근(Soleus)

고관절 외회전 + 슬관절 굴곡 패턴
- 중둔근 후면(Gluteus medius, post part)
- 이상근(Piriformis)
- 대둔근 상부(Gluteus maximus, upper part)
- 오금근(Popliteus)
- 외측 햄스트링(Hamstring, lateral part)

O다리가 있을 때 늘어날 수 있는 근육들(신장)

고관절 내회전 + 슬관절 과신전 패턴
- 중둔근 후면(Gluteus medius, post part)
- 대퇴직근(Rectus femoris)
- 대둔근 상부(Gluteus maximus, upper part)
- 이상근(Piriformis)
- 외측 햄스트링(Hamstring, lateral part)
- 장요근(Iliopsoas)

고관절 외회전 + 슬관절 굴곡 패턴
- 대퇴사두근(Quadriceps femoris)
- 척추기립근(Elector spinae)

진단 및 평가

진단은 치료 과정에 있어서 첫 단추나 다름없다. 진단이 명확하지 못하면 치료 효과가 매우 떨어질 가능성이 높기 때문에 가급적이면 여러가지 방법으로 교차검증을 하는 게 좋다. 여기서 말하는 교차검증은 X-ray 상에서 회전근개 파열이라는 결과가 나왔다고 해도 그 결과를 보고 확신하는 게 아니라, 이학적 검사Special test, 병력History등의 결과를 비교해서 결과의 신뢰성을 높이라는 뜻이다.(완벽한 검사는 없다.) 정확한 진단을 위해서는 교차검증을 하는 게 좋다!

진단1 사진 촬영

▼ 무릎 모양 확인하기

우선 O다리가 있는 경우, 가장 먼저 거울 앞에 양발을 모아서 편하게 선 자세로 **무릎뼈**의 방향을 체크하는 게 좋다. 무릎뼈가 정면에 있는가? 무릎뼈가 안쪽이나 바깥쪽을 향하는가? 만약 무릎뼈가 정면을 향한다면 그것은 뼈 자체의 변형에 의한 O다리일 가능성이 높고 안쪽이나 바깥쪽을 향한다면 다른 체형이 동반되지 않았는지 확인한다.

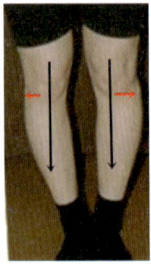 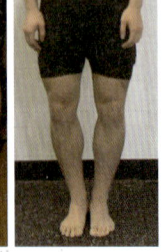 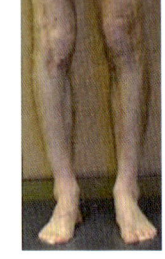 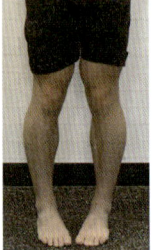

무릎뼈가 정면을 향함   무릎뼈가 안쪽을 향함

 • 무릎이 안쪽/바깥쪽을 향한다면 기능적 문제에 의한 O다리로 교정 가능성이 매우 높다.

진단2 Back knee검사

▼ 무릎 구부리기

정면에서 사진을 찍었을 때 무릎이 안쪽을 향한다면 시선은 정면을 보고 발은 약간 바깥쪽을 향한 상태로 살짝 무릎을 굽히면서 앉아보자. 만약 무릎을 굽혔을 때 다리가 붙는다면 이는 Back knee에 의한 일시적인 O다리로 운동이나 스트레칭 등으로 교정이 가능하며, 반대로 다리가 붙지 않고 떨어진 상태로 무릎이 굽혀진다면 뼈 자체의 변형이 동반된 경우로 완전한 교정을 기대하기 어렵다.

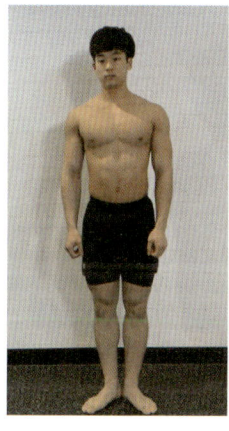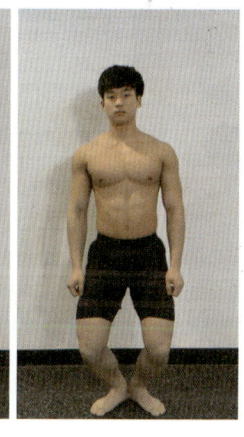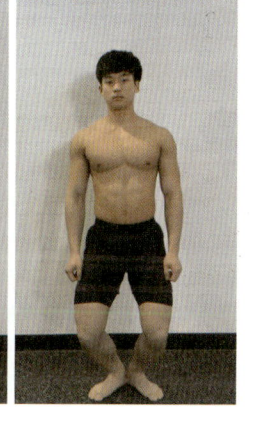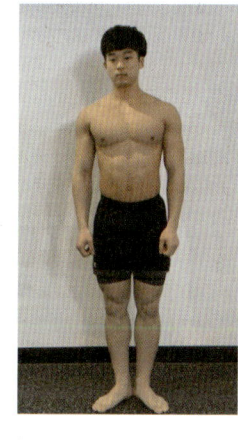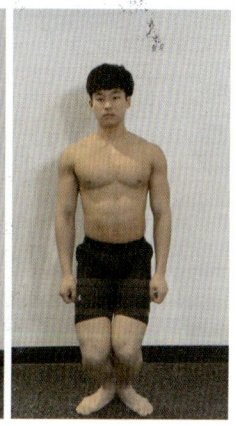

무릎을 굽혀도 다리가 안 붙음   무릎을 굽혔을 때 다리가 붙음

주의
- 일부로 힘을 줘서 무릎을 안쪽으로 모으지 않도록 주의한다. 편하게 앉는 게 중요하다.
- 반드시 양 발은 완전히 붙여준 상태로 시행하는 게 좋다. (발이 떨어진 채로 하면 검사 결과가 부정확함)

진단3 촉진 검사

▼ 진단방법

1. 배꼽이 손 가운데에 있도록 손을 놓고 천천히 복부를 압박하면서 밑으로 내려간다.
2. 복부를 압박하면서 손을 내리다보면 뼈가 만져지는데 바로 그 부위가 '치골'이며 정 가운데에 있는 연골이 치골결합이다.
3. 방금 촉진한 치골결합과 ASIS의 위치를 확인하고, 높이를 비교한다.

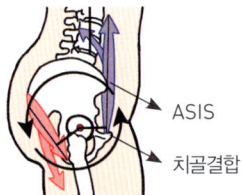

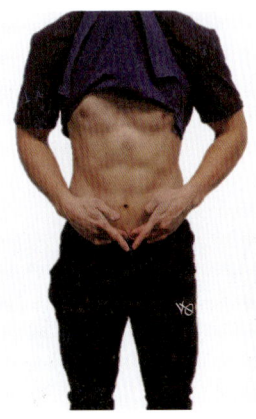 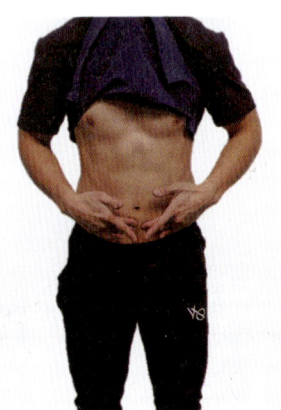 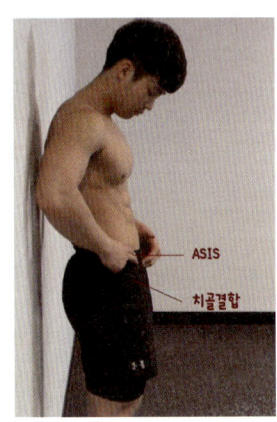

▼ 검사목적

촉진검사의 목적은 골반 경사의 각도를 확인하기 위한 것이다.

▼ 양성 반응

ASIS가 치골결합보다 뒤쪽에 위치한다면 **골반 후방경사**를 의미하며 후방 경사를 교정해주면 O다리 또한 개선될 가능성이 높다.

진단4 고관절 기형 검사

▼ 관절가동 범위(ROM) 확인하기

고관절의 각도는 뼈 자체의 변형이나 기형에 의해서도 틀어질 수 있지만 일시적인 근육의 불균형에 의해서도 틀어질 수 있다. 그리고 일시적인 근육의 불균형이 있다면 엎드려서 측정한 고관절의 각도와 앉아서 측정한 고관절의 각도가 현저하게 차이가 나게 된다. "반대로 뼈 자체의 기형이 있다면 어떤 자세로 측정하든 똑같은 각도로 나타난다."

1 | 내회전 각도 측정

한 손은 무릎 안쪽을 잡고 나머지 한 손은 발목을 잡아서 바깥쪽으로 당겨준다(아래 사진). 어느 정도 다리를 바깥쪽으로 당겨주다 보면 무릎이 움직이게 되는데 이때 각도를 측정한다.

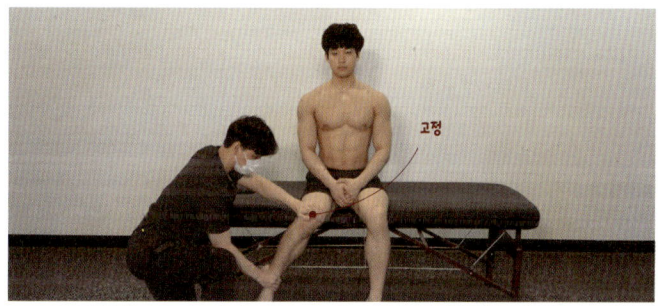

2 | 외회전 각도 측정

한 손은 무릎 바깥쪽을 잡고 나머지 한 손은 발목을 잡아서 안쪽으로 당겨준다(아래 사진). 어느 정도 다리를 안쪽으로 당겨주다 보면 무릎이 움직이게 되는데 이때 각도를 측정한다.

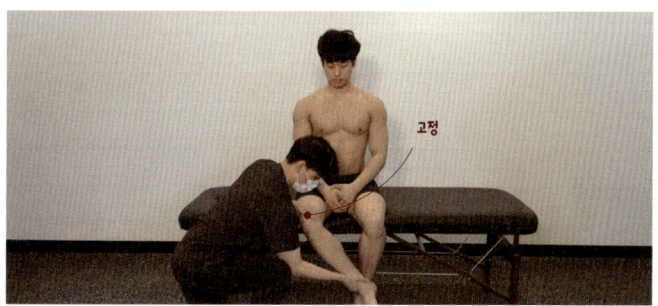

O다리

3 | 엎드려서 재측정

한 손은 골반을 잡고 나머지 한손으로는 다리를 안쪽, 바깥쪽으로 내려주면서 골반이 들리지 않는 범위까지의 각도를 측정한다.

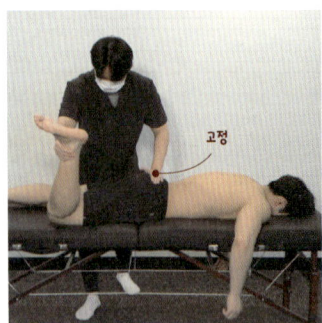
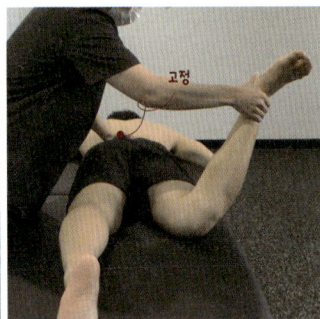

내회전 측정

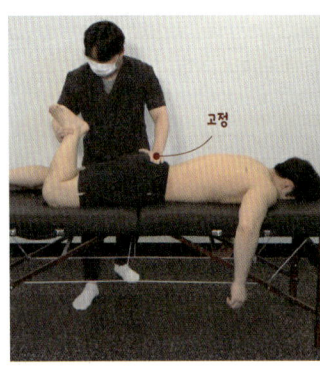
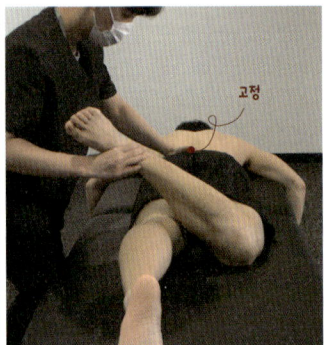

외회전 측정

앉아서 측정한 결과와 엎드려서 측정한 결과가 현저히 차이가 나타난다면 근육의 불균형에 의한 일시적인 O다리일 가능성이 높고 별 차이가 없다면 뼈 자체의 기형에 의한 O다리일 가능성이 높다. 예) 엎드렸을 때는 외회전 각도가 60도가 나왔는데 앉았을 때는 외회전 각도가 30도가 나온 경우 등

주의
- 정상적으로는 외회전은 약 45도, 내회전은 약 40도 정도 벌어진다.

진단5 X-ray 촬영

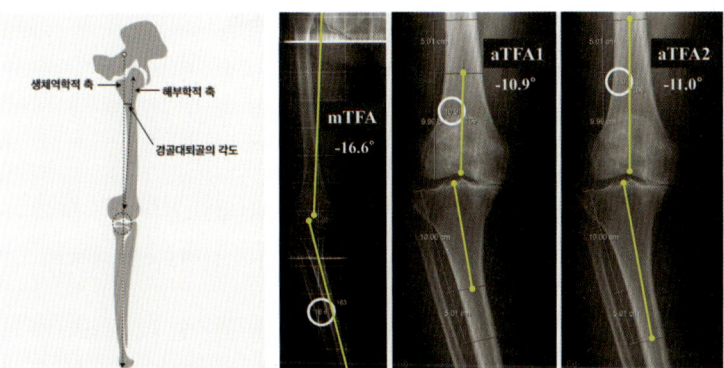

TA(Tibiofemoral angle, 좌), TA가 0도 이하로 측정되는 O다리 X-Ray 사진들

Tibiofemoral angle은 경골의 중심선과 대퇴골의 중심선이 이루는 각도로 정상 범위는 5~7도, O다리는 5도 이하, X다리는 7도 이상으로 측정이 된다.

정리하자면 우선 정면에서 사진을 찍어보고 뼈의 변형에 의한 O다리인지, 일시적인 O다리인지 체크한 다음 Back knee 검사, 골반 후방경사 검사, 고관절 기형 검사를 통해 O다리의 원인을 명확하게 파악한 다음 최종적으로 X-Ray 검사를 통해 O다리를 확진하다. (이 검사들은 자가진단에서 나온 결과를 보다 확실하게 확인시켜준다.)

1 사진 촬영을 통해 구조적 변형, 일시적 변형 구분
2 이학적 검사를 통해 명확한 원인 분석
3 X-ray 촬영을 통해 확진

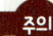 • 참고로 O다리의 원인은 복합적으로 나타날 수 있다.
• 즉, Back knee와 뼈 자체의 기형, 혹은 골반 후방경사+고관절의 기형 등 여러가지 원인이 복합적으로 나타나는 경우가 많다.

교정 및 치료

앞서 말했듯, O다리 교정은 패턴에 따라서 치료법이 완전히 달라지며 패턴은 3개로 분류할 수 있다. 그리고 이 중 1번과 2번은 반드시 보행 교정이 선행되어야 한다.

1. Back knee에 의한 O다리 (보행 교정 필수, 일시적인 변형)
2. 골반 후방경사에 의한 O다리 (보행 교정 필수, 일시적인 변형)
3. 뼈 자체의 변형에 의한 O다리 (뼈 자체의 변형으로 교정이 어려움)

특히 O다리를 가진 사람들은 다리를 모으고 걷는 경향이 있고 X다리를 가진 사람들은 다리를 벌리고 걷는 경향이 있다. 그래서 보행을 교정하지 않으면 계속 악화될 수 있으므로 반드시 선행해서 교정해 줘야 한다.

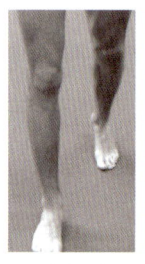 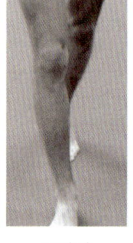 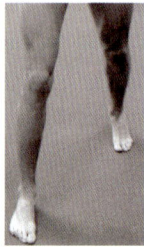

정상다리　　O다리　　X다리

O다리가 있는 사람들은 마치 모델처럼 걷는 경향이 있는데 이 보행을 교정하는 방법은 간단하다. 완전히 반대로 걷는 것이다. 즉 완전히 다리를 벌려서 걷는 것! 이것을 전문용어로 '과교정'이라고 한다. 보행이 교정되면 운동과 스트레칭을 진행하도록 한다.

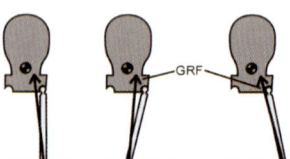

정상다리　O다리　X다리　X다리

Back knee에 의한 O다리

1 | 중둔근 강화를 위한 Clam shell 운동

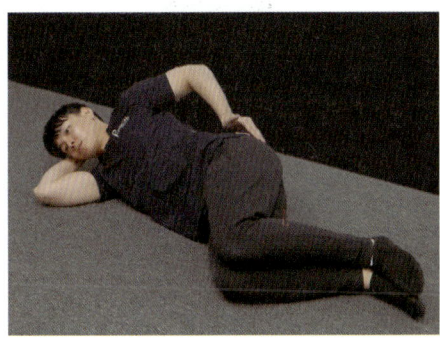 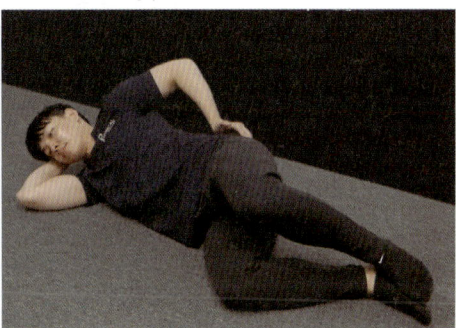

① 옆으로 누운 자세를 취합니다.

② 양쪽 다리를 포개어 무릎을 90°로 굽히고 고관절은 45° 정도 굽힌 자세를 취합니다.

③ 위쪽에 있는 다리의 무릎을 가능하면 끝까지 들어올렸다가 내려줍니다.

④ 이때 양 발은 붙어 있어야 하며 허리가 과도하게 펴지거나 골반이 돌아가지 않도록 합니다.

⑤ 골반 뒤쪽 약간 측면부위에 힘이 들어가도록 시행합니다.

⑥ 10회씩 3set 반복합니다.

2 | 선 자세에서 중둔근 강화 훈련

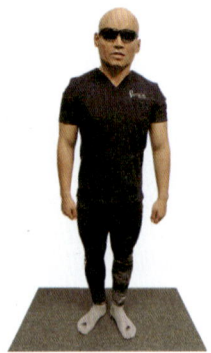 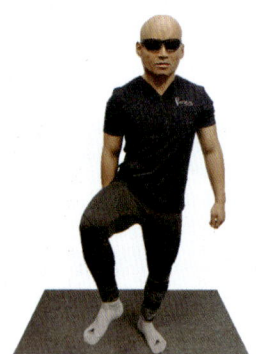

1. 양발을 붙이고 바로 섭니다
2. 한쪽 다리를 들어올려 고관절과 무릎이 90° 정도로 굽혀지도록 합니다.
3. 이때 지탱하고 있는 다리의 고관절이 안쪽으로 회전되지 않도록 가쪽으로 돌리고 다리를 들어 올린쪽 골반이 아래로 떨어지지 않도록 지탱한 쪽 다리의 골반 뒤쪽에 강한 힘을 주도록 합니다.
4. 2번의 자세를 6초씩 유지한 후 돌아오기를 10회 3set 반복합니다.

3 | 선 자세에서 자세교정 훈련

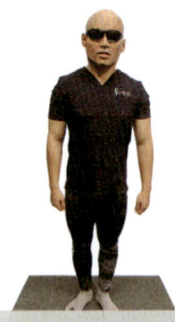 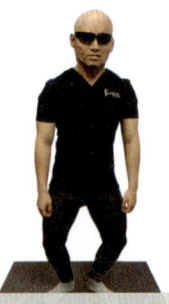

⚠️ 평소에 가만히 서있는 동안 이 자세를 유지하는 것은 O다리의 교정에 가장 중요하다.

1. 양발을 붙이고 바로 섭니다.
2. O다리가 있는 경우 슬개골이 안쪽 방향으로 서로 마주 보고 있는 듯한 형태를 보입니다.
3. 슬개골이 정면을 보도록 고관절을 가쪽으로 돌리고 무릎이 과도하게 펴지지 않도록 살짝 굽힙니다.
4. 이 자세를 6초간 유지 한 후 돌아옵니다.
5. 10회씩 3set 반복합니다.

4 | 계단 오르내리기 동안 슬관절 조절 훈련

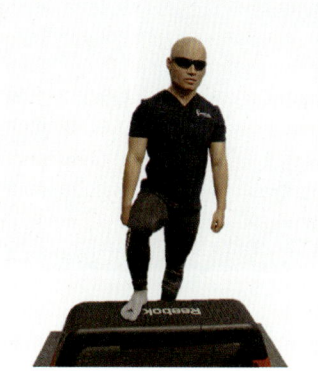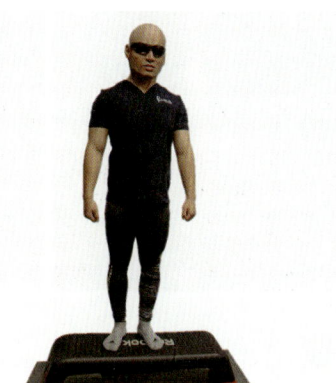

① 계단 위에 한 발을 올리고 올라갑니다.

② 이때 고개를 숙여 올라간 쪽 다리의 슬개골(무릎뼈) 움직임을 유심히 관찰합니다.

③ 정상적으로 둔부 근육과 대퇴사두근이 올바르게 작동한다면 슬개골이 2번째 발가락 위에서 움직입니다.

④ 조절 능력이 부족한 경우, 슬개골이 발 안쪽 방향으로 꺾이듯이 움직일 것입니다.

⑤ 만약 무릎이 발 안쪽으로 꺾인다면 2번째 발가락 위에 슬개골이 위치하도록 의도적으로 조절하면서 계단을 오르내립니다.

⑥ 최대한 천천히 10회씩 3set 반복합니다.

O다리

5 | O다리 통합 운동

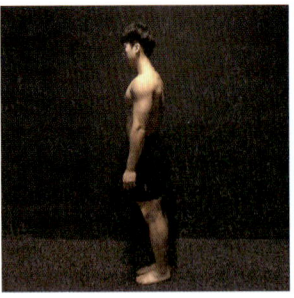 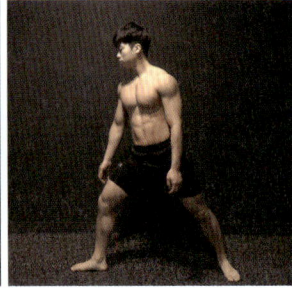 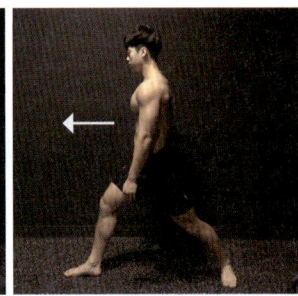

① 선 자세를 취합니다.

② 양발을 앞뒤로 벌리고 뒤쪽 발은 최대한 바깥쪽으로 돌려줍니다. (발끝이 바깥을 향하도록)

③ 뒤쪽 발을 고정한 상태에서 골반은 정면을 향하게 합니다.

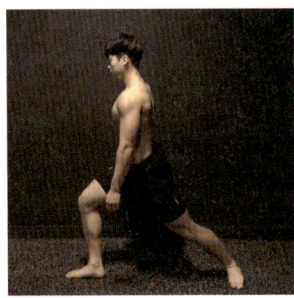 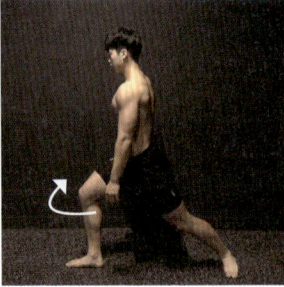 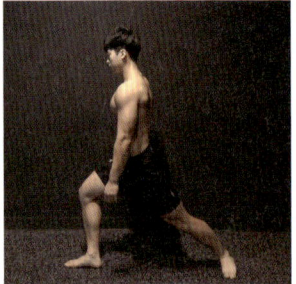

④ 무릎을 약간 굽혀서 런지 자세를 만들어 줍니다.

⑤ 뒤쪽 발과 골반을 고정한 상태에서 앞쪽 발을 바깥쪽으로 돌려줍니다. 이때 햄스트링이 아닌 엉덩이 근육이 수축한다는 느낌이 들어야 합니다. 또한 발이 바닥에서 떨어지지 않도록 주의합니다.

⑥ 20회 4세트 반복합니다.

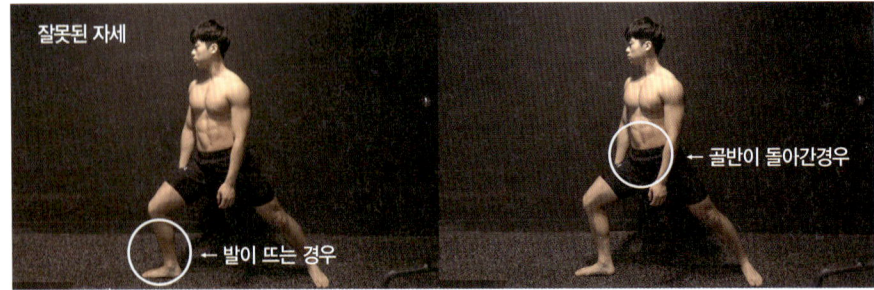

골반 후방경사에 의한 O다리

1 | 복직근 스트레칭

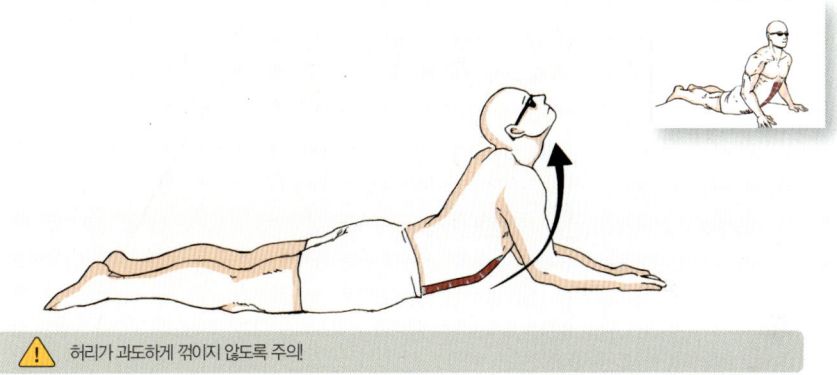

⚠️ 허리가 과도하게 꺾이지 않도록 주의!

① 바닥에 엎드린 다음, 양손으로 체중을 지지한 상태로 허리를 젖혀줍니다.

② 팔꿈치를 완전히 펴주면서 허리를 젖혀주면 조금 더 강력하게 풀어줄 수 있습니다.

③ 복직근 부위가 늘어나는 느낌에 최대한 집중하면서 15초씩 3세트 반복합니다.

2 | 이상근 스트레칭

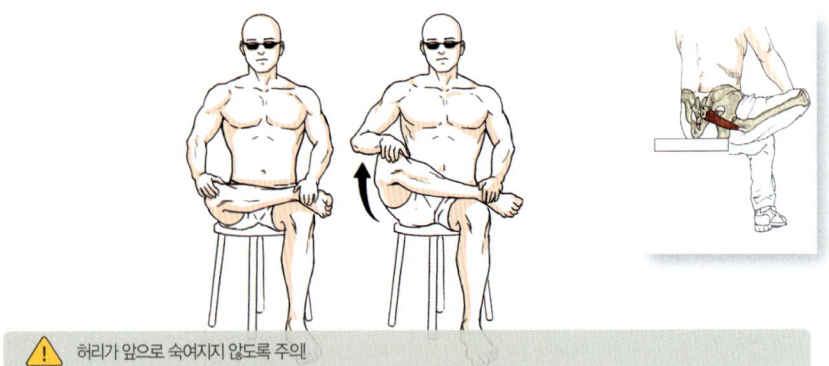

⚠️ 허리가 앞으로 숙여지지 않도록 주의!

① 오른발이 왼쪽 무릎 위쪽에 위치하도록 다리를 교차시켜준 다음, 오른손은 오른쪽 무릎을 잡고 왼손은 오른쪽 발목을 잡아줍니다.

② 왼손은 발목을 잡아서 고정하고 오른손으로 오른쪽 무릎을 잡아서 들어 올려줍니다.

③ 엉덩이 깊숙한 부위가 늘어나는 느낌에 최대한 집중하면서 15초씩 3세트 반복합니다.

3 | 허리 숙여 이상근 늘려주기

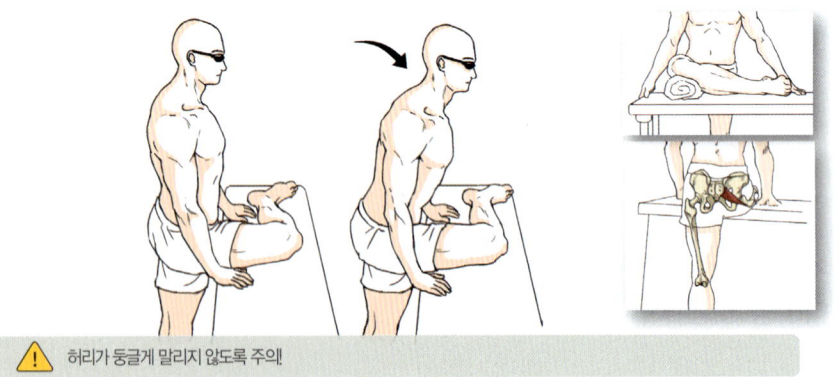

⚠️ 허리가 둥글게 말리지 않도록 주의!

① 오른쪽 발을 탁자나 의자 위에 올려 놓습니다. (높이가 골반 높이보다 낮다면, 베개나 수건을 이용해서 무릎 밑에 깔아줍니다)

② 허리를 세워준 상태에서 그대로 팬티라인을 접어줍니다. 엉덩이 깊숙한 부위가 늘어나는 느낌에 최대한 집중하면서 15초씩 3세트 반복합니다.

4 | 슬괵근 스트레칭

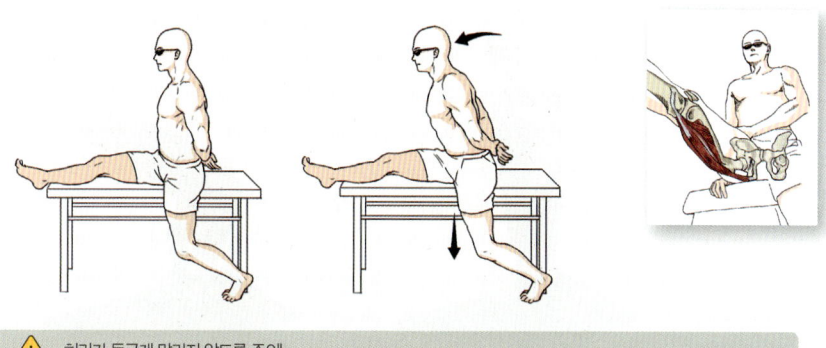

⚠️ 허리가 둥글게 말리지 않도록 주의!

① 양손을 뒷짚고 탁자 위에 다리를 올려놓습니다.

② 허리를 세워준 채로 천천히 숙여줌과 동시에, 바닥에 있는 무릎을 살짝 굽혀줍니다.

③ 대퇴이두근 부위가 늘어나는 느낌에 집중하면서 15초씩 3세트 반복합니다.

5 | 대퇴사두근 강화를 위한 스쿼트

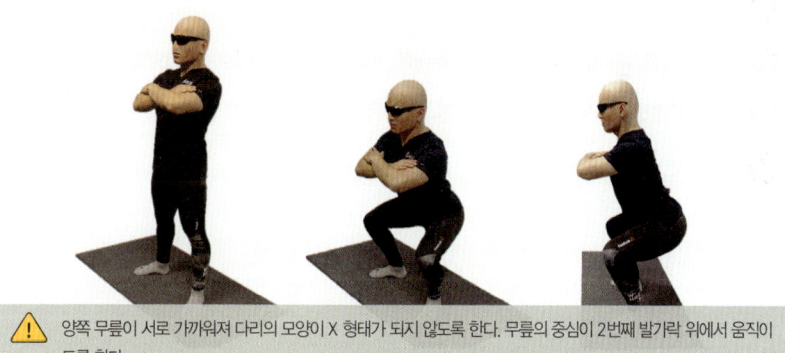

⚠️ 양쪽 무릎이 서로 가까워져 다리의 모양이 X 형태가 되지 않도록 한다. 무릎의 중심이 2번째 발가락 위에서 움직이도록 한다.

① 양발을 어깨너비로 벌리고 서서 무릎을 굽혀 바닥으로 내려갔다가 무릎을 펴 다시 선 자세로 돌아옵니다.

② 이때 무릎이 발가락보다 앞으로 나가지 않도록 해야 하며 허리를 과도하게 굽히거나 과도하게 펴지지 않도록 합니다.

③ 본인의 체력에 맞는 개수로 3set (보통 40개 3set) 반복합니다.

6 | 선 자세에서 고관절 경첩 운동

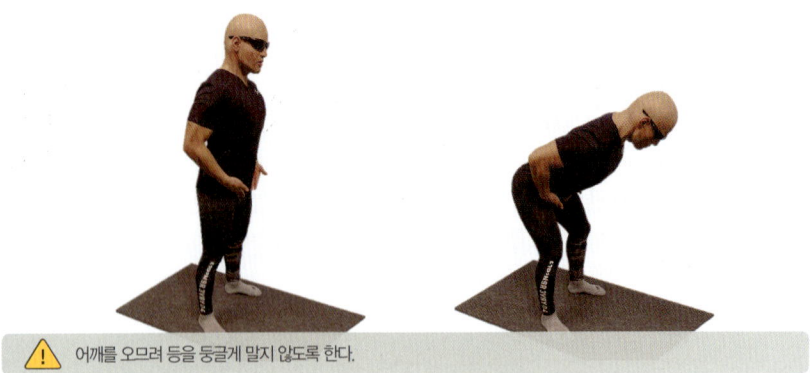

⚠️ 어깨를 오므려 등을 둥글게 말지 않도록 한다.

① 다리를 골반 너비로 벌리고 바로 선 자세를 취합니다.

② 꼬리뼈를 치켜세워 허리를 펴줍니다. 이때 과도하게 치켜세워 허리가 너무 펴지지 않도록 합니다.

③ 허리를 편 상태로 유지한 다음 등을 둥글게 살짝 말아줍니다.

④ 이때 허리가 움직이지 않도록 해야 하며 등을 둥글게 말 때는 명치를 배꼽 방향으로 내려준다는 상상을 하면서 말아줍니다.

⑤ 턱을 당기고 고개를 들어 정면을 응시합니다.

⑥ 팬티라인을 접어준다고 상상하며, 고관절을 이용해 앞으로 기울였다가 돌아옵니다.

⑦ 이때 허리와 등의 움직임은 없어야 합니다. 마치 상체가 막대처럼 뻣뻣하다는 상상을 하며 움직입니다.

⑧ 10회씩 3set 반복합니다.

뼈 자체의 변형에 의한 O다리

뼈 자체의 변형에 의한 O다리를 가진 대부분의 사람들은 TFL근육이 약하기 때문에 반드시 이 근육을 강화해 줘야 한다. 강력한 TFL은 걷거나 달릴 때 무릎에 가해지는 압박을 균등하게 분산시켜 관절염 예방에 큰 도움이 된다.

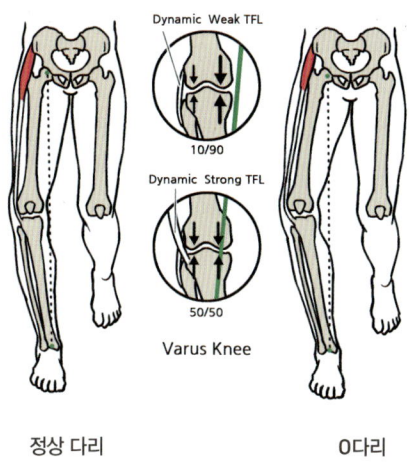

정상 다리   O다리

 1 뼈 변형에 의한 O다리가 있는 경우 의도적인 11자 보행은 O다리의 진행을 악화 시킬 수 있고 슬관절 내측의 관절압박을 증가시킬 수 있다. 따라서 약간의 8자 보행을 장려해야 한다.

2 의도적인 가위 보행(예를 들어 선을 밟고 가듯이 좌우 발을 1자로 놓듯이 보행하는 것) 또한 O다리를 증가시킬 수 있으므로 주의한다.

1 | 중둔근 강화를 위한 Clam shell 운동

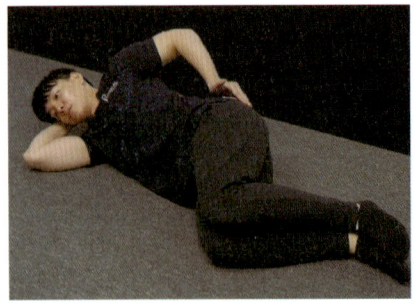
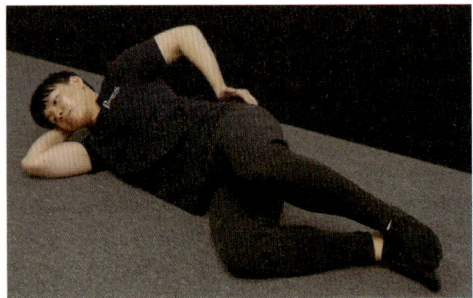

1. 옆으로 누운 자세를 취합니다.
2. 양쪽 다리를 포개어 무릎을 90°로 굽히고 고관절은 45° 정도 굽힌 자세를 취합니다.
3. 위쪽에 있는 다리의 무릎을 가능하면 끝까지 들어올렸다가 내려줍니다.
4. 이때 양 발은 붙어 있어야 하며 허리가 과도하게 펴지거나 골반이 돌아가지 않도록 합니다.
5. 골반 뒤쪽 약간 측면부위에 힘이 들어가도록 시행합니다.
6. 10회씩 3set 반복합니다.

2 | 선 자세에서 중둔근 강화 훈련

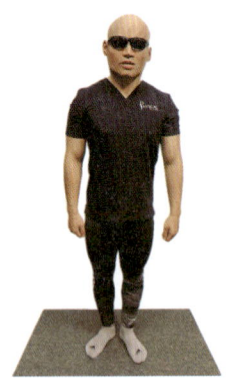
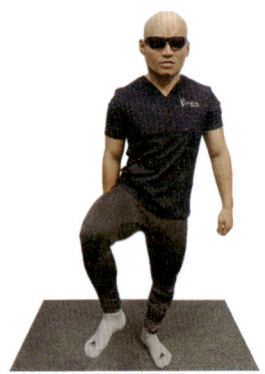

1. 양발을 붙이고 바로 섭니다.
2. 한쪽 다리를 들어올려 고관절과 무릎이 90도 정도로 굽혀지도록 합니다.
3. 이때 지탱하고 있는 다리의 고관절이 안쪽으로 회전되지 않도록 가쪽으로 돌리고 다리를 들어 올린쪽 골반이 아래로 떨어지지 않도록 지탱한 쪽 다리의 골반 뒤쪽에 강한 힘을 주도록 합니다.
4. 2번의 자세를 6초씩 유지한 후 돌아오기를 10회 3set 반복합니다.

3 | 오금근 강화 운동

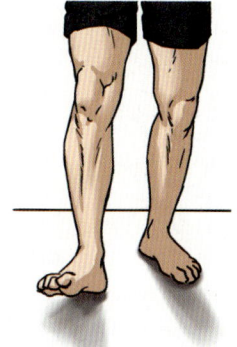 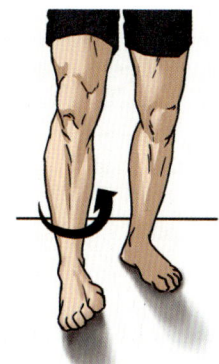

① 바로 선 자세를 취합니다.

② 오금근을 강화하고자 하는 다리를 약간 앞쪽으로 하여 무릎을 살짝 굽힙니다.

③ 정강이를 안쪽으로 돌려 발을 안쪽으로 향하도록 위치시켰다가 원위치로 다시 돌아옵니다.

④ 발 안쪽에 세라 밴드를 통해 저항을 주면 더 좋습니다.

⑤ 10회씩 3set 반복합니다.

4 | 바닥에 누워 내전근 스트레칭

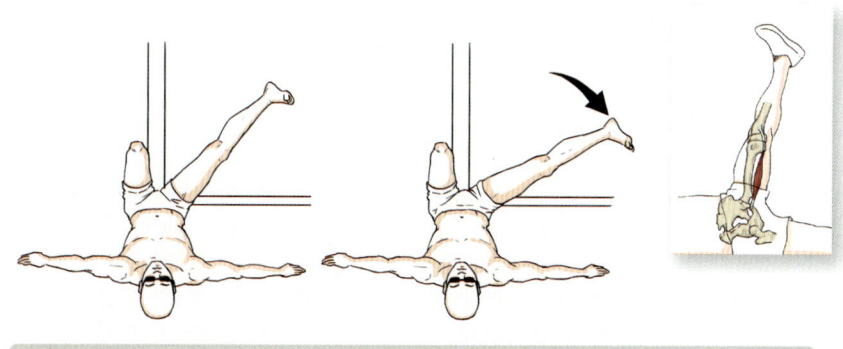

⚠ 골반이 움직이지 않도록 주의!

① 바닥에 누워서 문이나 모서리 사이에 한쪽 무릎을 굽혀 고정시켜줍니다.

② 반대쪽 무릎을 완전히 펴준 상태로 천천히 바깥쪽으로 벌려줍니다.

③ 내전근 부위가 늘어나는 느낌에 집중하면서 15초씩 3세트 반복합니다.

5 | 선 자세로 내전근 스트레칭

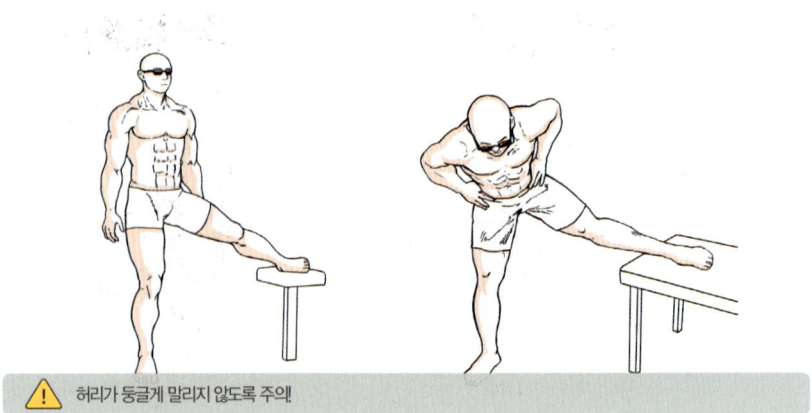

⚠️ 허리가 둥글게 말리지 않도록 주의!

① 적당한 높이의 의자나 계단에 발가락이 정면을 향하게 다리를 올려줍니다.

② 허리를 세워준 상태로 천천히 숙여줍니다.

③ 내전근 부위가 늘어나는 느낌에 집중하면서 15초씩 3세트 반복합니다.

6 | 장경인대 강화를 위한 hip airplane exercise

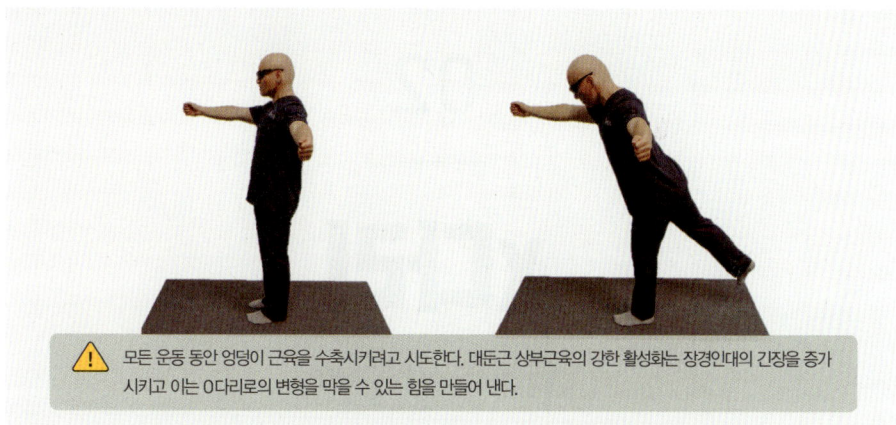

⚠️ 모든 운동 동안 엉덩이 근육을 수축시키려고 시도한다. 대둔근 상부근육의 강한 활성화는 장경인대의 긴장을 증가시키고 이는 O다리로의 변형을 막을 수 있는 힘을 만들어 낸다.

① 오른쪽 다리를 무릎을 펴 약간 뒤로 뻗고 다리의 방향과 평행하게 상체를 앞으로 기울입니다.

② 왼손은 몸 옆에 나란히 팔을 벌려 위치시키고 오른손은 앞으로 나란히 자세를 취합니다.

③ 천천히 오른쪽 다리를 들어 올리면서 상체도 다리와 평행하게 천천히 앞으로 기울입니다.

④ 동시에 무릎을 굽힌다. 이때 허리가 굽혀지거나 오른쪽 무릎이 굽혀지지 않도록 주의합니다.

⑤ 자세를 유지하면서 천천히 바로 선 자세로 되돌아옵니다.

⑥ 10회씩 3set 반복합니다.

02

X다리

Genu valgus

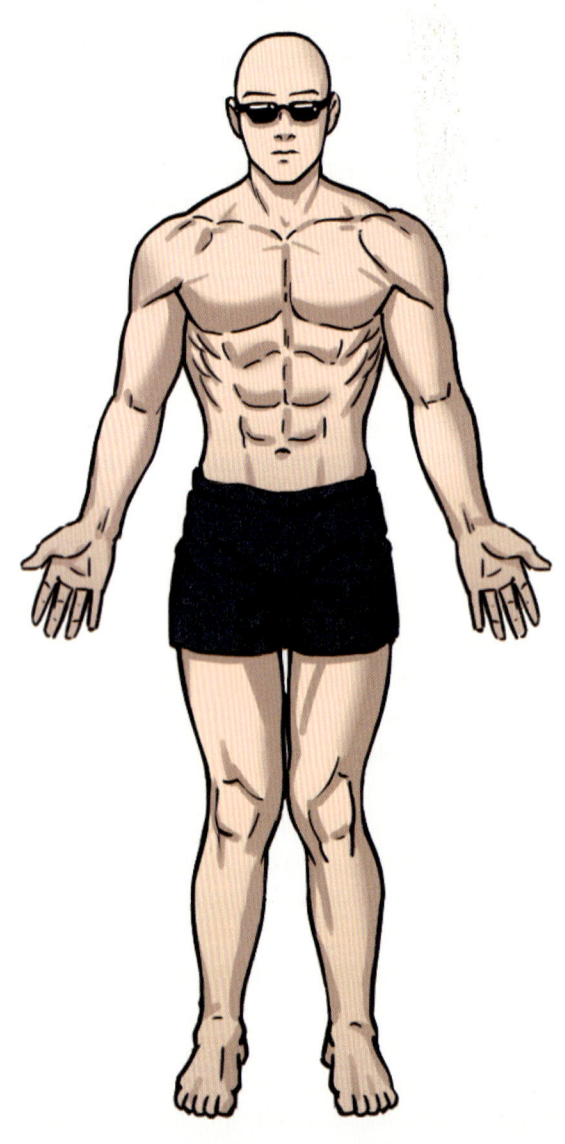

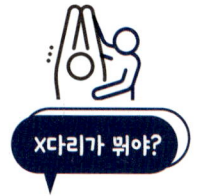

X다리가 뭐지?

X다리는 무릎뼈가 안쪽으로 쏠린 체형을 의미합니다. 전문 용어로 '외반슬'이라고 부릅니다. X다리(외반슬)가 있으면 무릎에 여러가지 문제가 생길 수 있는데 대표적으로는 무릎 관절염, 반월판 손상 등이 있습니다.

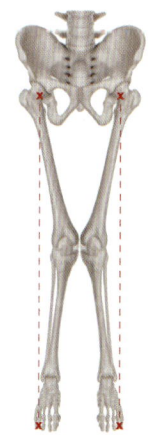
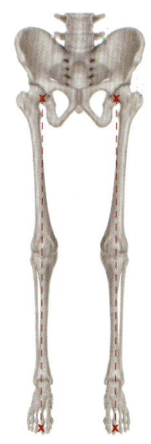

KNOCK – KNEE   NORMAL

X다리가 왜 생긴 걸까?

X다리를 교정하는데 있어서 X다리가 왜 생겼는지 분석하는 것은 아주 중요한 일입니다. (X다리 교정법은 그 원인에 따라서 완전히 바뀌기 때문) X다리의 원인은 총 4가지로 구분할 수 있습니다.

A 근육 불균형 (보행)

X다리는 내전근이 긴장하면서 생기는 경우가 많습니다. 그리고 내전근이 긴장하는 원인은 대부분 보행 패턴 혹은 안 좋은 생활 습관과 매우 밀접한 연관이 있습니다.

일반적으로 걷는 모습을 상상하면 사실 그냥 다리를 굽혔다가 펴는 것만 생각하기 쉬우나, 걸을 때는 반드시 고관절이 안으로 회전하는 움직임이 나타나야 합니다. 즉, 골반이 씰룩이면서 움직이는 게 아니라 다리를 축으로 고관절이 회전하면서 골반이 움직이고 보행이 일어나게 됩니다.

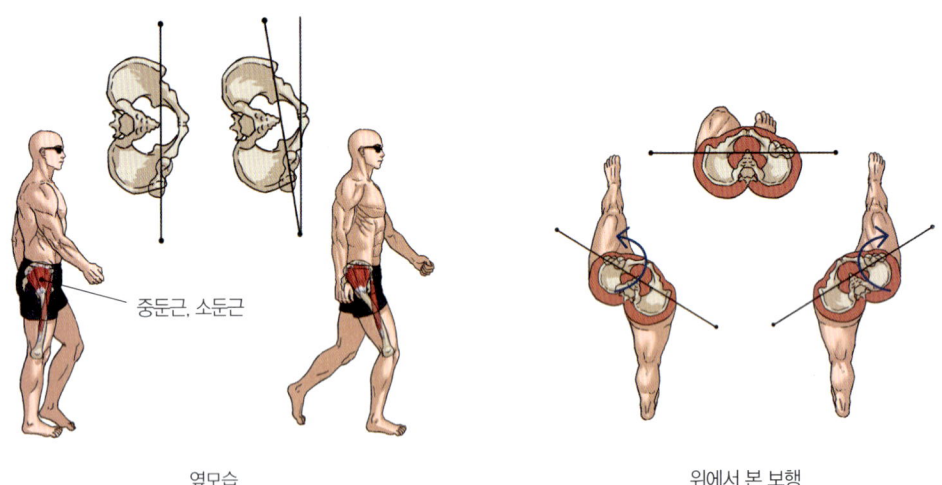

옆모습　　　　　　　　위에서 본 보행

그리고 이때 쓰이는 근육이 대표적으로 중둔근, 소둔근, TFL인데 장시간 좌식 생활 등에 의해 이 근육들이 약해지면 어떻게 해서든 동작을 수행하기 위해 '내전근'이 대신 수축하게 되면서 걷게 됩니다. 특히 내전근도 내회전을 일으킬 수 있는 근육이기 때문에 위 근육들이 약해지면 내전근이 주로 수축하게 되는데 원래 내전근은 내회전보다는 다리를 모아주는 역할을 주로 하기 때문에 걸으면 걸을수록 다리가 안으로 모이면서 X다리가 나타나게 됩니다.

B 후관절낭

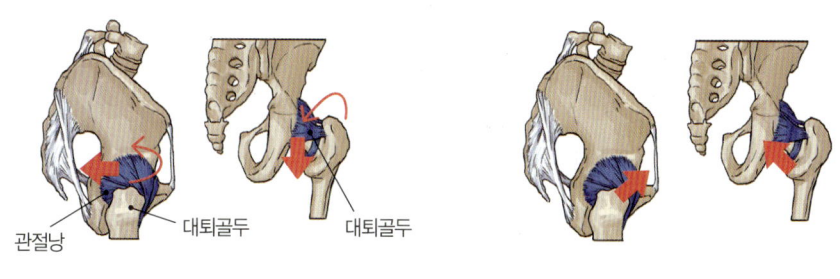

관절낭 대퇴골두   대퇴골두

정상   비정상
(대퇴골두가 뒤쪽으로 움직이지 않아서 다리가 안쪽으로 움직이게 됨)

X다리는 고관절 뒤쪽에 위치한 후관절낭이 긴장되는 경우에도 나타날 수 있습니다. 관절낭은 관절 주변을 감싸는 일종의 결합조직으로 기본적으로 고관절이 안쪽으로 회전하기 위해서는 (고관절 내회전) 대퇴골두가 뒤쪽으로 움직일 수 있어야 하지만, 후관절낭이 끈적끈적하게 유착되어 있는 경우 대퇴골두가 뒤쪽으로 움직이지 못하게 되면서 고관절 내회전이 제한되고 이는 앞서 설명했던 보행 패턴에도 강력한 영향을 끼쳐서 내회전을 보상하기 위해 다리를 모아서 걷는 형식으로 나타나게 됩니다. 즉 내회전근육 대신 내전근을 사용해서 걷게 만듭니다.

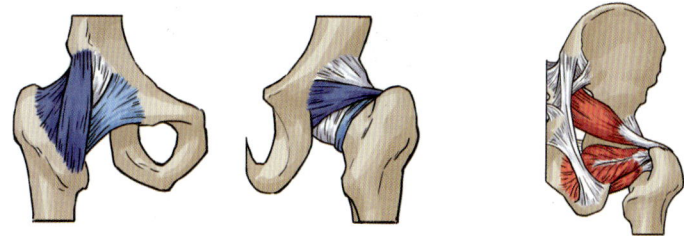

일반적으로 고관절의 후관절낭은 장시간 좌식 생활로 인해 이상근, 폐쇄근 등의 고관절 외회전근이 뭉치면서 주변에 붙어 있는 후관절낭이 같이 유착되는 경우가 많습니다. 그리고 이런 경우 아빠다리(정좌)를 할 때 무릎이 바닥에 닿지 않는 경우가 많습니다.

C 내반고

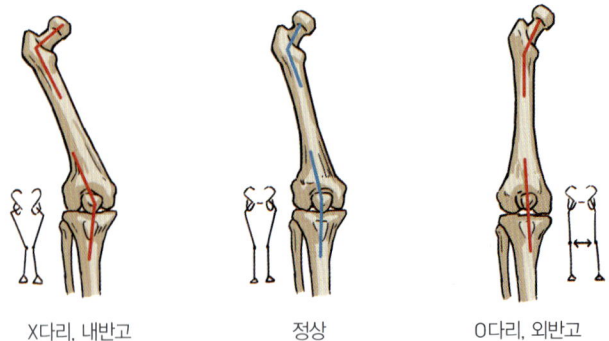

X다리, 내반고   정상   O다리, 외반고

X다리나 O다리는 선천적인 다리뼈의 기형에 의해서도 나타날 수 있습니다. X다리는 내반고Coxa vara에 의해서 나타나게 되는데 우리 몸은 고관절의 정상결합(대퇴골두가 고관절에 잘 맞물리지 않으면 보행 자체가 불가능)을 유지하기 위해 고관절이 자동적으로 내전되기 때문에 내반고가 있는 경우 자연스럽게 X다리가 형성됩니다.

안타깝게도 이런 경우 교정이 어려우나, 내반고가 있는 사람들 대부분은 첫 번째, 두 번째 원인도 동반된 경우가 많아서 개선의 여지는 충분히 있습니다.

D 평발

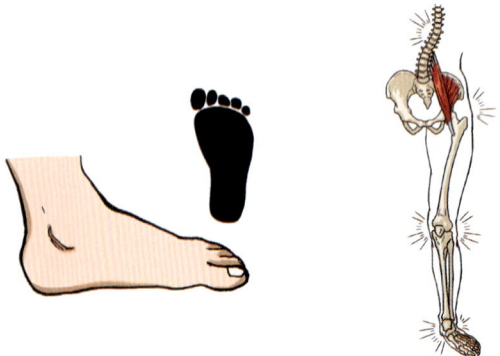

평발이 있는 경우 그 보상 패턴으로 경골과 대퇴골의 내회전과 슬관절의 외전을 유발하게 됩니다. 또한 평발에 의한 X다리의 경우 고관절 내회전, 슬관절 굴곡 패턴이 동반됩니다.

긴장되는 근육

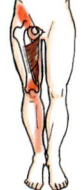 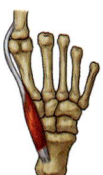 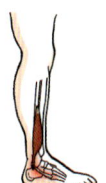 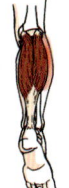 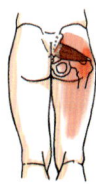

내전근   무지외전근   단비골근   비복근   이상근

약해지는 근육

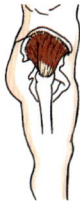 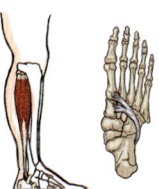 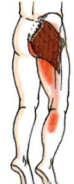 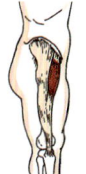

중둔근   장비골근   대둔근   대퇴근막장근

교정 및 치료

평가1 X다리 자가진단

X다리는 자가진단법은 아주 간단합니다. 양쪽 무릎을 편 상태로 다리를 붙이고 설 때, 양쪽 발목이 붙지 않는다면 X다리입니다.

▼ 평가법

1 | 거울을 보고 편안한 자세로 섭니다.
2 | 양쪽 무릎을 붙여봅니다.
3 | 만약 양쪽 무릎을 붙이고 섰을 때 양쪽 발목이 붙지 않는다면 X다리를 의심할 수 있습니다.

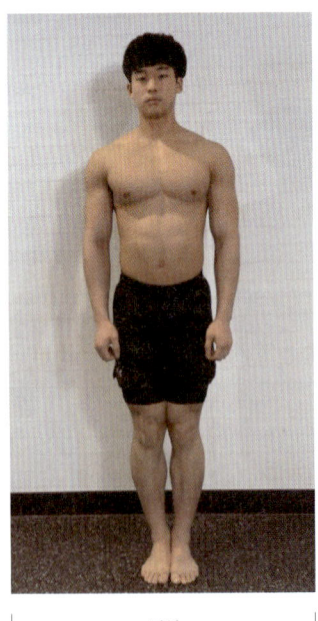
정상

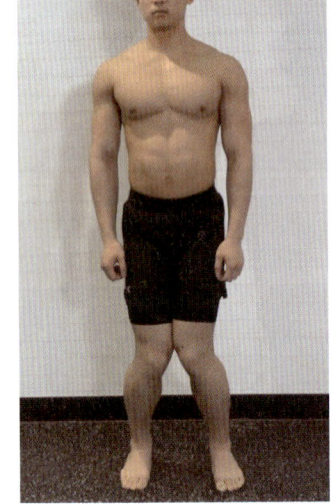
X다리

평가2 평발

> ▼ 평가법

1 | 바로 선 자세에서 자신의 발을 봅니다.
2 | 발 안쪽 가운데 아치에 손가락을 넣어봅니다.
3 | 만약 손가락 끝마디가 들어간다면 정상입니다.
4 | 하지만 손가락이 전혀 들어갈 수 없거나 아주 조금만 들어간다면, 아치가 무너져 평발이 된 상태를 의심해 볼 수 있습니다.
   → 평발이 있는 경우, 평발로 인한 보상 패턴으로 경골과 대퇴골의 내회전과 슬관절의 외전을 유발하여 X다리로 이어질 수 있습니다.

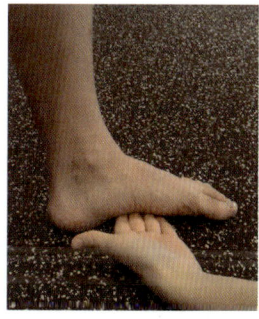
정상

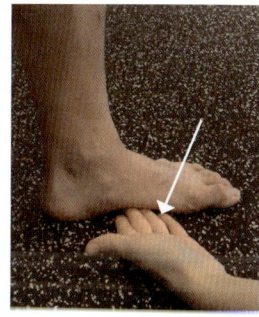
평발

평가3   내반고 (Coxa vara)

▼ 평가법

내반고는 안타깝게도 자가진단이 불가능합니다. 내반고는 X-Ray or MRI 등의 영상진단을 통해서 확인할 수 있습니다. 내반고가 있다면 고관절의 각도가 105도 이하로 나타나게 됩니다.

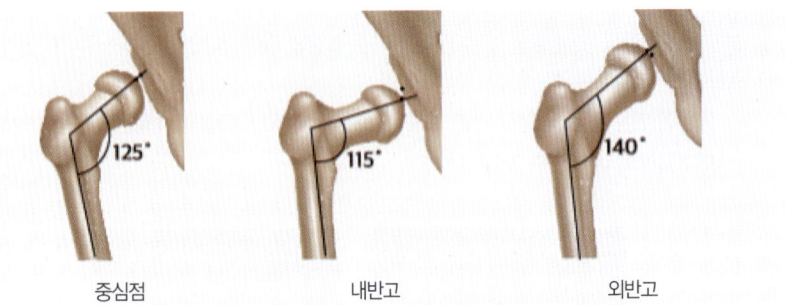

중심점   내반고   외반고

교정 및 치료

X다리 교정 운동법

시작하기 앞서 주의사항을 알려 드리겠습니다.

첫 번째 교정 운동을 할 때 최소한 20~30분 이상은 투자하세요. 짧고 굵게 하는 운동은 재활 운동이 될 수 없습니다.

두 번째 아래의 프로그램은 주 2회 운동 프로그램입니다. 이 프로그램을 따라 한다고 즉각적으로 몸이 좋아지지는 않습니다. 다소 시간이 소요될 수 있으니 참고하세요.

세 번째 이 프로그램은 몸의 한계를 뛰어넘기 위한 프로그램이 아닙니다. 이 운동을 하는 동안 통증을 호소해서는 안 되니 만약 통증이 있다면 반드시 전문가의 상담을 받도록 합니다.

▼ X다리는 동반된 증상에 따라 다르게 교정해야 합니다.

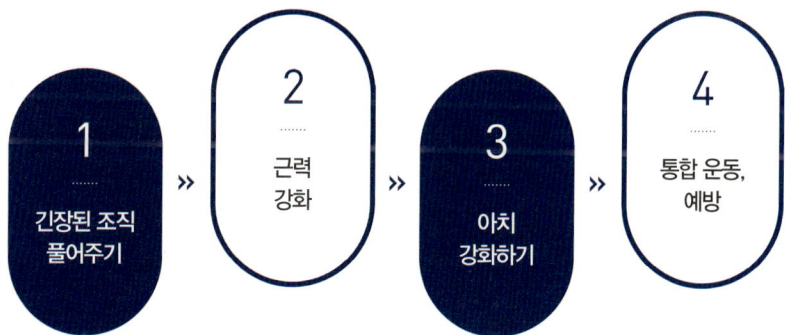

X다리 교정법

 **내전근 풀어주기**

1 | 바닥에 누워 내전근 스트레칭

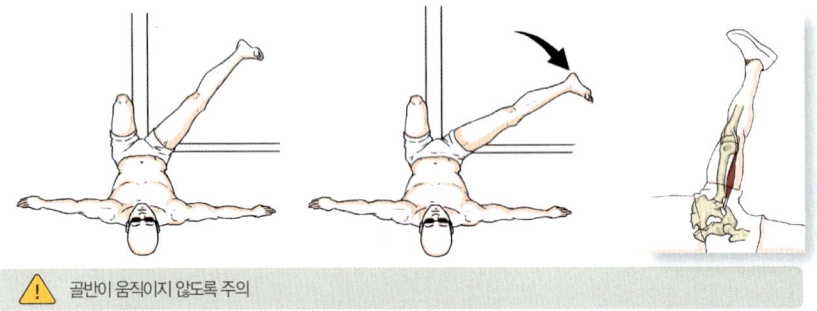

⚠️ 골반이 움직이지 않도록 주의

1. 바닥에 누워서 문이나 모서리 사이에 한쪽 무릎을 굽혀 고정시켜줍니다.
2. 반대쪽 무릎을 완전히 펴준 상태로 천천히 바깥쪽으로 벌려줍니다.
3. 내전근 부위가 늘어나는 느낌에 집중하면서 15초씩 3세트 반복합니다.

2 | 선 자세로 내전근 스트레칭

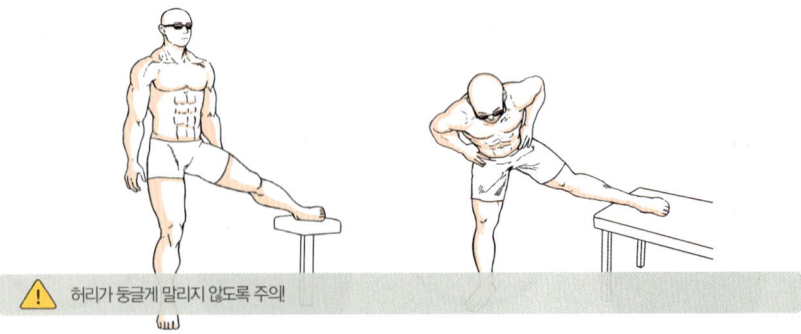

⚠️ 허리가 둥글게 말리지 않도록 주의!

1. 적당한 높이의 의자나 계단에 발가락이 정면을 향하게 다리를 올려줍니다.
2. 허리를 세워준 상태로 천천히 숙여줍니다.
3. 내전근 부위가 늘어나는 느낌에 집중하면서 15초씩 3세트 반복합니다.

3 | 대퇴근막장근 풀어주기

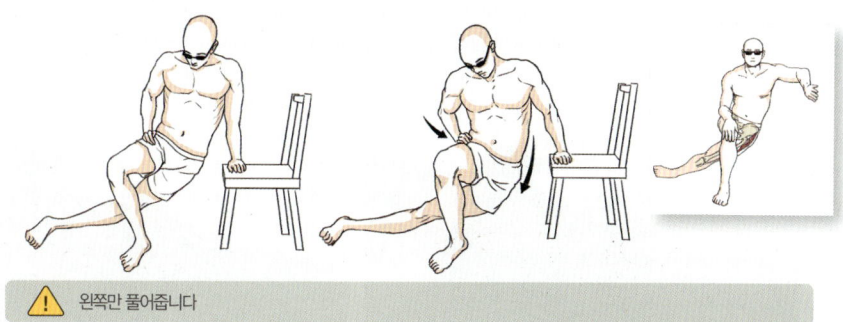

⚠️ 왼쪽만 풀어줍니다

① 한 손으로 의자를 잡아서 체중을 고정해준 다음, 한쪽 다리는 무릎을 굽혀 앞쪽에 위치시키고 반대쪽 다리는 무릎을 펴준 상태로 뒤쪽으로 뻗어줍니다.

② 반대쪽 손은 골반을 잡아서 누르고 골반은 최대한 아래쪽으로 늘려줍니다.

③ 골반 바깥쪽이 늘어나는 느낌에 집중하면서 15초 3세트 반복합니다.

4 | 고관절 관절가동술

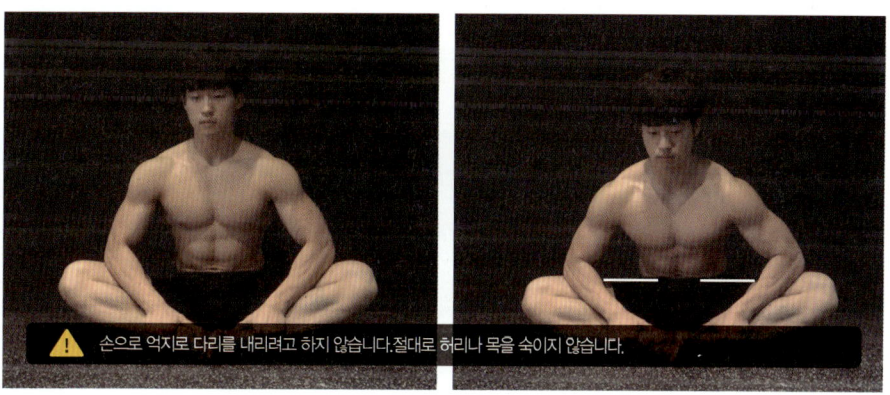

⚠️ 손으로 억지로 다리를 내리려고 하지 않습니다. 절대로 허리나 목을 숙이지 않습니다.

① 벽에 등을 기댄 상태로 앉습니다.

② 최대한 허리를 곧게 세워줍니다. (사진 참고)

③ 양 발바닥을 서로 붙여줍니다. (사진 참고)

④ 다리를 최대한 내려주도록 합니다.

⑤ 60초 동안 유지한 다음 3번 반복해 줍니다.

5 | 고관절 근력 강화 고관절 외회전 운동

이 운동은 단순한 근력 강화 운동이 아닙니다. 이 운동을 통해 여러분들은 반드시 고관절 외회전근과 외전근을 수축하는 방법에 대해서 정확하게 배워야 합니다. 만약 이 근육들을 제대로 수축하는 방법을 익히지 못한다면, 이후 단계를 진행할 수 없습니다.

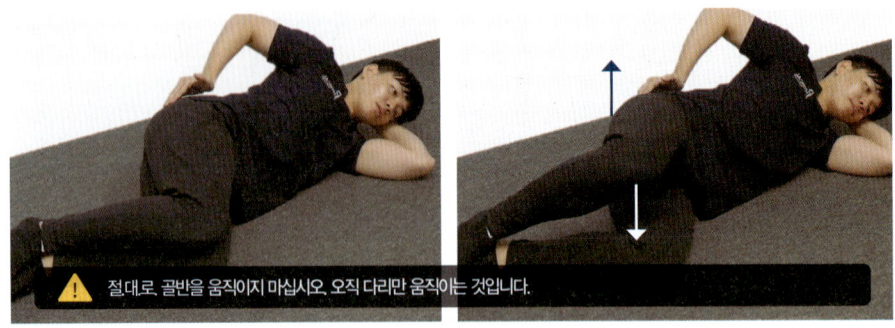

⚠️ 절대로, 골반을 움직이지 마십시오. 오직 다리만 움직이는 것입니다.

① 무릎을 90도 구부린 상태로 옆으로 눕습니다. (사진 참고)
② 양 발목은 붙인 상태로 위쪽에 있는 발만 최대한 높게 올려줍니다. (이때 절대 골반이 움직이지 않도록 주의 합니다.)
③ 엉덩이 쪽 근육이 수축하는 느낌에 집중합니다.
④ 최대한 올라간 상태에서 3~5초 정도 버틴 다음 20번 반복해 줍니다.

6 | 고관절 외전 운동

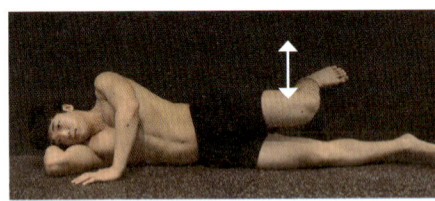 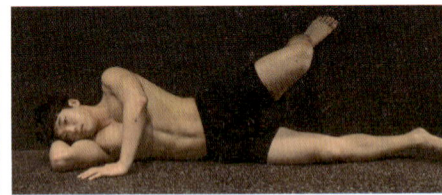

⚠️ 허리와 골반은 항상 중립을 유지할 수 있도록 합니다. 또한 운동할 때 아래쪽 다리에 힘을 과도하게 주지 마십시오.

① 벽에서 30cm 정도 떨어진 상태로 옆으로 눕습니다.
② 아래쪽에 있는 다리는 살짝 무릎을 굽혀서 자세를 안정 시켜 줍니다.
③ 위쪽 다리로 벽을 짚고, 발뒤꿈치에 힘을 줘서 벽에 단단히 고정 시킵니다.
④ 벽에 고정 시키는 힘을 유지하면서 위아래로 미끄러지듯이 움직여 줍니다.
⑤ 이때 엉덩이 바깥쪽(외전근)이 수축하는 느낌에 집중합니다.
⑥ 최대한 올라간 상태에서 3~5초 정도 버틴 다음 20번 반복해 주고, 반대쪽도 반복합니다.

7 | 대퇴사두근 강화하기

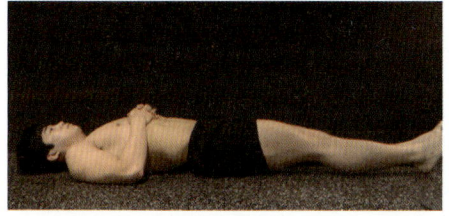 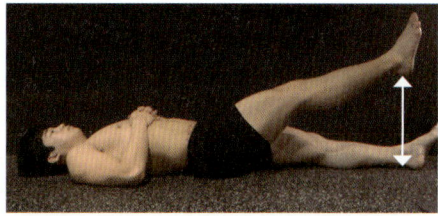

⚠️ 운동 내내 무릎은 항상 완전히 펴진 상태를 유지해야 합니다.

1. 바닥에 눕습니다. (사진 참고)
2. 무릎을 완전히 편 상태로 다리를 들어 올립니다. (사진 참고)
3. 무릎 근육(대퇴사두근)에 힘이 들어가는 느낌에 집중합니다.
4. 30cm 정도 들어 올렸다가 내려줍니다.
5. 30번 반복한 다음 반대쪽도 반복해 줍니다.

8 | 슬와근 강화하기

슬와근 또한 올바른 무릎 정렬을 유지하기 위해 반드시 강화해야 할 근육 중 하나입니다.

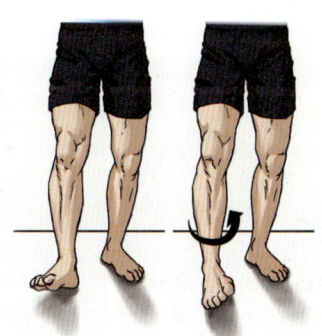

1. 바로 선 자세를 취하고,
2. 슬와근을 강화하고자 하는 다리를 약간 앞쪽으로 하여 무릎을 살짝 굽혀줍니다.
3. 정강이를 안쪽으로 돌려 발을 안쪽으로 향하도록 위치시켰다가 원위치로 다시 돌아옵니다.
4. 발 안쪽에 세라 밴드를 통해 저항을 주면 더 좋습니다. 10회씩 3set 반복한다.

배측굴곡 가동 범위 늘려주기

배측굴곡이란, 발등을 들어 올리는 동작으로 이 동작이 제한되면 평발을 유발할 수 있습니다.

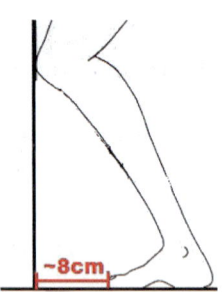

정상의 경우 이 사진처럼 발가락과 벽과의 거리가 8cm를 유지한 상태로 발뒤꿈치를 붙일 수 있어야 합니다. 그러나 일부 근육들이 뭉쳐 있다면 이렇게 했을 때 발꿈치가 뜨게 될 것입니다. 아래의 포스팅을 열심히 따라해서 이 동작이 가능하도록 만들어 줍니다.

9 | 맨손을 이용한 단비골근 마사지

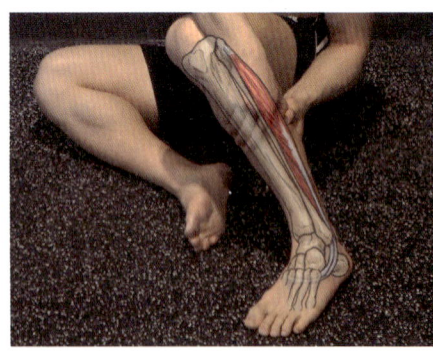 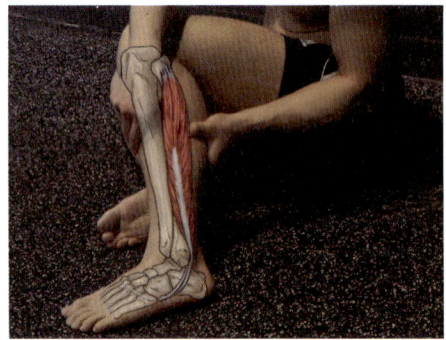

① 우선 바닥에 앉아서 정강이 바깥쪽을 양쪽 엄지손가락으로 위쪽부터 아래쪽까지 지긋이 압박합니다.

② 그다음엔 압박을 유지한 채로 아래로 밀어내듯이 풀어줍니다.

③ 정강이 바깥쪽 근육이 풀어지는 느낌에 최대한 집중하면서 계속 반복합니다.

10 | 비복근 마사지

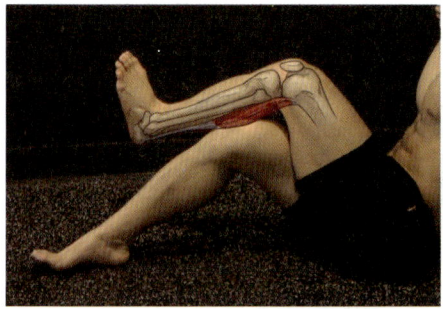 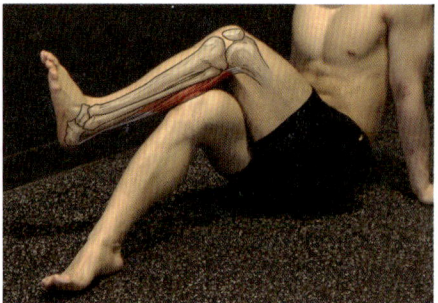

1. 우선 바닥에 앉아서 한쪽 종아리를 반대쪽 무릎 위쪽에 올려줍니다.
2. 그리고 다리를 바깥쪽 안쪽으로 천천히 움직여 주면서 종아리 근육을 무릎뼈에 튕겨줍니다.
3. 종아리가 풀리는 느낌에 최대한 집중하면서 위쪽부터 아래쪽까지 전부 풀어줍니다.

11 | 마사지 볼을 이용한 비복근 마사지

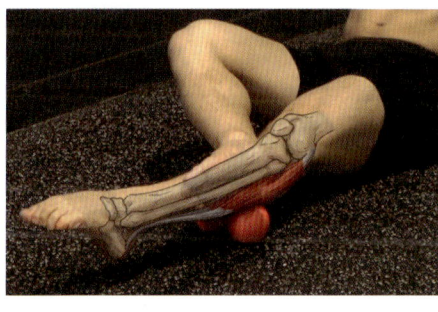 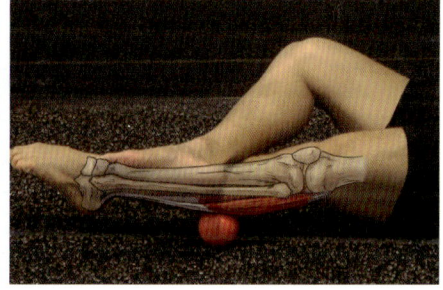

1. 우선 종아리 아래에 땅콩볼을 놓고 반대쪽 다리로 정강이를 눌러서 압박해 줍니다.
2. 그리고 천천히 발등을 젖혔다, 내렸다를 반복하면서 부드럽게 풀어줍니다.
3. 종아리가 풀리는 느낌에 최대한 집중하면서 위쪽부터 아래쪽까지 전부 풀어줍니다.

12 | 발목 관절가동술

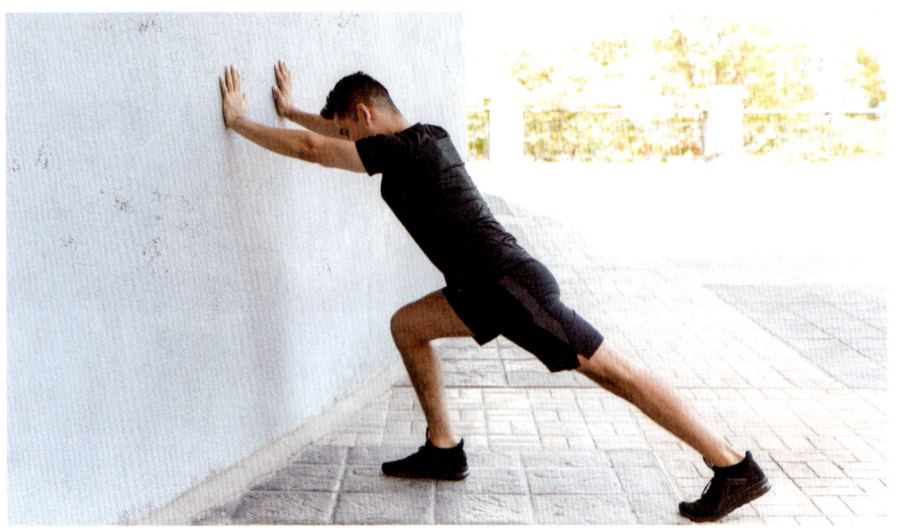

⚠️ 이 동작을 할 때 비복근이 늘어나는 느낌이 있어야 합니다. 만약 비복근이 늘어나는 느낌이 없다면 잘못하고 있을 가능성이 높습니다.

1. 벽에 손을 짚은 상태로 런지 자세를 취해줍니다.
2. 발목 앞쪽에 체중을 실어서 비복근을 늘려줍니다.
3. 동작 내내 발뒤꿈치가 바닥에 떨어지지 않도록 주의합니다.
4. 30회 반복 후 반대쪽도 반복해 줍니다.

발바닥 아치 강화하기

평발은 발바닥의 아치가 완전히 무너진 형태의 체형을 의미합니다. 이러한 체형을 교정하기 위해서 발바닥의 아치를 다시 살려줘야 합니다. 아치 강화하기Short Foot Exercise, SFE

13 | 아치 강화하기(Short Foot Exercise, SFE)

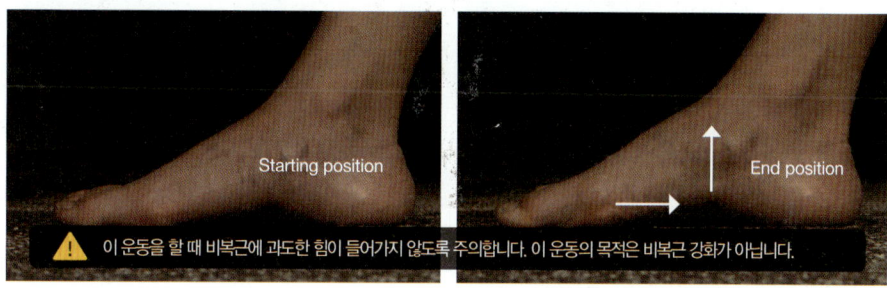

⚠ 이 운동을 할 때 비복근에 과도한 힘이 들어가지 않도록 주의합니다. 이 운동의 목적은 비복근 강화가 아닙니다.

① 의자에 앉아서 발바닥을 바닥에 붙여 줍니다.
② 발가락에는 힘을 뺀 상태로 바닥을 움켜쥐려고 노력합니다.
③ 동작을 제대로 하고 있다면, 발바닥 근육이 수축하는 게 느껴집니다.
④ 5초 동안 유지한 다음 20번 반복해 줍니다.
⑤ 이 운동이 익숙해지면 서서 진행할 수 있습니다. (선 자세로 하면 더욱 어렵습니다.)

14 | 가자미근 운동

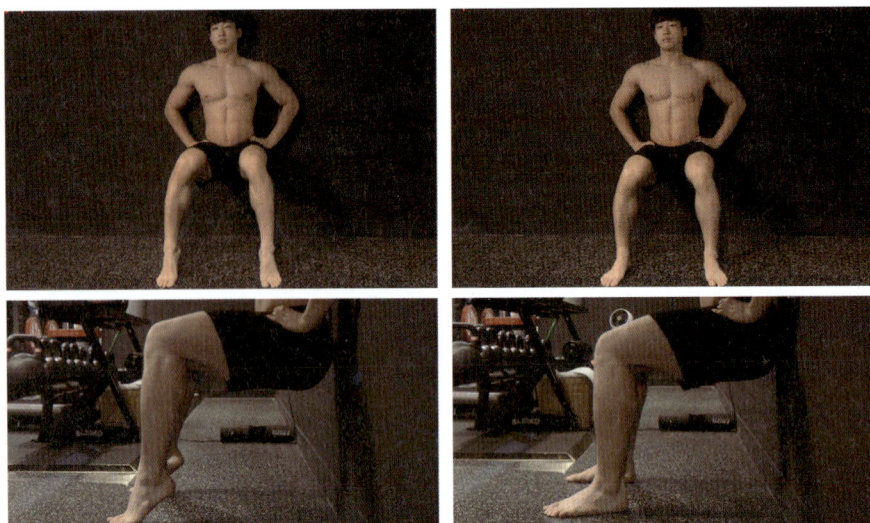

① 벽에 등을 기대고 월스쿼트 자세를 취해줍니다. (이때 무릎을 많이 구부릴 필요는 없습니다. 무릎 각도는 약 100도 정도가 적절합니다.)

① 월스쿼트 자세에서 그대로 발뒤꿈치를 들어 올려줍니다.

① 10초 동안 유지하고 6번 반복해 줍니다.

15 | 장비골근 운동

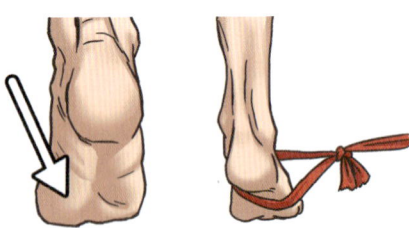

① 엄지발가락에 체중이 실리도록 한 상태로 최대치의 4분의 1정도로 뒤꿈치를 들어 올려줍니다. (장비골근이 약한 상태에서 완전히 들어 올리게 될 경우, 안정적으로 장비골근 운동을 하는 게 불가능합니다.)

② 발의 안쪽에 밴드를 묶고 바깥쪽으로 당겨주는 저항을 가해줍니다.

③ 이때 무게중심은 내내 엄지발가락 쪽에 실리도록 유지해야 합니다.

④ 또한 발목 외측부에 힘이 들어가는 느낌에 집중합니다. 30초씩 5세트 반복합니다.

16 | 벽 밀어주기

이 운동을 통해 여러분들은 어떻게 고관절/ 무릎/ 발목을 올바르게 쓸 수 있는지 배울 수 있습니다.

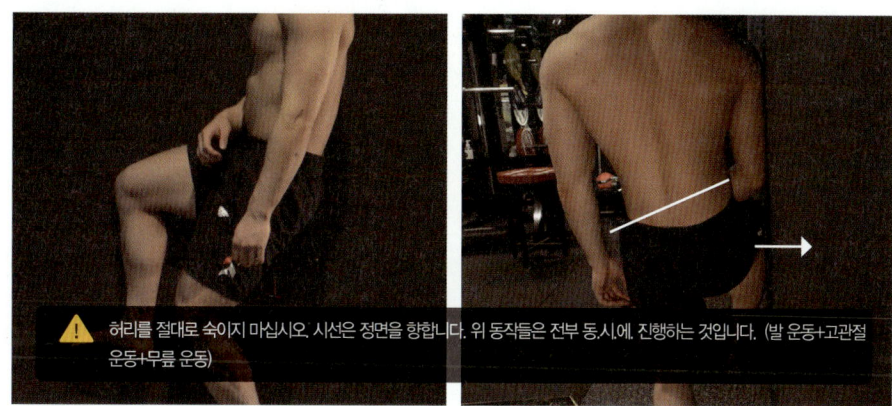

⚠️ 허리를 절대로 숙이지 마십시오. 시선은 정면을 향합니다. 위 동작들은 전부 동시에 진행하는 것입니다. (발 운동+고관절 운동+무릎 운동)

① 고관절을 90도 정도 들어 올린 다음 다리를 벽에 기대줍니다.

② 체중을 지지하고 있는 발로는 SFE(아치 운동)을 진행합니다.

③ 체중을 지지하고 있는 발을 10~15도 정도 구부려 줍니다. (이때 발뒤꿈치에 좀 더 많은 체중이 실리도록 합니다.)

④ 들어 올린 다리로 벽을 밀어줍니다. (흰색 화살표 참고) 이때 고관절 외전근, 엉덩이 근육들이 수축하는 것을 느낄 수 있습니다.

⑤ 이 자세를 5~10초 정도 유지한 다음 5번 반복해 줍니다. 반대쪽도 반복합니다.

17 | 계단 오르기

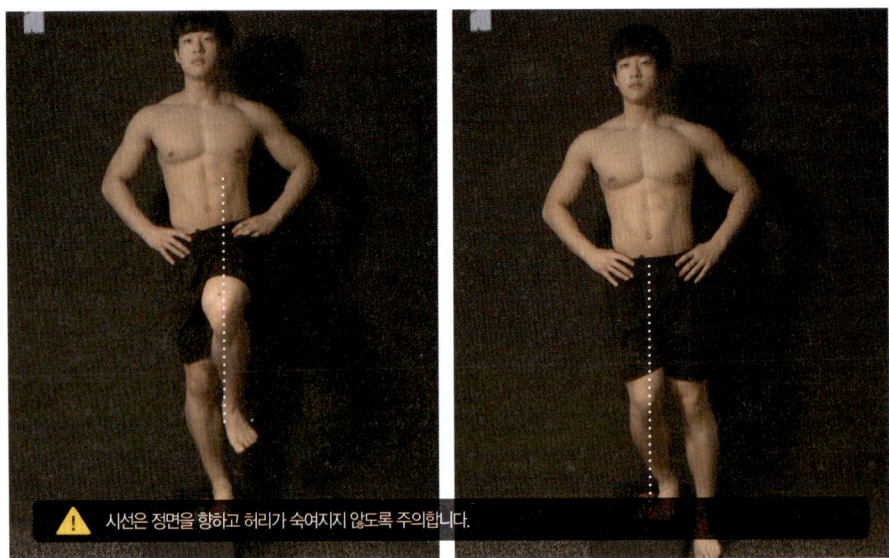

⚠️ 시선은 정면을 향하고 허리가 숙여지지 않도록 주의합니다.

① 이 운동을 위해서 높이 10cm이상의 박스가 필요합니다.

② 한 다리로 박스를 밟습니다.

③ 박스를 밟은 발로 SFE(아치 운동)을 진행하면서 고관절 외전근을 수축 시킵니다. 쉽게 말하자면 엉덩이와 발바닥에 힘이 들어가는 것을 느껴야 한다는 것입니다.

④ 천천히 발을 들어 올립니다. (오른쪽 사진) 이때 무릎의 정렬이 무너지면 안 됩니다. 항상 일자를 유지할 수 있도록 합니다.

⑤ 10~20번 반복한 다음 반대쪽도 반복해 줍니다.

예방

기존 운동들을 아무리 열심히 해도 일상 생활에서 계속 X다리를 만드는 행동을 한다면 교정은 결코 성공할 수 없습니다. 아래의 동작은 절.대.로 피해야 할 동작들입니다.

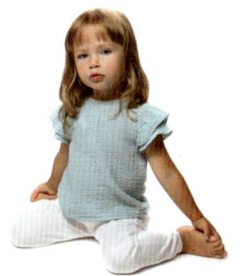

W자 앉기

이러한 자세를 하는 것은 정말.. 정말로 안 좋습니다. 만약 누군가 이러한 자세를 하고 있다면 말리십시오. 영구적인 체형의 변형까지도 유발할 수 있습니다.

운전을 할 때 올바른 무릎을 유지하도록 합니다. 많은 사람들이 가속 페달을 밟기 위해 이렇게 X자 다리를 만듭니다. (항상 신경 써주세요)

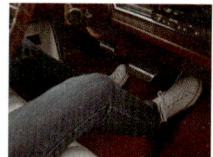

운전 자세

이러한 자세를 좋아하시나요? 저도 이 자세가 차라리 '쩍벌'자세 보다는 낫다는 것에는 동의합니다만, X다리 체형에는 실로 해롭습니다.

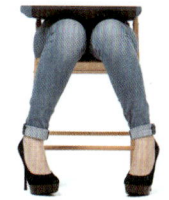

의자에 앉는 자세

03
반장슬
Back knee

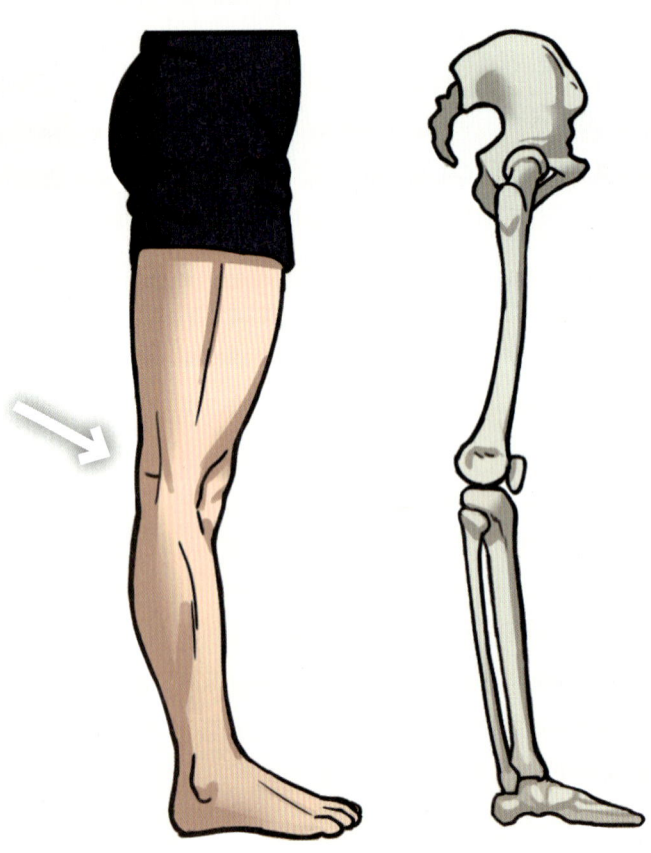

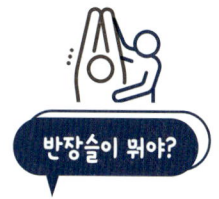

반장슬?

Back knee, 우리나라 말로 '반장슬'이라고 불리는 이 체형은 무릎이 과도하게 뒤로 꺾인 체형을 의미한다. (정상적인 경우, 무릎은 살짝 구부러져 있다.)

※반장슬은 Back knee라고도 불리며 전문용어로 Genu recurvatum 이라고 한다.

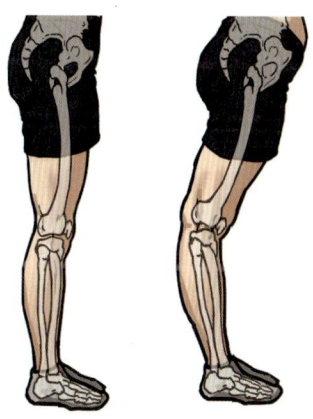

정상(좌), 반장슬(Genu recurvatum, 우)

반장슬 체형은 겉보기에도 안 좋지만 실제로는 훨씬 안 좋은데 반장슬은 O다리 체형을 유발할 뿐만 아니라, 무릎에 과도한 스트레스를 줘서 무릎 관절을 빠르게 닳게 만들며 각종 퇴행성 무릎 질환, 근육 불균형을 유발하게 된다.

※반장슬에 의한 O다리는 반장슬을 교정하면 즉시 호전된다.

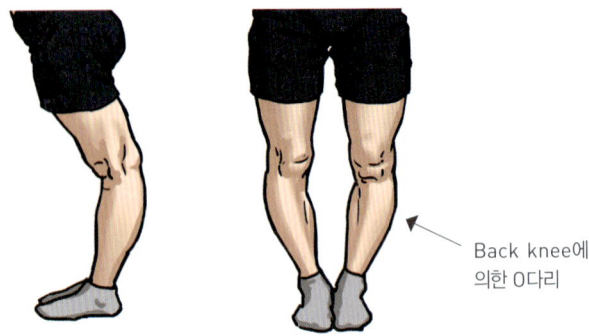

Back knee에 의한 가짜 O다리

특히 반장슬 체형은 무릎이 과도하게 신전Extension되어 있는데 이러한 무릎의 과신전Hyper extension은 **무릎의 스크류홈 기전**Screw-Home mechanism을 유발하고 무릎 위쪽은 안쪽으로, 무릎 아래쪽은 바깥쪽으로 돌아가는 움직임이 나타나게 된다.

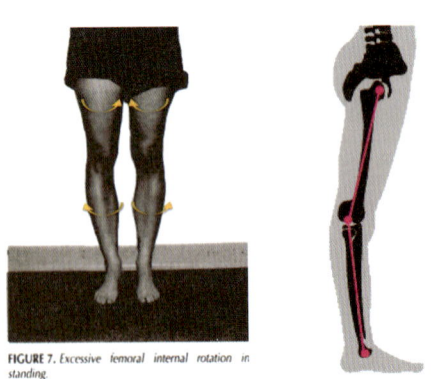

스크류홈 기전 (Screw-Home mechanism)에 의한 무릎/경골 회전(좌), 무릎 과신전(우)

스크류홈 기전Screw-Home mechanism은 쉽게 말하자면, 무릎 위쪽과 아래쪽이 서로 반대방향으로 돌아가는 기전을 의미하는데 이는 조금 더 단단하게 맞물려서 무릎이 풀리지 않도록 무릎의 안정성을 높여주는 기전이다. (콜라 뚜껑을 열 때 왼쪽으로 돌리면 열리고, 오른쪽으로 돌리면 더 강하게 맞물리게 되는데 이는 콜라병이 왼쪽으로 돌아가 있기 때문이다. 즉, 서로 교차해서 회전이 이루어져야 강하게 맞물리면서 고정력이 강해지게 된다.)

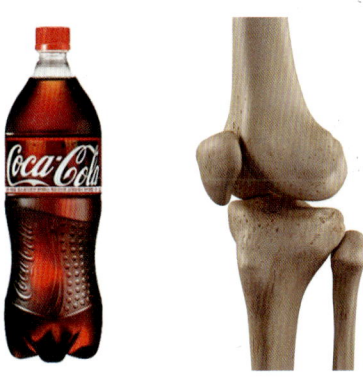

그리고 무릎은 인체구조적으로 무릎 위쪽이 안쪽으로 돌아가야 빈공간이 채워지면서 완전히 맞물리게 된다. 즉, Back knee(반장슬) 체형이 있는 사람들은 "무릎 위쪽은 안쪽으로, 무릎 아래쪽은 바깥쪽으로 돌아가고 무릎이 과도하게 뒤로 꺾여 있다."

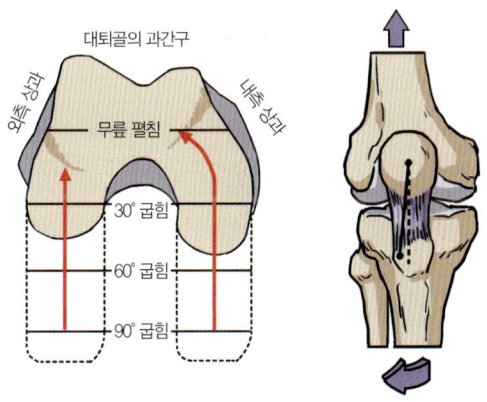

스크류홈 기전 (Screw−Home mechanism)(우)

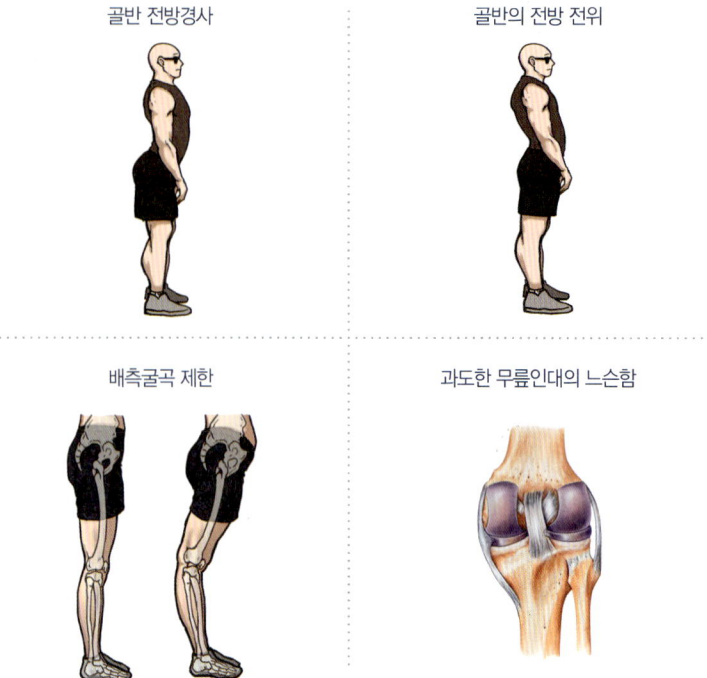

반장슬(Genu recurvatum)의 원인

또한 반장슬은 각종 근육 불균형을 유발하는데 이러한 근육 불균형은 반장슬의 발생원인에 따라서 달라지게 된다.

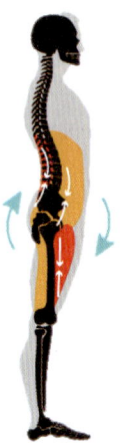

근육 불균형(Muscle imbalanced)에 의한 신체 밸런스 붕괴

반장슬을 유발하는 불균형은 체형에 따라서 3가지로 분류할 수 있다.

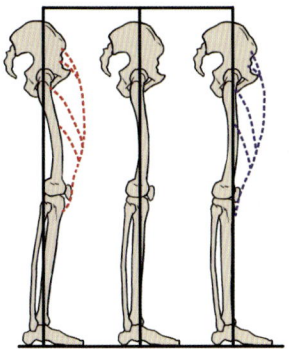

반장슬과 연관된 체형

1. 골반 전방경사
2. 골반의 전방 전위
3. 발목의 배측굴곡 제한

반장슬이 있을 때 짧아질 수 있는 근육들(단축)

골반 전방경사
- 장요근(Iliopsoas)
- 척추기립근(Erector spinae)
- 대퇴직근(Rectus femoris)
- 대퇴근막장근의 전방섬유(Anterior part of TFL)

골반의 전방 전위
- 햄스트링(특히 상부)(Hamstring)
- 복직근(특히 상부)(Rectus abdominis)

발목의 배측굴곡 제한
- 후경골근(Tibialis posterior)
- 장무지굴근(Flexor hallucis longus)
- 장지굴근(Flexor digitorum longus)
- 비복근(Gastrocnemius)
- 가자미근(Soleus)

반장슬이 있을 때 늘어날 수 있는 근육들(신장)

골반 전방경사
- 복근(특히 외복사근)(Abs muscles)
- 햄스트링(특히 상부)(Hamstring)
- 대둔근(Gluteus maximus)
- 슬와근(Popliteus)

골반의 전방 전위
- 장요근(Iliopsoas)
- 대퇴사두근(Quadriceps femoris)
- 슬와근(Popliteus)

발목의 배측굴곡 제한
- 전경골근(Tibialis anterior)
- 장무지신근(Extensor hallucis longus)
- 장지신근(Extensor digitorum longus)
- 슬와근(Popliteus)

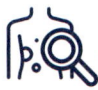

원인

반장슬 원인

반장슬의 원인은 굉장히 다양하며 그 원인은 크게 4가지로 분류할 수 있다.

1. 과도한 골반 전방경사
2. 골반의 전방이동
3. 발목의 배측굴곡 제한
3. 선천적으로 유연한 인대

반장슬은 발생 원인에 따라서 크게 4가지로 분류할 수 있고 대부분 잘못된 체형에 의한 보상 패턴으로 나타나게 되며 여성의 경우, 선천적으로 느슨한 인대에 의해서 발생하는 경우도 많다.

원인1 골반 전방경사

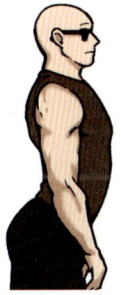 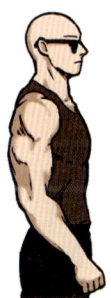 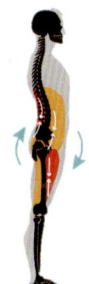

골반 전방경사(Anterior pelvic tilt,좌), 정상(중), 골반 전방경사에 의한 근육불균형(우)

골반 전방경사Anterior pelvic tilt 체형이 동반된 경우, 다리 뒤쪽 근육(대퇴이두근)들은 신장Elongate 되고 다리 앞쪽 근육(대퇴사두근)들은 단축Short 되는 경향이 나타나게 되고 ※신장Elongate은 근육의 길이가 늘어나는 것을 의미하고 단축Short은 신장과 반대로 근육의 길이가 짧아지는 것을 의미한다. 또한 신장이든 단축이든 둘 다 근육의 약화를 유발하게 되므로 둘 다 신경 써서 정상화시켜주는 게 필요하다.

원인2 골반 전방전위, Sway back posture

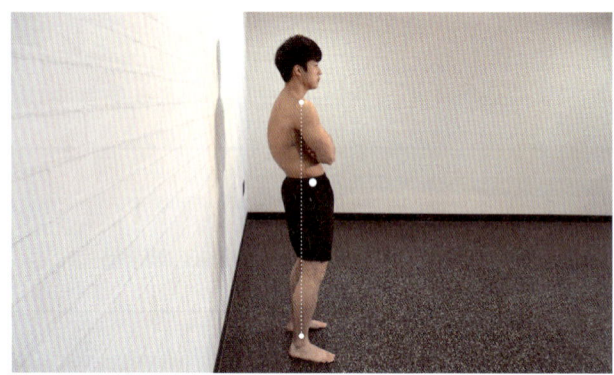

골반이 전방으로 전위되는 스웨이백Sway back posture 체형이 동반된 경우, 다리 뒤쪽 근육(대퇴이두근)들은 단축Short 되고 다리 앞쪽 근육(대퇴사두근)들은 신장Elongate 되는 경향이 나타나게 된다.

원인3 배측굴곡 제한

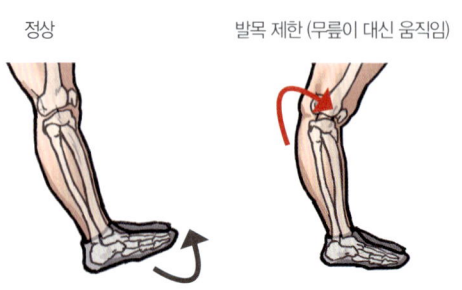

배측굴곡(Ankle Dorsi flexion) 제한에 의한 반장슬(Genu recurvatum)

또한 반장슬은 발목이 뻣뻣한 경우에도 나타날 수 있는데 걸을 때 발등이 잘 올라가지 않는 경우, 발등을 억지로 올리기 위해서 발등 대신 무릎을 뒤로 꺾어서 발 자체를 위로 들어 올리게 되고 무릎이 뒤로 꺾이게 되면 Back knee체형 즉 반장슬 체형이 나타나게 된다.

원인4 선천적 반장슬

마지막으로 반장슬은 무릎 뒤쪽 인대나 관절낭 등이 과도하게 유연한 경우에도 나타날 수 있는데 선천적으로 여성이 남성보다 유연한 경우가 많아서 이런 선천적인 반장슬 또한 여성들에게서 주로 나타난다.

다만 이 경우 선천적인 케이스로 근본적인 해결은 어렵고 무릎 주변 근육을 강화 시킴으로써 무릎 안정성을 보완해주는 방법으로 해결할 수 있다.

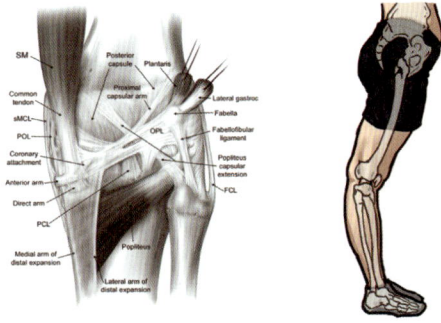

무릎 뒤쪽 구조물(좌), 반장슬(우)

진단 및 평가

진단 반장슬 진단

진단은 치료 과정에 있어서 첫 단추나 다름없다. 진단이 명확하지 못하면 치료 효과가 매우 떨어질 가능성이 높기 때문에 가급적이면 여러가지 방법으로 교차검증을 하는 게 좋다.

※ 여기서 말하는 교차검증은, X-ray 상에서 회전근개 파열이라는 결과가 나왔다고 해도 그 결과를 보고 확신하는 게 아니라 이학적 검사(Special test), 병력(History)등의 결과를 비교해서 결과의 신뢰성을 높이라는 뜻이다. (완벽한 검사는 없다.) *정확한 진단을 위해서는 교차검증을 하는 게 좋다!*

평가1 무릎 모양 확인하기

반장슬이 있는 사람들은 무릎이 과도하게 펴져 있는 경향이 있다. (정상적인 경우, 왼측 그림처럼 무릎이 약간 구부려져 있다.) 그래서 옆모습을 촬영하고 골반 중앙에서부터 발목까지 선을 그었을 때, 골반 중앙 선보다 무릎이 뒤쪽에 위치한 경우 반장슬일 가능성이 높다.

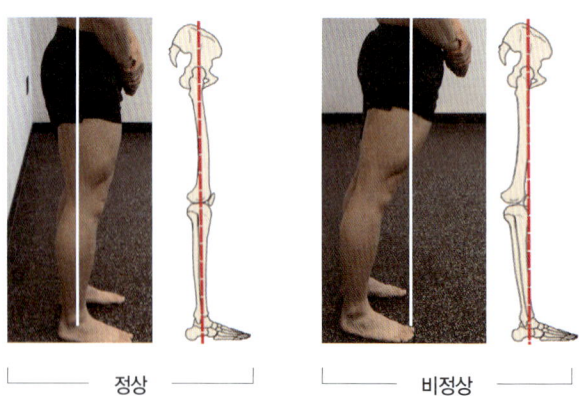

정상 비정상

 • 의도적으로 무릎을 과도하게 피려고 하는 경우, 반장슬이 나타날 수도 있기 때문에 무릎에 힘을 완전히 뺀 상태로 촬영하는 게 좋다.

평가2 무릎 과신전 유발

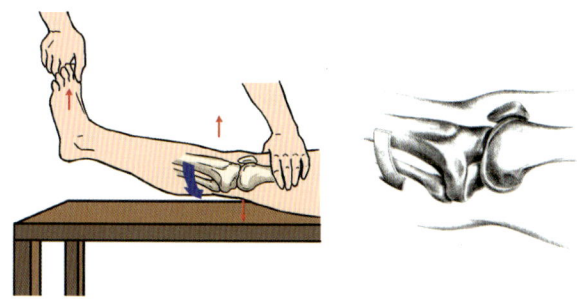

방법 검사자는 대상자의 대퇴골을 한쪽 손으로 잡아서 아래쪽으로 고정하고 반대쪽 손으로 대상자의 엄지발가락을 잡아서 들어 올린다.

목적 반장슬(Genu recurvatum)검사

양성 반응 경골(Tibial bone)이 위로 들리고 무릎이 뒤로 꺾이는 증상이 나타난다면, 반장슬일 가능성이 높다.

평가3 진단 (X-ray 촬영)

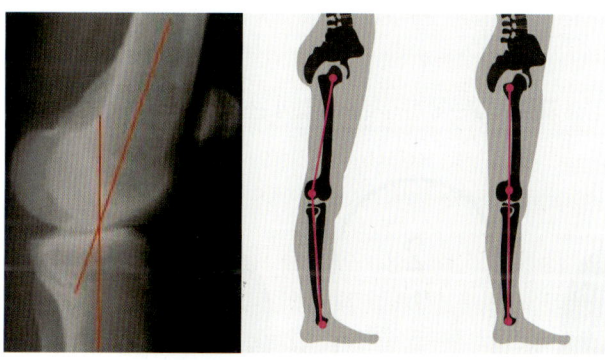

반장슬은 X-ray 촬영을 통해서도 진단할 수 있는데 대퇴골 대전자에서부터 외측과를 연결한 선과 대퇴골 외측과에서 부터 경골 외측 복사가 이루는 각도를 측정했을 때 0~10도 각도가 나타난다면 정상이며 10도 이상의 각도가 나타났다면 반장슬을 의미한다.

교정 및 치료

반장슬 교정법

반장슬 교정은 패턴에 따라서 다르게 적용해야 하며, 총 3가지 과정을 통해 교정을 진행할 수 있다.

긴장된 근육, 관절 이완
굽은 등이 있는 경우 항상 뭉치는 근육들과 뻣뻣해진 관절을 부드럽게 만들어준다.

약화된 근육 활성화
굽은 등이 있는 경우 약해지기 쉬운 근육들이 제 기능을 할 수 있도록 정상화 시켜준다.

정상 움직임 회복
1단계, 2단계 과정이 끝난 뒤 정상적인 움직임 패턴을 학습해서 다시 굽은 등이 생기지 않도록 한다.

▼ 앞서 말했듯, 반장슬 교정은 패턴에 따라서 치료법이 완전히 달라지며 패턴은 4개로 분류할 수 있다.

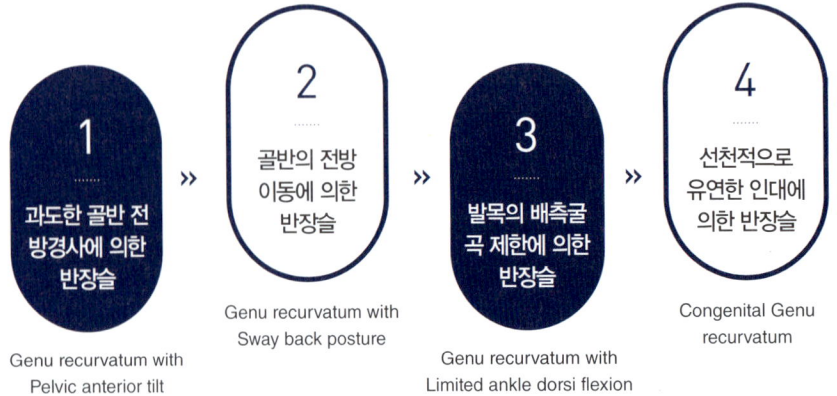

패턴1   과도한 골반 전방경사에 의한 반장슬 Genu recurvatum with Pelvic anterior tilt

1 | 대퇴직근 스트레칭

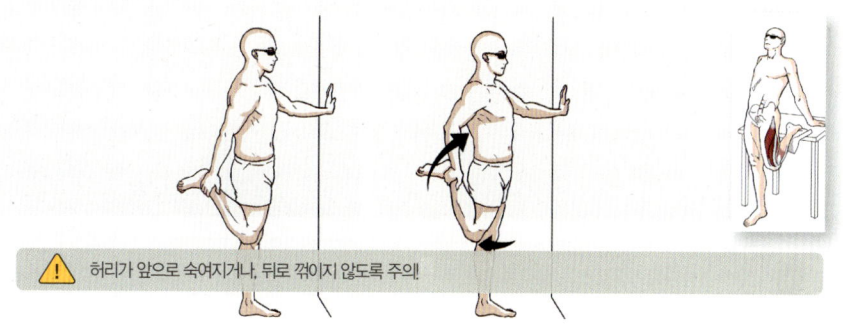

⚠️ 허리가 앞으로 숙여지거나, 뒤로 꺾이지 않도록 주의!

① 벽이나 기둥을 잡고 체중을 지지한 다음, 오른쪽 발목을 잡고 뒤로 당겨줍니다. (허리가 꺾이지 않게 주의하면서 무릎만 뒤쪽으로 이동시켜 근육만 늘어나도록 합니다.)

② 대퇴사두근 부위가 늘어나는 느낌에 집중하면서 15초씩 3세트 반복합니다.

2 | 장요근 스트레칭

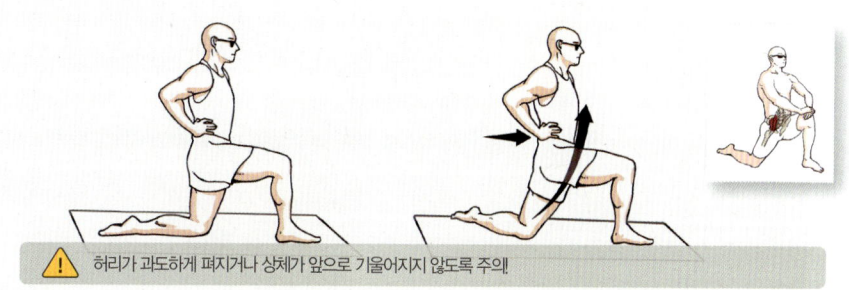

⚠️ 허리가 과도하게 펴지거나 상체가 앞으로 기울어지지 않도록 주의!

① 바닥에 수건을 깔아준 다음, 양손으로 무릎을 짚고 사진과 같이 런지 자세를 취해줍니다.

② 뒤쪽 발끝은 왼쪽을 향하도록 해주고 그대로 몸을 무릎 쪽으로 밀어줍니다. (이때 허리가 숙여지지 않게 주의)

③ 고관절 앞쪽 부위가 늘어나는 느낌에 최대한 집중하면서 15초씩 3세트 반복합니다.

3 | 대퇴근막장근 셀프 마사지

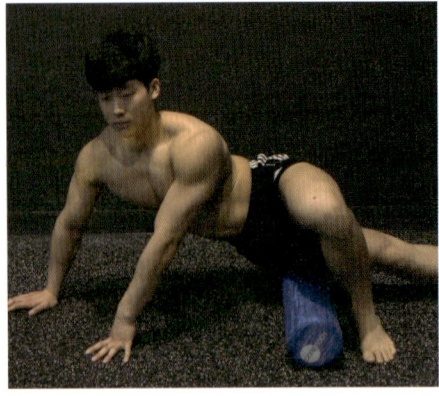
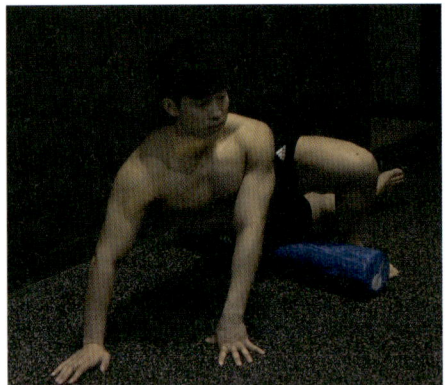

① 허벅지 바깥쪽에 폼롤러가 닿도록 옆으로 누워준 다음, 위쪽 무릎을 굽혀 체중을 안정적으로 지지해 줍니다.

② 그 상태로 천천히 위아래로 굴려주면서 골반 바깥쪽이 풀어지는 느낌에 최대한 집중합니다.

4 | 폼롤러를 이용한 대퇴직근 마사지

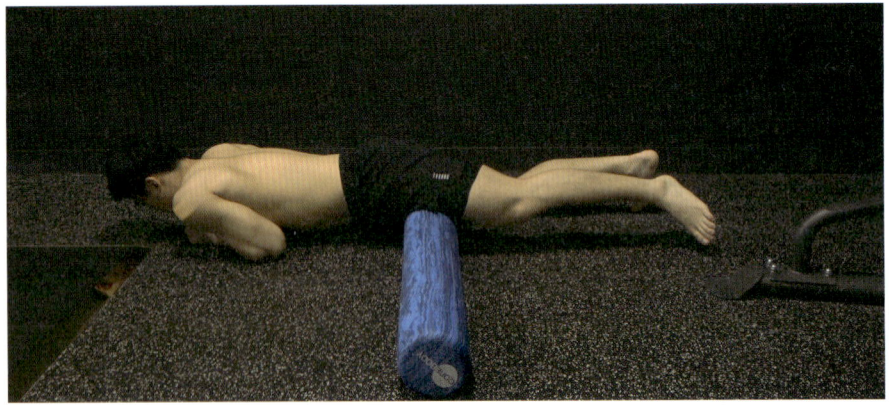

① 바닥에 엎드려서 한쪽 무릎은 바깥쪽으로 굽혀서 체중을 지지하고 반대쪽 허벅지 밑에는 폼롤러를 놓고 다리를 좌우로 움직여 줍니다.

② 이때 허리가 꺾이거나 둥글게 말리지 않도록 하고 몸에는 힘을 완전히 빼준 채로 한쪽 다리만 좌우로 천천히 움직여 줍니다.

5 | 마사지 볼을 이용한 장요근 마사지

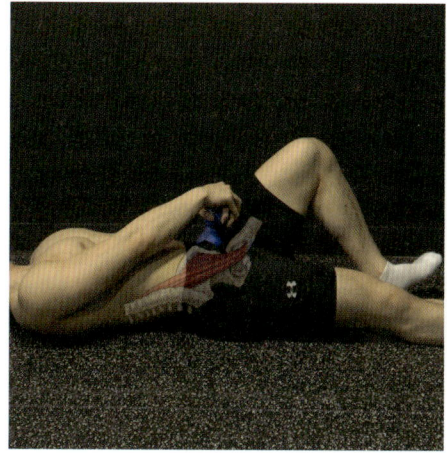 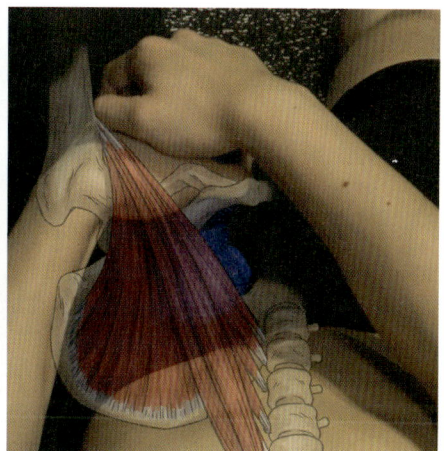

① 바닥에 누워서 골반을 만졌을 때 가장 튀어나와 있는 뼈를 찾아준 다음 안쪽 2cm 정도 부위에 마사지 볼을 넣어줍니다.

② 대각선 안쪽 방향으로 깊숙이 압박해서 고정시켜주고,

③ 발뒤꿈치를 바닥에 붙인 채로 천천히 무릎을 굽혔다 폈다를 12번 반복해 줍니다.

④ 복부 안쪽 깊숙한 근육이 풀리는 느낌에 최대한 집중합니다.

6 | 선 자세에서 고관절 경첩 운동

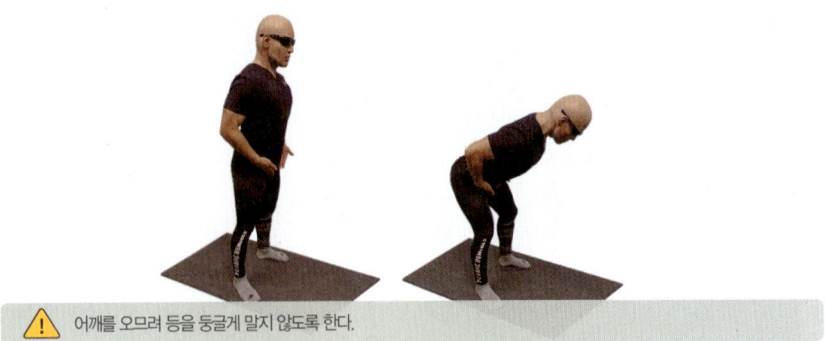

⚠ 어깨를 오므려 등을 둥글게 말지 않도록 한다.

① 다리를 골반 너비로 벌리고 바로 선 자세를 취합니다.

② 꼬리뼈를 치켜세워 허리를 펴줍니다. 이때 과도하게 치켜세워 허리가 너무 펴지지 않도록 합니다.

③ 허리를 편 상태로 유지한 다음 등을 둥글게 살짝 말아줍니다.

④ 이때 허리가 움직이지 않도록 해야 하며 등을 둥글게 말 때는 명치를 배꼽 방향으로 내려준다는 상상을 하면서 말아줍니다.

⑤ 턱을 당기고 고개를 들어 정면을 응시합니다.

⑥ 팬티라인을 접어준다고 상상하며, 고관절을 이용해 앞으로 기울였다가 돌아옵니다.

⑦ 이때 허리와 등의 움직임은 없어야 합니다. 마치 상체가 막대처럼 뻣뻣하다는 상상을 하며 움직입니다.

⑧ 10회씩 3set 반복합니다.

7 | 앉은 자세에서 고관절 경첩 운동

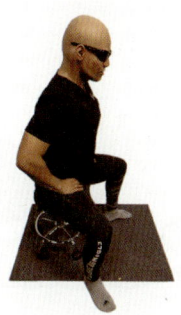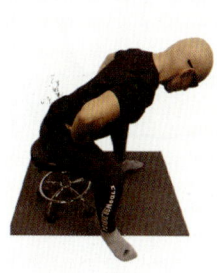

1. 똑바로 앉은 자세를 취하고 손은 허벅지 위에 편하게 올려놓습니다.
2. 꼬리뼈를 치켜세워 허리를 폅니다. (이때 과도하게 치켜세워 허리가 너무 펴지지 않도록 합니다.)
3. 가슴을 적당히 펴고 날개뼈를 살짝 뒤-아래쪽 방향으로 1cm 정도 끌어당겨줍니다.
4. 턱을 살짝 당겨 정면을 응시합니다.
5. 고관절을 이용해 앞으로 기울였다가 돌아옵니다.
6. 이때 허리와 등의 움직임은 없어야 합니다. 마치 상체가 막대처럼 뻣뻣하다는 상상을 하며 움직입니다.
7. 10회씩 3set 반복합니다.

8 | 척추기립근 스트레칭

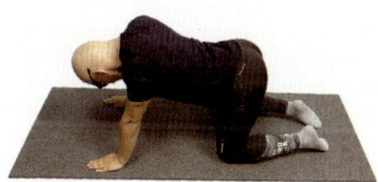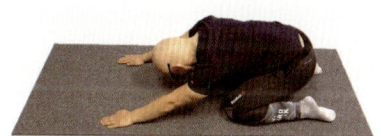

1. 네발기기 자세를 취한 다음 상체를 뒤로 보내 엉덩이를 뒤꿈치에 붙인다.
2. 척추 뒤쪽이 늘어나도록 엉덩이는 더욱 뒤꿈치 방향으로 손은 기지개 펴듯이 머리 위 방향으로 쭉 밀어낸다. (이때 허리가 숙여지지 않게 주의)
3. 15초씩 4회 유지한다.

9 | 대둔근 강화 운동

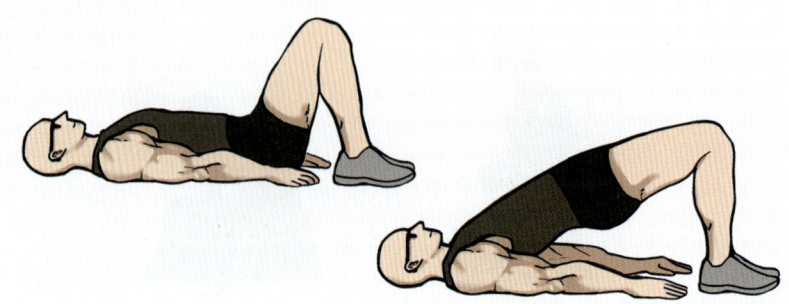

1. 발을 골반 넓이로 벌려 무릎을 굽히고 바로 눕습니다.
2. 배꼽을 바닥 방향으로 1cm 정도 넣어 복부에 힘을 준 다음 몸통이 일자로 되도록 골반을 들어 올립니다.
3. 이때 엉덩이 근육을 강하게 수축시키도록 하고 허리에 힘을 강하게 준다는 느낌을 받지 않도록 합니다.
4. 6초간 유지한 후 골반을 내려놓습니다.
5. 2~3번의 과정을 10회 반복 3set 시행합니다.

 2번의 단계에서 허벅지 뒤쪽 슬곡근에 힘을 강하게 주지 않도록 한다. 골반을 들어 올렸을 때 정강이가 바닥에 수직인 모양이 되어야 한다. 만약 골반을 들어올렸을 때 무릎이 적당량보다 펴져 정강이가 바닥에 수직이 되지 않으면 슬곡근에 큰 힘이 들어가게 되므로 정강이가 바닥에 수직으로 위치되게 한다.

10 | 둔근, 외복사근 강화 운동

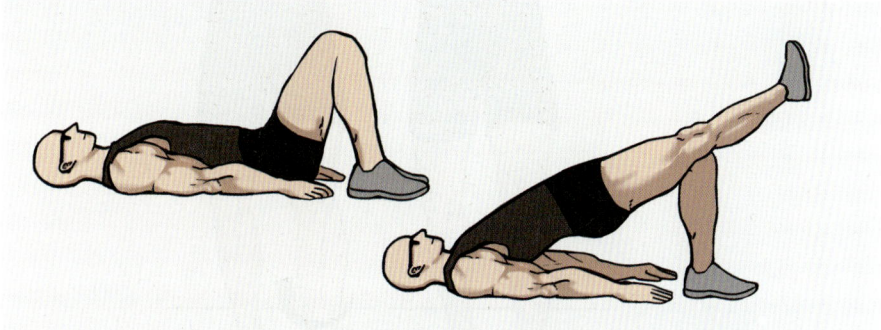

대둔근 강화 운동과 골반 조절 능력 강화

① 발을 골반 넓이로 벌려 무릎을 굽히고 바로 눕습니다.

② 배꼽을 바닥 방향으로 1cm 정도 넣어 복부에 힘을 준 다음 몸통이 일자로 되도록 골반을 들어 올립니다.

③ 이때 엉덩이 근육을 강하게 수축시키도록 하고 허리에 힘을 강하게 준다는 느낌을 받지 않도록 합니다.

④ 2번의 자세를 유지한 상태에서 한쪽 무릎을 펴줍니다. 이때 양쪽 무릎의 높이가 동일해야 합니다. 그리고 골반 또한 한쪽으로 기울어지지 않도록 조절합니다.

⑤ 6초간 유지한 후 골반을 내려놓습니다.

⑥ 2~4번의 과정을 10회 반복 3set 시행합니다.

 2번의 단계에서 허벅지 뒤쪽 슬곡근에 힘을 강하게 주지 않도록 한다. 골반을 들어 올렸을 때 정강이가 바닥에 수직인 모양이 되어야 한다. 만약 골반을 들어올렸을 때 무릎이 적당량보다 펴져 정강이가 바닥에 수직이 되지 않으면 슬곡근에 큰 힘이 들어가게 되므로 정강이가 바닥에 수직으로 위치되게 한다.

11 | 오금근 강화 운동

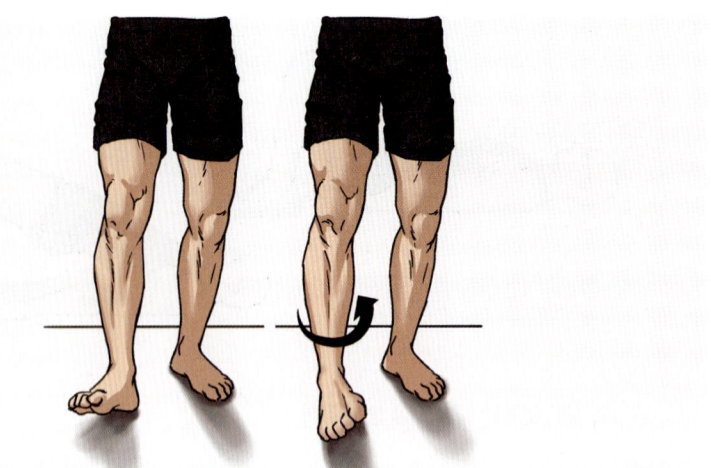

① 바로 선 자세를 취합니다.

② 오금근을 강화하고자 하는 다리를 약간 앞쪽으로 하여 무릎을 살짝 굽힙니다.

③ 정강이를 안쪽으로 돌려 발을 안쪽으로 향하도록 위치시켰다가 원위치로 다시 돌아옵니다.

④ 발 안쪽에 세라 밴드를 통해 저항을 주면 더 좋습니다.

⑤ 10회씩 3set 반복합니다.

패턴2 골반의 전방이동에 의한 반장슬

1 | 슬괵근 스트레칭

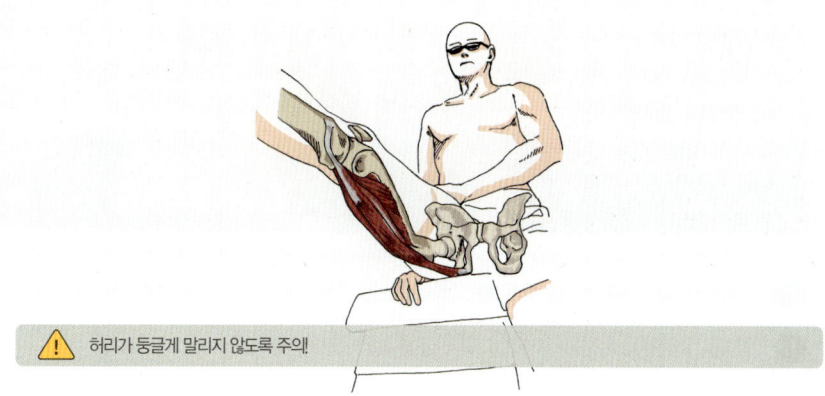

⚠️ 허리가 둥글게 말리지 않도록 주의!

① 양손을 뒷짐지고 탁자 위에 다리를 올려놓습니다.

② 허리를 세워준 채로 천천히 숙여줌과 동시에 바닥에 있는 무릎을 살짝 굽혀줍니다.

③ 대퇴이두근 부위가 늘어나는 느낌에 집중하면서 15초씩 3세트 반복합니다.

2 | 맨손을 이용한 햄스트링 마사지

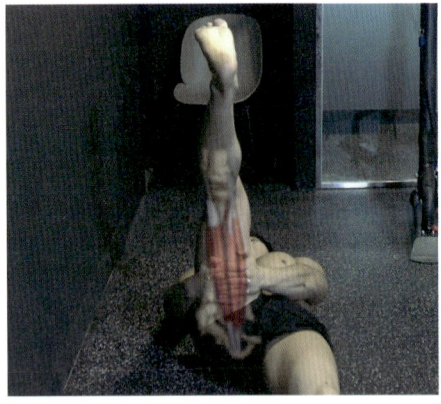
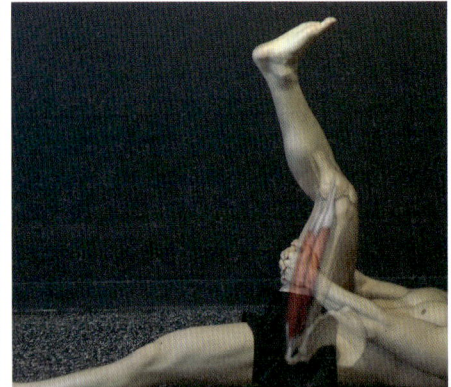

① 바닥에 누워서 한쪽 다리를 들어 올린 다음, 양손에 깍지를 껴주고 손꿈치로 햄스트링을 꾹 눌러줍니다.

② 압박을 유지한 채로 천천히 다리를 폈다, 굽혔다를 반복해 줍니다.

③ 뻐근한 근육이 부드러워지는 느낌에 최대한 집중하고 어느 정도 풀린 게 느껴지면 약간 위치를 바꿔서 위쪽부터 아래쪽까지 전부 풀어줍니다.

3 | 마사지 볼을 이용한 슬와근 마사지

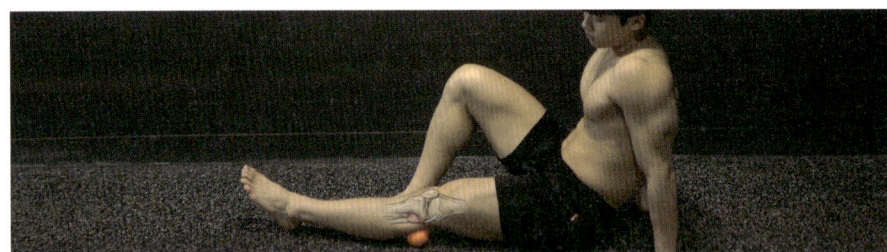
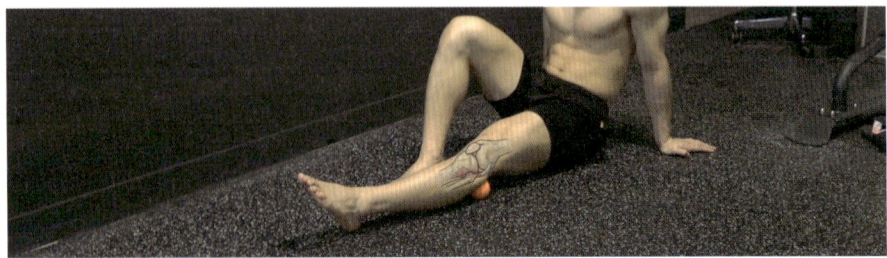

① 우선 마사지 볼이 정강이 살짝 바깥쪽에 위치하도록 앉습니다.

② 천천히 몸을 앞, 뒤로 움직이면서 무릎 깊숙한 근육이 풀어지는 느낌에 최대한 집중하고, 15초 유지합니다.

4 | 대퇴근막장근 셀프 마사지

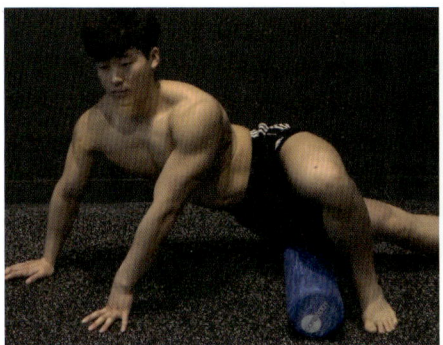
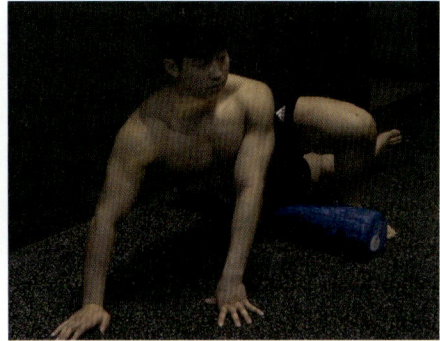

① 허벅지 바깥쪽에 폼롤러가 닿도록 옆으로 누워준 다음, 위쪽 무릎을 굽혀 체중을 안정적으로 지지해 줍니다.

② 그 상태로 천천히 위아래로 굴려주면서 골반 바깥쪽이 풀어지는 느낌에 최대한 집중합니다.

> ⚠️ 2번의 단계에서 허벅지 뒤쪽 슬곽근에 힘을 강하게 주지 않도록 한다. 골반을 들어 올렸을 때 정강이가 바닥에 수직인 모양이 되어야 한다. 만약 골반을 들어올렸을 때 무릎이 적당량보다 펴져 정강이가 바닥에 수직이 되지 않으면 슬곽근에 큰 힘이 들어가게 되므로 정강이가 바닥에 수직으로 위치되게 한다.

5 | 둔근, 외복사근 강화 운동

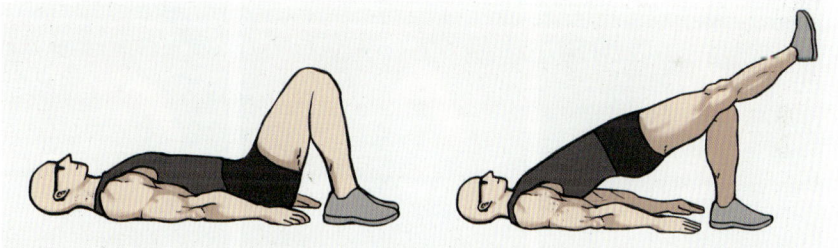

대둔근 강화 운동과 골반 조절 능력 강화

① 발을 골반 넓이로 벌려 무릎을 굽히고 바로 눕습니다.

② 배꼽을 바닥 방향으로 1cm 정도 넣어 복부에 힘을 준 다음 몸통이 일자로 되도록 골반을 들어 올립니다.

③ 이때 엉덩이 근육을 강하게 수축시키도록 하고 허리에 힘을 강하게 준다는 느낌을 받지 않도록 합니다.

④ 2번의 자세를 유지한 상태에서 한쪽 무릎을 펴줍니다. 이때 양쪽 무릎의 높이가 동일해야 합니다. 그리고 골반 또한 한쪽으로 기울어지지 않도록 조절합니다.

⑤ 6초간 유지한 후 골반을 내려놓습니다.

⑥ 2~4번의 과정을 10회 반복 3set 시행합니다.

6 | 대퇴사두근 활성화 운동

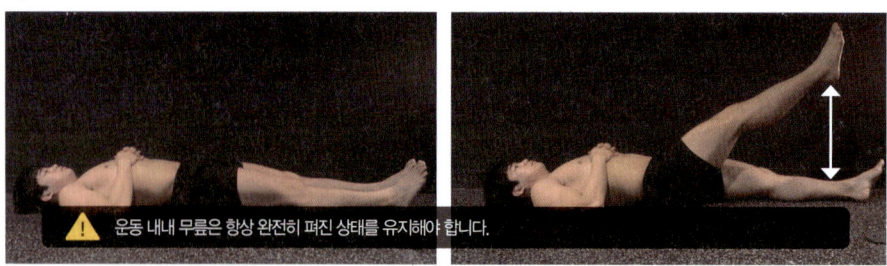

① 바닥에 눕습니다. (사진 참고)

② 무릎을 완전히 편 상태로 다리를 들어 올립니다. (사진 참고)

③ 무릎 근육(대퇴사두근)에 힘이 들어가는 느낌에 집중합니다.

④ 30cm 정도 들어 올렸다가 내려줍니다.

⑤ 30번 반복한 다음 반대쪽도 반복해 줍니다.

7 | 고관절 굴곡근 강화

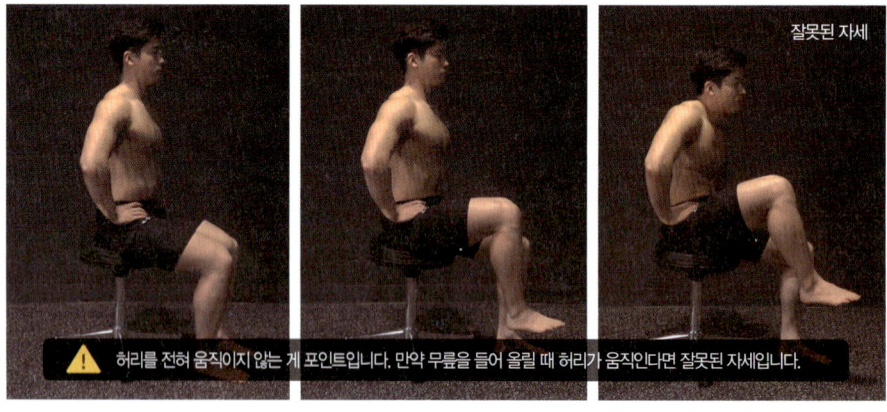

① 바르게 앉습니다. (사진 참고)

② 허리는 움직이지 않고 무릎만 천장 쪽으로 들어 올립니다.

③ 5초간 유지합니다.

④ 반대쪽도 반복해 주고, 30번 반복합니다.

8 | 대퇴사두근 강화를 위한 스쿼트

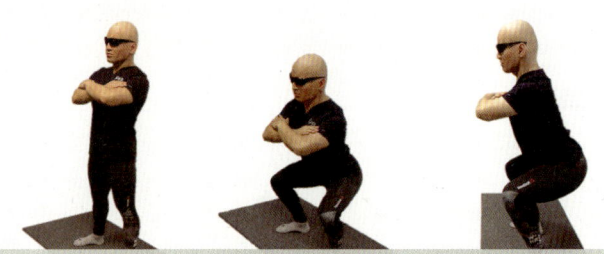

⚠️ 양쪽 무릎이 서로 가까워져 다리의 모양이 X 형태가 되지 않도록 한다. 무릎의 중심이 2번째 발가락 위에서 움직이도록 한다.

① 양발을 어깨너비로 벌리고 서서 무릎을 굽혀 바닥으로 내려갔다가 무릎을 펴 다시 선 자세로 돌아옵니다.

② 이때 무릎이 발가락보다 앞으로 나가지 않도록 해야 하며 허리를 과도하게 굽히거나 과도하게 펴지지 않도록 합니다.

③ 본인의 체력에 맞는 개수로 3set (보통 40개 3set) 반복합니다.

9 | 오금근 강화 운동

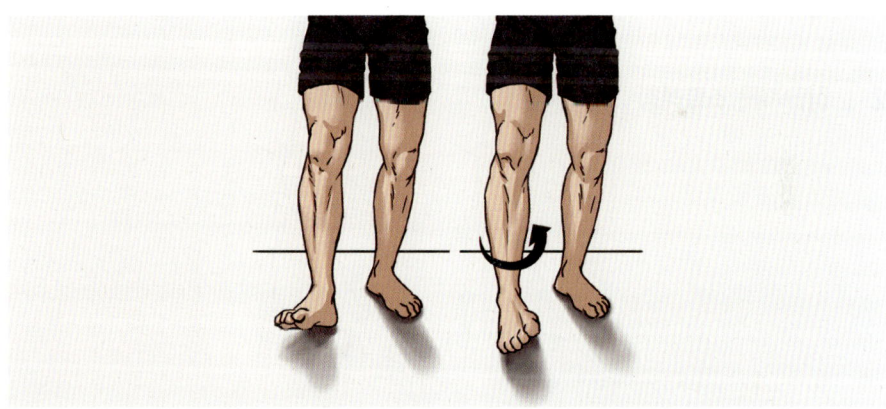

① 바로 선 자세를 취합니다.

② 오금근을 강화하고자 하는 다리를 약간 앞쪽으로 하여 무릎을 살짝 굽힙니다.

③ 정강이를 안쪽으로 돌려 발을 안쪽으로 향하도록 위치시켰다가 원위치로 다시 돌아옵니다.

④ 발 안쪽에 세라 밴드를 통해 저항을 주면 더 좋습니다.

⑤ 10회씩 3set 반복합니다.

패턴3 발목의 배측굴곡 제한에 의한 반장슬

1 | 가자미근 스트레칭

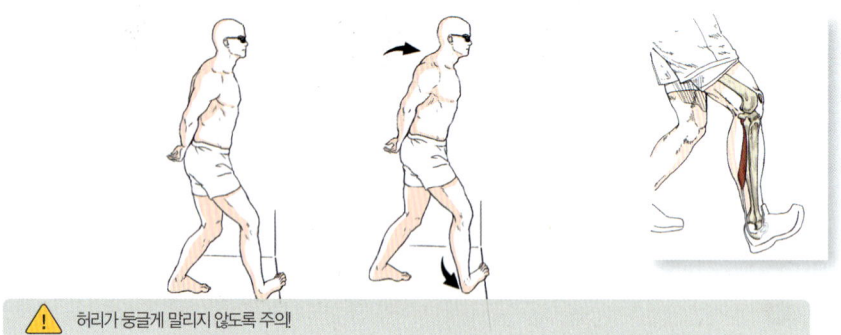

⚠️ 허리가 둥글게 말리지 않도록 주의!

① 뒷짐을 지고 벽 앞에 섭니다.

② 발 앞꿈치를 벽에 대고 무릎을 굽혀준 다음 무릎과 체중을 앞으로 밀어줍니다.

③ 가자미근 부위가 늘어나는 느낌에 집중하면서 15초씩 3세트 반복합니다.

2 | 장딴지근 스트레칭

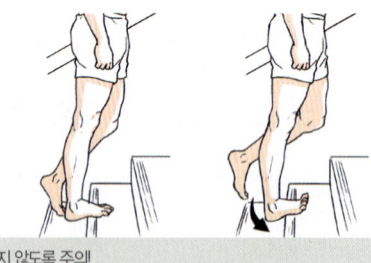

⚠️ 발뒤꿈치가 떨어지지 않도록 주의!

① 한 손은 벽이나 손잡이를 잡아서 고정하고 발 중앙 부위를 계단 모서리에 놓습니다.

② 발뒤꿈치를 천천히 내려줍니다.

③ 비복근 부위가 늘어나는 느낌에 집중하면서 5초에 걸쳐서 내려준 다음, 반대쪽 발 (멀쩡한 쪽 발로 다시 올라옵니다.)

④ 다시 천천히 내려주면서 3세트 반복합니다.

3 | 아킬레스건 마사지

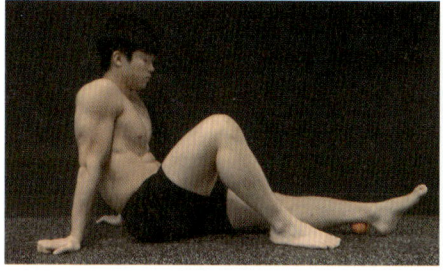
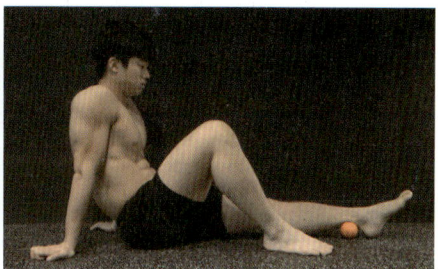

1. 바닥에 앉아서 다리를 쭉 펴줍니다.
2. 아킬레스건 밑에 마사지 볼을 놓습니다.
3. 체중을 이용해서 마사지 볼을 압박합니다.
4. 발을 좌우로 움직이면서 아킬레스건을 풀어줍니다.
5. 최소한 1~3분 이상 유지해 줍니다.

4 | SFE (발 운동의 아버지)

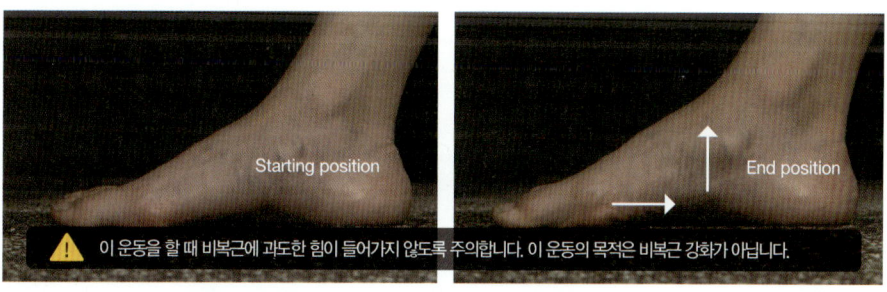

⚠ 이 운동을 할 때 비복근에 과도한 힘이 들어가지 않도록 주의합니다. 이 운동의 목적은 비복근 강화가 아닙니다.

1. 어깨너비로 발을 벌린 상태로 섭니다.
2. 발가락에 힘을 완전히 뺀 상태로 바닥을 움켜줍니다. (마치 엄지발가락을 뒤쪽으로 당겨준다고 상상해 보세요.)
3. 동작을 제대로 하고 있다면 발바닥 근육이 강하게 수축하는 게 느껴질 것입니다. (만약 쥐나는 듯한 느낌이 든다면 그것 또한 제대로 하는 게 맞습니다.)
4. 5초 동안 유지하고 20번 반복해 줍니다.

5 | 발목 심부 근육 활성화 운동

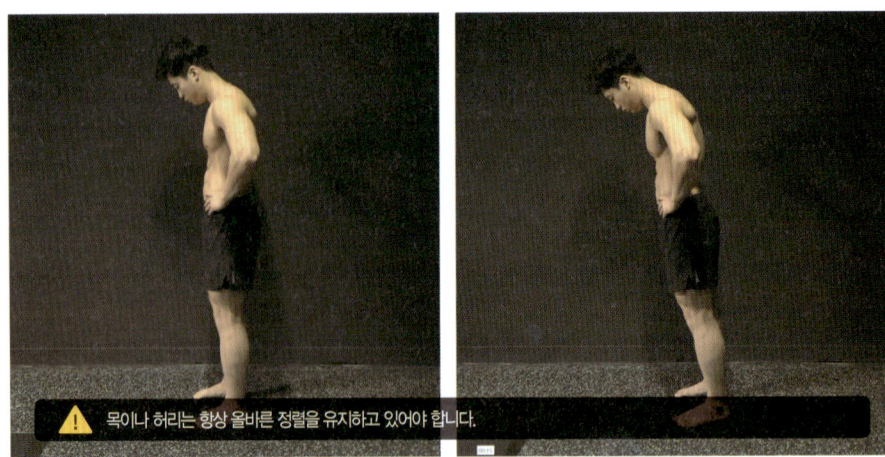

⚠️ 목이나 허리는 항상 올바른 정렬을 유지하고 있어야 합니다.

① 어깨너비로 발을 벌려서 섭니다.
② 이 운동을 하는 내내 양 발에 SFE를 활성화 시킵니다.
③ 무릎을 편 상태로 몸을 앞으로 기울여 줍니다. (이때 여러분들은 넘어지지 않기 위해 발가락에 힘을 꽉 주게 될 것입니다. 만약 넘어질 것 같다면 벽 앞에서 해도 좋습니다.)
④ 발가락과 발의 근육을 써서 다시 원래 자세로 돌아옵니다.
⑤ 10번 반복합니다.

6 | 대퇴근막장근 셀프 마사지

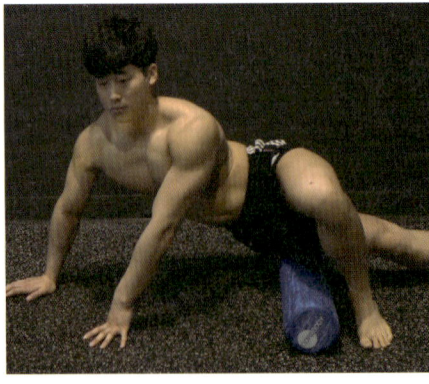 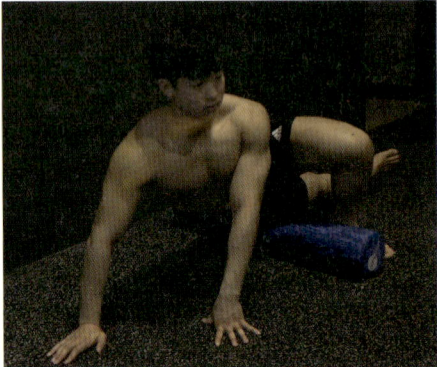

① 허벅지 바깥쪽에 폼롤러가 닿도록 옆으로 누워준 다음, 위쪽 무릎을 굽혀 체중을 안정적으로 지지해 줍니다.
② 그 상태로 천천히 위아래로 굴려주면서 골반 바깥쪽이 풀어지는 느낌에 최대한 집중합니다.

7 | 대퇴사두근 활성화 운동

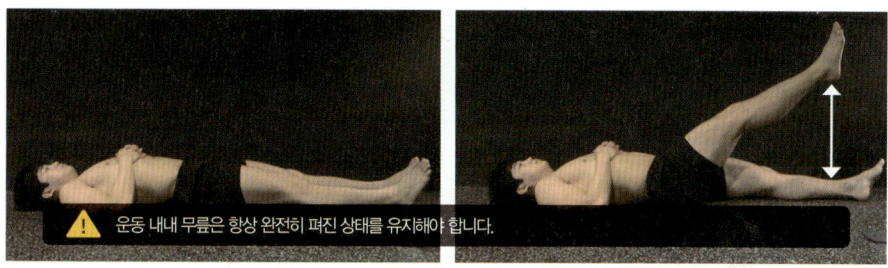

⚠ 운동 내내 무릎은 항상 완전히 펴진 상태를 유지해야 합니다.

① 바닥에 눕습니다. (사진 참고)

② 무릎을 완전히 편 상태로 다리를 들어 올립니다. (사진 참고)

③ 무릎 근육(대퇴사두근)에 힘이 들어가는 느낌에 집중합니다.

④ 30cm 정도 들어 올렸다가 내려줍니다.

⑤ 30번 반복한 다음 반대쪽도 반복해 줍니다.

8 | 대퇴사두근 강화를 위한 스쿼트

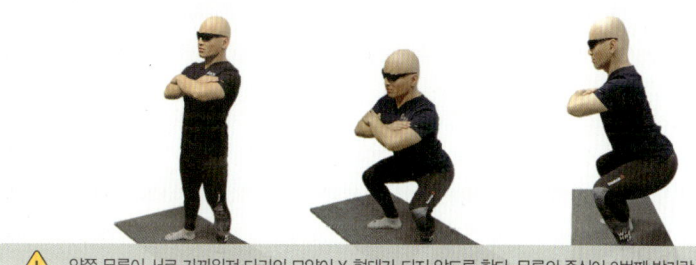

⚠ 양쪽 무릎이 서로 가까워져 다리의 모양이 X 형태가 되지 않도록 한다. 무릎의 중심이 2번째 발가락 위에서 움직이도록 한다.

① 양발을 어깨너비로 벌리고 서서 무릎을 굽혀 바닥으로 내려갔다가 무릎을 펴 다시 선 자세로 돌아옵니다.

② 이때 무릎이 발가락보다 앞으로 나가지 않도록 해야 하며 허리를 과도하게 굽히거나 과도하게 펴지지 않도록 합니다.

③ 본인의 체력에 맞는 개수로 3set (보통 40개 3set) 반복합니다.

9 | 오금근 강화 운동

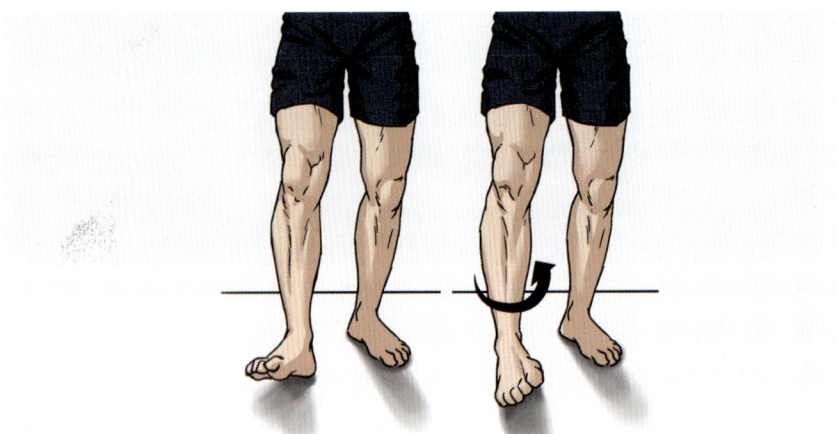

① 바로 선 자세를 취합니다.

② 오금근을 강화하고자 하는 다리를 약간 앞쪽으로 하여 무릎을 살짝 굽힙니다.

③ 정강이를 안쪽으로 돌려 발을 안쪽으로 향하도록 위치시켰다가 원위치로 다시 돌아옵니다.

④ 발 안쪽에 세라 밴드를 통해 저항을 주면 더 좋습니다.

⑤ 10회씩 3set 반복합니다.

 **패턴4** 선천적으로 유연한 인대에 의한 반장슬

1 | 가자미근 스트레칭

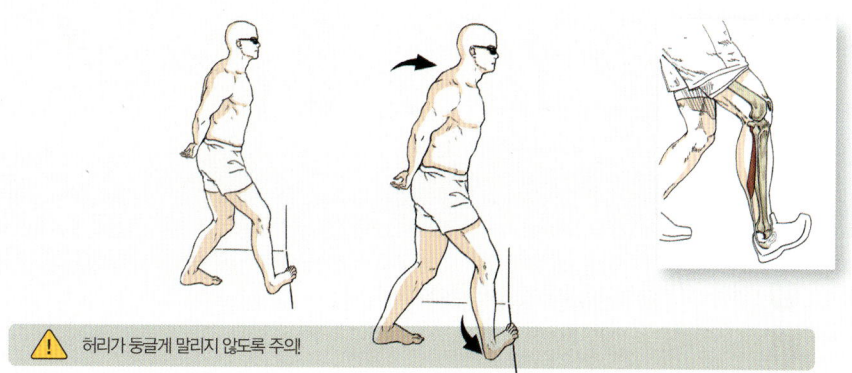

⚠️ 허리가 둥글게 말리지 않도록 주의!

① 뒷짐을 지고 벽 앞에 섭니다.

② 발 앞꿈치를 벽에 대고 무릎을 굽혀준 다음, 무릎과 체중을 앞으로 밀어줍니다.

③ 가자미근 부위가 늘어나는 느낌에 집중하면서 15초씩 3세트 반복합니다.

2 | 장딴지근 스트레칭

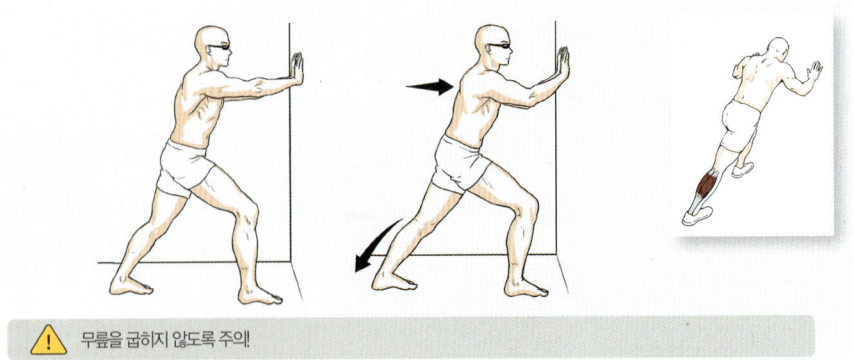

⚠ 무릎을 굽히지 않도록 주의!

① 양손으로 벽을 잡고 양발을 앞뒤로 넓게 벌려 섭니다.

② 발뒤꿈치를 바닥에 붙여준 채로 몸을 앞으로 숙여줍니다. (이때 골반, 허리는 중립을 유지합니다.)

③ 뒤쪽 비복근 부위가 늘어나는 느낌에 집중하면서 15초씩 3세트 반복합니다.

3 | 아킬레스건 마사지

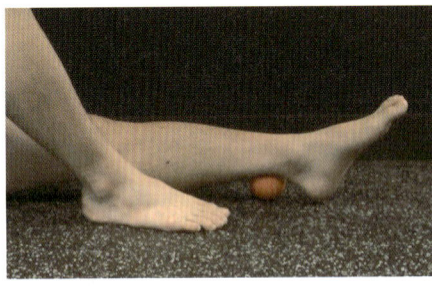 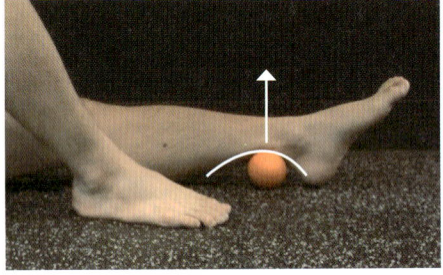

① 바닥에 앉아서 다리를 쭉 펴줍니다.

② 아킬레스건 밑에 마사지 볼을 놓습니다.

③ 체중을 이용해서 마사지 볼을 압박합니다.

④ 발을 좌우로 움직이면서 아킬레스건을 풀어줍니다.

⑤ 최소한 1~3분 이상 유지해 줍니다.

4 | 발 운동의 아버지(SFE)

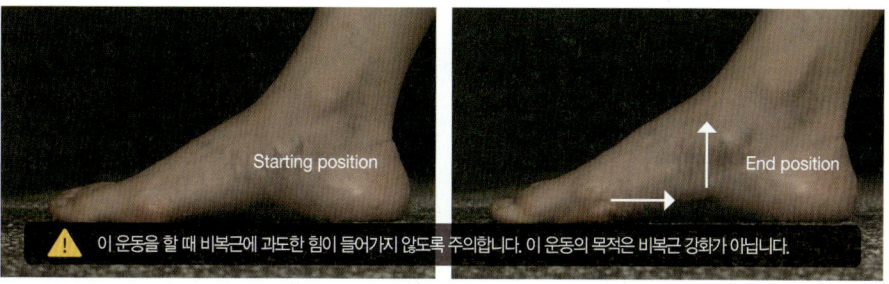

1. 어깨너비로 발을 벌린 상태로 섭니다.
2. 발가락에 힘을 완전히 뺀 상태로 바닥을 움켜쥡니다. (마치 엄지발가락을 뒤쪽으로 당겨준다고 상상해 보세요.)
3. 동작을 제대로 하고 있다면 발바닥 근육이 강하게 수축하는 게 느껴질 것입니다. (만약 쥐나는 듯한 느낌이 든다면 그것 또한 제대로 하는 게 맞습니다.)
4. 5초 동안 유지하고 20번 반복해 줍니다.

5 | 발, 발바닥 근력 강화 운동

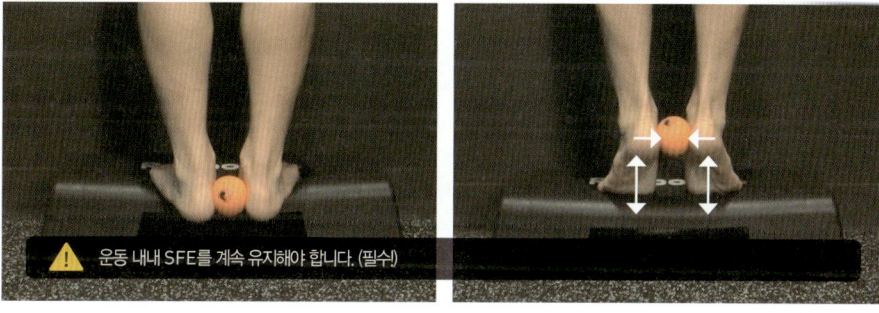

1. 벽돌 끝에 섭니다.
2. 양쪽 발목 사이에 마사지 볼을 끼웁니다.
3. SFE(발가락 운동의 아버지)를 활성화시키면서 공을 압박합니다.
4. 공을 압박하면서 발을 들어 올렸다 내렸다 반복해 줍니다. 30번 반복합니다.

6 | 대퇴근막장근 셀프 마사지

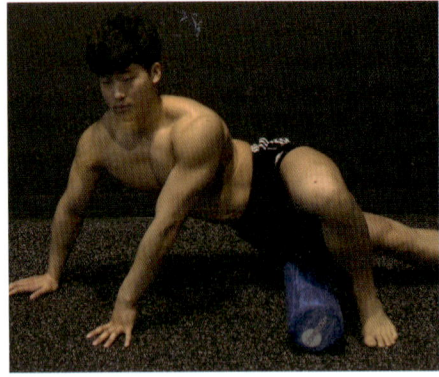
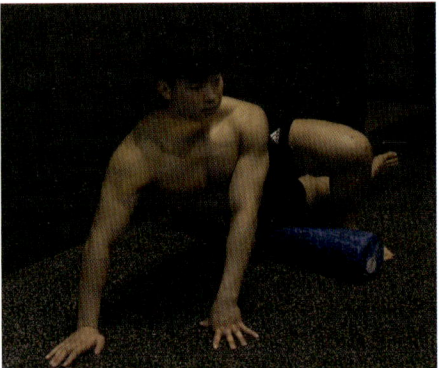

① 허벅지 바깥쪽에 폼롤러가 닿도록 옆으로 누워준 다음, 위쪽 무릎을 굽혀 체중을 안정적으로 지지해 줍니다.

② 그 상태로 천천히 위아래로 굴려주면서 골반 바깥쪽이 풀어지는 느낌에 최대한 집중합니다.

7 | 대퇴사두근 강화를 위한 스쿼트

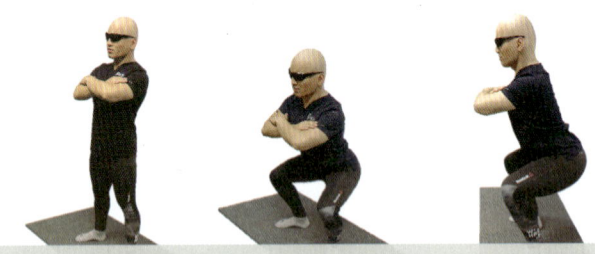

⚠ 양쪽 무릎이 서로 가까워져 다리의 모양이 X 형태가 되지 않도록 한다. 무릎의 중심이 2번째 발가락 위에서 움직이도록 한다.

① 양발을 어깨너비로 벌리고 서서 무릎을 굽혀 바닥으로 내려갔다가 무릎을 펴 다시 선 자세로 돌아옵니다.

② 이때 무릎이 발가락보다 앞으로 나가지 않도록 해야 하며 허리를 과도하게 굽히거나 과도하게 펴지지 않도록 합니다.

③ 본인의 체력에 맞는 개수로 3set (보통 40개 3set) 반복합니다.

8 | 오금근 강화 운동

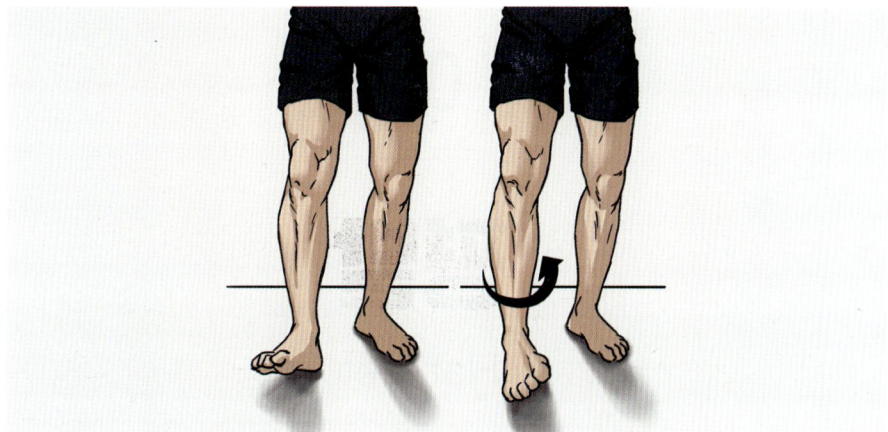

① 바로 선 자세를 취합니다.

② 오금근을 강화하고자 하는 다리를 약간 앞쪽으로 하여 무릎을 살짝 굽힙니다.

③ 정강이를 안쪽으로 돌려 발을 안쪽으로 향하도록 위치시켰다가 원위치로 다시 돌아옵니다.

④ 발 안쪽에 세라 밴드를 통해 저항을 주면 더 좋습니다.

⑤ 10회씩 3set 반복합니다.

04
평발
Flat feet

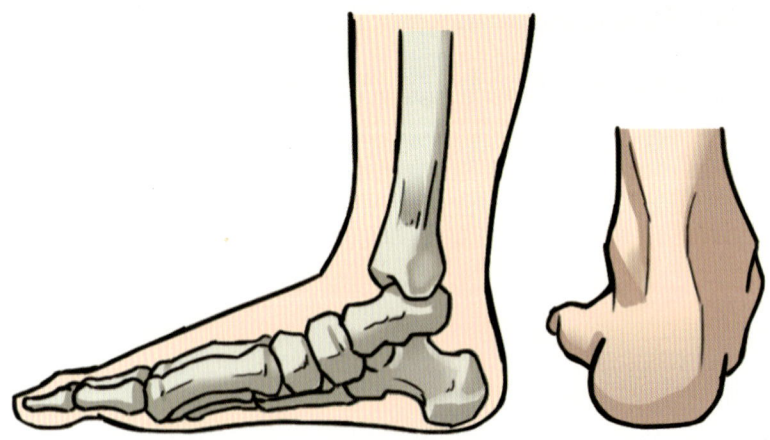

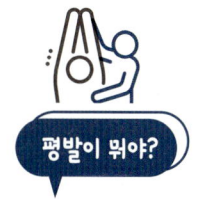

평발이 뭐지?

평발은 왼쪽의 사진처럼 발바닥의 아치가 사라진 체형을 의미합니다. 그래서 평발인 사람들은 발바닥이 바닥에 완전히 붙습니다. 평발은 한 쪽 발에서 나타날 수도 있고 양쪽 발에서 나타날 수도 있습니다. 평발은 단순히 바닥에 발바닥이 붙는 것 뿐만 아니라 여러가지 근골격계 질병들을 유발할 수 있습니다.

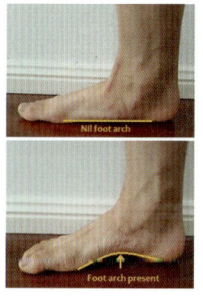

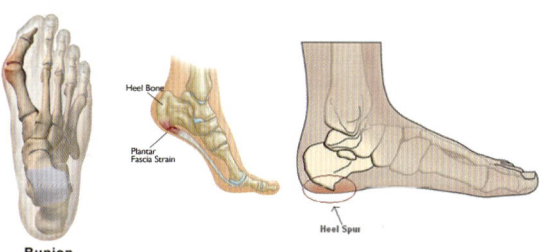

건막류, 족저근막염, 종골의 골극 등

게다가 발이 틀어지면 골반, 무릎, 허리까지 전부 틀어지기 때문에 **체형적인 문제까지 유발합니다.**

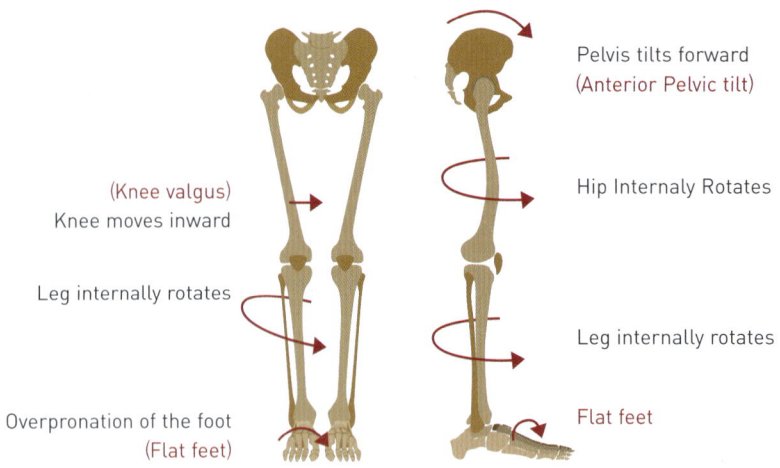

평발은 왜 생기는 걸까?

평발이 생기는 원인은 크게 2가지로 분류할 수 있습니다.

A 유전적인 원인

유전적으로 평발인 사람들은 대부분 부모님 또한 평발을 가지고 있습니다. 이런 평발을 전문 용어로 '구조적 평발'이라고 부릅니다. 즉 뼈 자체가 편평하게 만들어진 것입니다. 안타깝게도, 이 경우 아무리 열심히 운동을 하고 아무리 좋은 신발을 신어도 교정할 수 없습니다.

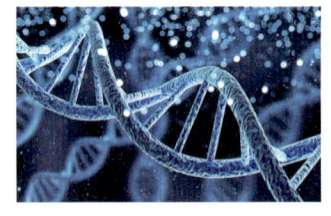

고칠 수 있을까? 그러나 제 경험 상 전체 평발 중 **구조적 평발**을 가진 사람들은 극소수였습니다. 혹시 그거 아시나요? 여러분들은 사실 전부 평발이었습니다. 모든 아기들은 걷기 전에는 평발을 가지고 있다가 걸음을 떼기 시작하면서 발바닥 근육이 강화되면서 평발이 사라지게 됩니다.

B 발가락/발 근육 기능부전

이것이 가장 흔한 평발의 원인입니다. 기능부전에 의해 발생한 평발은 교정할 수 있습니다. 기능부전이란 발가락/발 근육에 대한 조절 능력 부족 혹은 근육의 약화/긴장을 의미합니다. 이렇게 생긴 평발은 전문 용어로 '기능성 평발'이라고 부릅니다. 이 외에 평발을 유발할만한 기타 원인으로는 부적절한 자세, 비만, 불편한 신발 등이 있습니다.

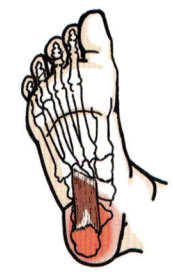

진단 및 평가

평가1 평발

▼ 평가법

1 | 바로 선 자세에서 자신의 발을 봅니다.
2 | 발 안쪽 가운데 아치에 손가락을 넣어봅니다.
3 | 만약 손가락 끝마디가 들어간다면 정상입니다.
4 | 하지만 손가락이 전혀 들어갈 수 없거나 아주 조금만 들어간다면, 아치가 무너져 평발이 된 상태를 의심해 볼 수 있습니다.
5 | 평발로 인한 보상 패턴으로 경골과 대퇴골의 내회전과 슬관절의 외전을 유발하여 X다리로 이어질 수 있습니다.

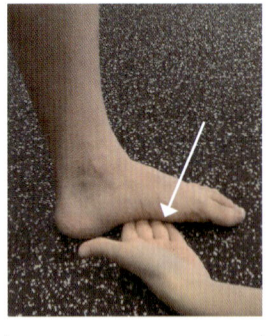
정상

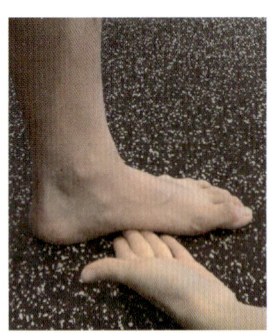
비정상

평가2 걷는 자세

▼ **평가법**

1 | 발목 바깥쪽에 책을 놓고 최대한 발목을 붙여봅니다.
2 | 바깥쪽 복숭아뼈가 닿을 때까지 붙여줍니다.

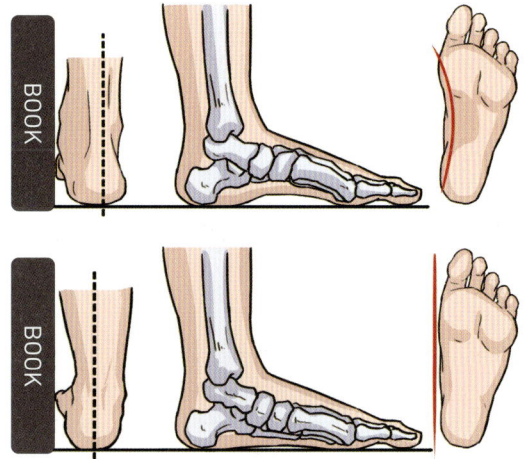

▼ **분석 결과**

3 | 정상 기준
   ✓ 복숭아뼈와 발날(발바닥면)이 둘 다 닿음.

4 | 비정상 케이스
   ✓ 발날만 닿음.

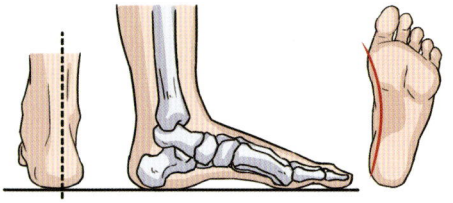
정상

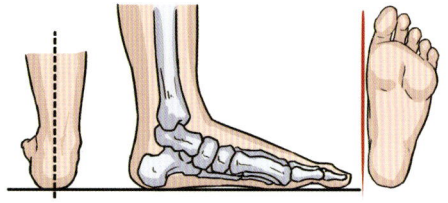
비정상

평가3 골반 기울임 검사

▼ **평가법**

골반 전방경사가 의심되는 경우, 거울 옆에 서서 **골반의 제일 앞에서 튀어나온 뼈**(ASIS)와 골반의 **제일 뒤에 튀어나온 뼈**(PSIS)의 위치를 비교합니다. (ASIS, PSIS라고 해서 어렵게 생각할 필요 없이 가장 튀어나온 뼈를 찾으면 된다.)

이때 앞쪽에 튀어나온 뼈가 뒤쪽에 튀어나온 뼈보다 눈에 띄게 낮은 곳에 위치한다면 골반 전방경사일 가능성이 높고 정상적인 경우, 앞쪽에 튀어나온 뼈가 뒤쪽에 튀어나온 뼈보다 약간 낮습니다. (여자가 남자보다 좀 더 낮다.)

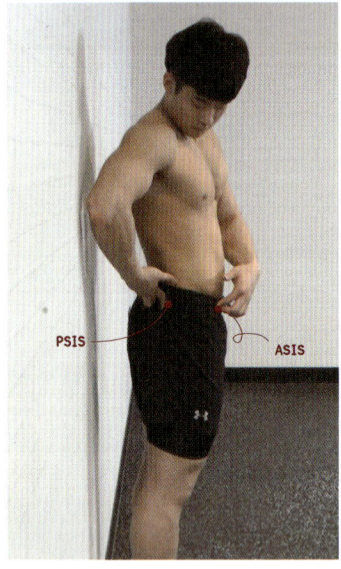

▼ **분석 결과**

1 | 정상 기준
  ✓ 가장 앞쪽에 튀어나온 뼈가 가장 뒤쪽에 튀어나온 뼈보다 살짝 낮거나 평행해야 함.

2 | 비정상 케이스
  ✓ 가장 앞쪽에 튀어나온 뼈가 가장 뒤쪽에 튀어나온 뼈보다 상당히 낮게 위치함.
    → 골반의 전방경사는 고관절을 내회전 시켜 평발로 이어질 수 있으며 평발일 가능성 또한 높아진다.

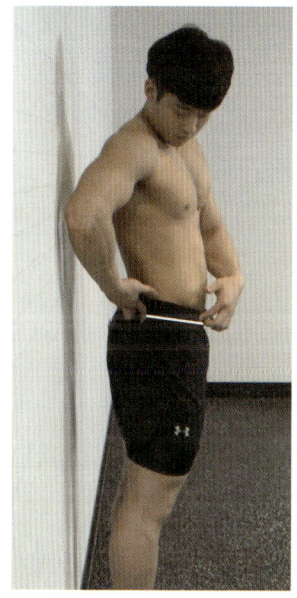 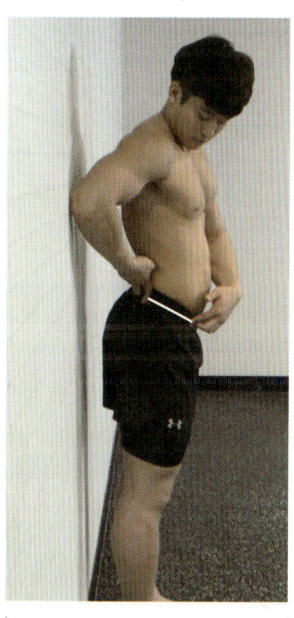

정상   비정상(골반 전방경사)

| 평가4 | 골반 기울임 검사 |

▼ 평가법

1 | 대상자는 몸을 약간 앞으로 숙인 다음(Hip hinge) 골반을 살짝 앞으로 기울여 보려고 노력합니다.
2 | 이때 상체나 무릎이 움직이지 않은 채로 골반이 앞으로 기울여질 수 있는지 확인합니다.

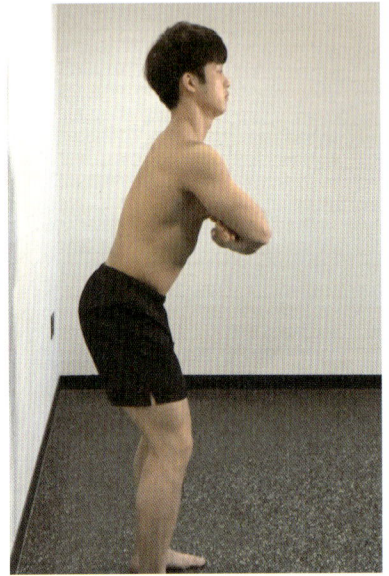 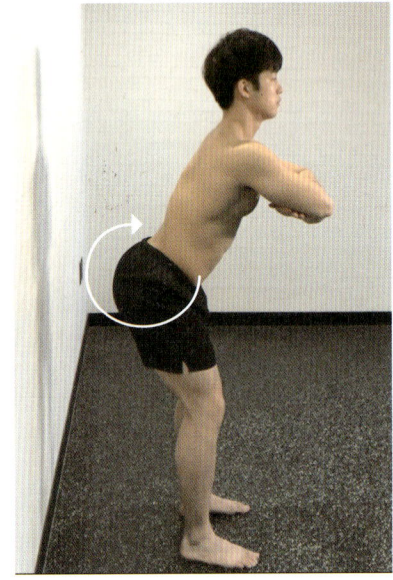

주의
- 무릎이 움직이지 않도록 주의한다.

▼ 분석 결과

1 | **정상 기준**
 ✓ 골반이 부드럽게 전방으로 움직일 수 있음.

2 | **비정상 케이스**
 ✓ 만약 골반이 전방경사 되지 않고 허리가 펴지거나 무릎이 펴지는 경우, 이미 골반이 전방경사 되어 있어 움직임이 나오지 않는 것이라 의심할 수 있음.
  → 골반의 전방경사는 고관절을 내회전 시켜 평발로 이어질 수 있으며 평발일 가능성 또한 높아진다.

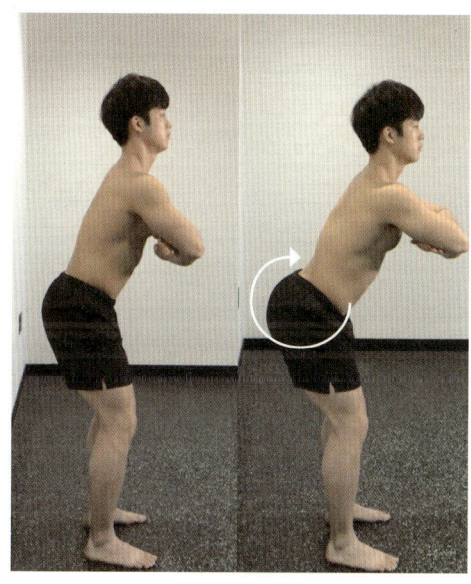

정상
(기울기 가능)

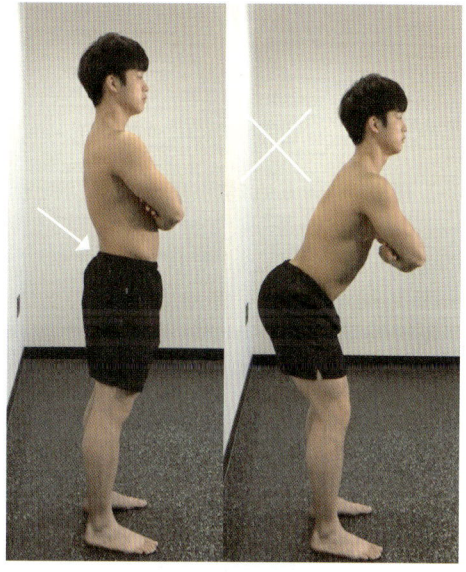

비정상
(이미 허리가 꺾여 있음)

교정 및 치료

평발 교정 운동법

시작하기 앞서 주의사항을 알려 드리겠습니다.

첫 번째 교정 운동을 할 때 최소한 20~30분 이상은 투자하세요. 짧고 굵게 하는 운동은 재활 운동이 될 수 없습니다.

두 번째 아래의 프로그램은 주 2회 운동 프로그램입니다. 이 프로그램을 따라 한다고 즉각적으로 몸이 좋아지지는 않습니다. 다소 시간이 소요될 수 있으니 참고하세요.

세 번째 이 프로그램은 몸의 한계를 뛰어넘기 위한 프로그램이 아닙니다. 이 운동을 하는 동안 통증을 호소해서는 안 되니 만약 통증이 있다면 반드시 전문가의 상담을 받도록 합니다.

▼ 평발은 총 3단계에 걸쳐서 교정합니다.

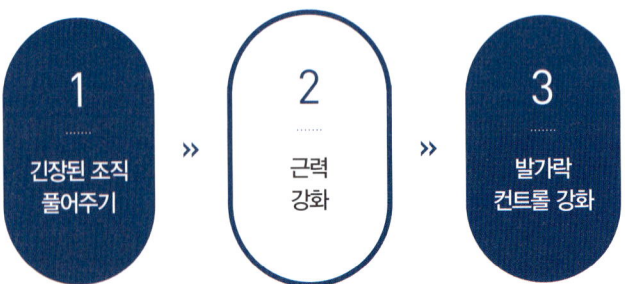

1단계   근육 이완

1 | 비복근/가자미근

이 근육들이 뭉치면 발등을 들어 올리는 동작이 뻣뻣해지게 되는데 여러분들도 알다시피 발등을 들어 올리는 동작은 걷거나, 뛰거나, 점프할 때 모두 필요한 동작입니다. 만약 이 근육들에 의해서 발등을 들어 올리지 못하게 되면 우리의 몸은 발을 회전시켜서 억지로 들어 올리게 되는데 이때 나타나는 형태가 바로 평발입니다.

즉 이 근육들이 뭉치면 평발을 유발한다는 뜻입니다. 이 근육들이 뭉쳤는지 빠르게 확인하는 방법이 있습니다.

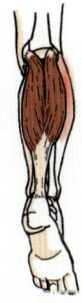 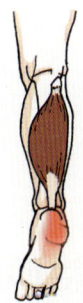

정상의 경우 이 사진처럼 **발가락과 벽과의 거리가 8cm**를 유지한 상태로 발뒤꿈치를 붙일 수 있어야 합니다. 그러나 근육들이 뭉쳐 있다면 이렇게 했을 때 발뒤꿈치가 뜨게 될 것입니다. 만약 발꿈치가 뜬다면 아래의 포스팅을 잘 따라해 주세요.

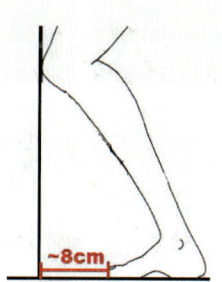

1 | 맨손을 이용한 비복근 마사지

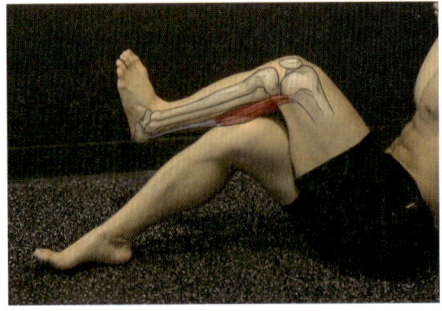 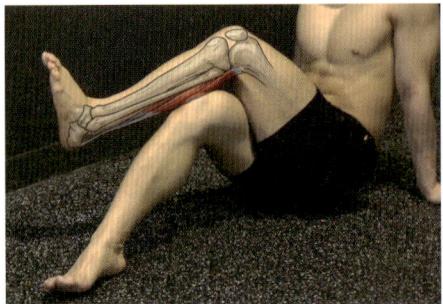

① 우선 바닥에 앉아서 한쪽 종아리를 반대쪽 무릎 위쪽에 올려줍니다.

② 다리를 바깥쪽 안쪽으로 천천히 움직여 주면서 종아리 근육을 무릎뼈에 튕겨줍니다.

③ 종아리가 풀리는 느낌에 최대한 집중하면서 위쪽부터 아래쪽까지 전부 풀어줍니다.

2 | 마사지 볼을 이용한 비복근 마사지

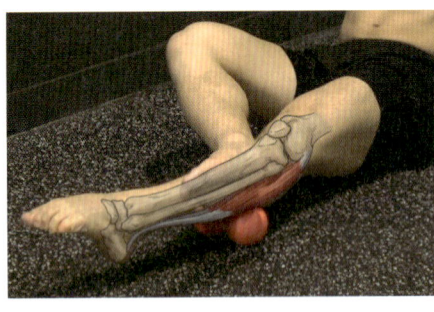 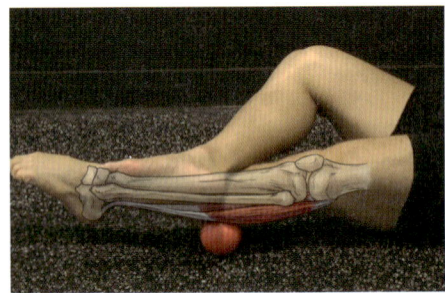

① 우선 종아리 아래에 땅콩볼을 놓고 반대쪽 다리로 정강이를 눌러서 압박해 줍니다.

② 천천히 발등을 젖혔다. 내렸다를 반복하면서 부드럽게 풀어줍니다.

③ 종아리가 풀리는 느낌에 최대한 집중하면서 위쪽부터 아래쪽까지 전부 풀어줍니다.

3 | 가자미근 스트레칭

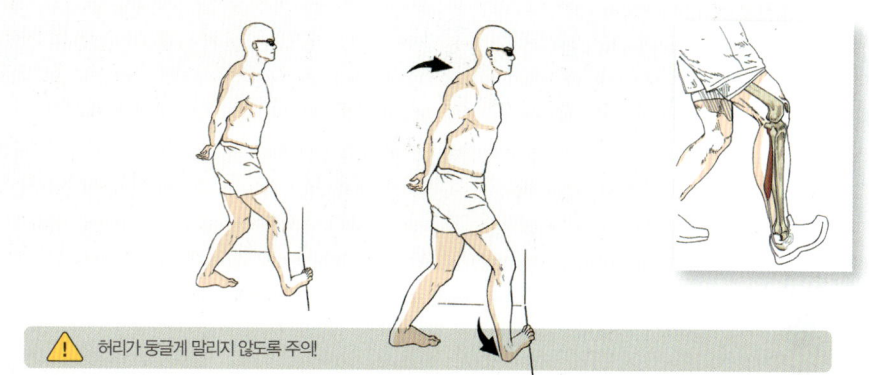

⚠️ 허리가 둥글게 말리지 않도록 주의

① 뒷짐을 지고 벽 앞에 섭니다.

② 발 앞꿈치를 벽에 대고 무릎을 굽혀준 다음, 무릎과 체중을 앞으로 밀어줍니다.

③ 가자미근 부위가 늘어나는 느낌에 집중하면서 15초씩 3세트 반복합니다.

4 | 맨손을 이용한 족저방형근 마사지

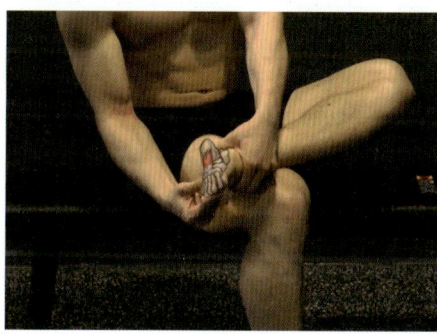 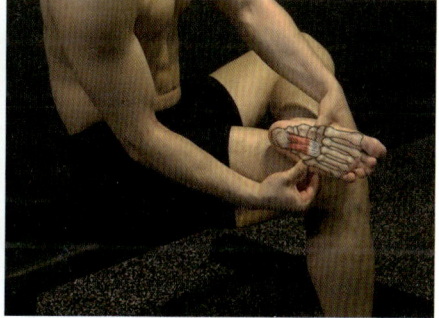

① 의자에 앉아서 한쪽 다리를 반대쪽 무릎 위에 올려놓고 양쪽 엄지손가락으로 발뒤꿈치 부위를 꾹 눌러줍니다.

② 양쪽 엄지손가락의 압박을 유지한 채로 발바닥을 닦아준다고 생각하면서 천천히 벌려줍니다.

③ 3번 정도 반복해준 다음 아래쪽부터 위쪽까지 전부 풀어줍니다.

5 | 아킬레스건, Achilles tendon

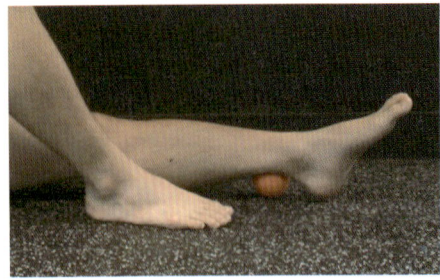 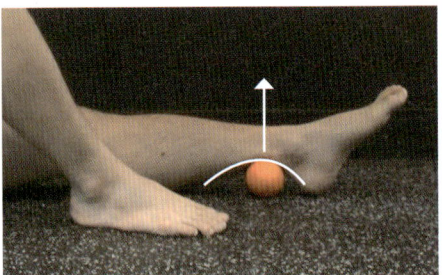

1. 바닥에 앉아서 다리를 쭉 펴줍니다.
2. 아킬레스건 밑에 마사지 볼을 놓습니다.
3. 체중을 이용해서 마사지 볼을 압박합니다.
4. 발을 좌우로 움직이면서 아킬레스건을 풀어줍니다.
5. 최소한 1~3분 이상 유지해 줍니다.

6 | 맨손을 이용한 장비골근 마사지

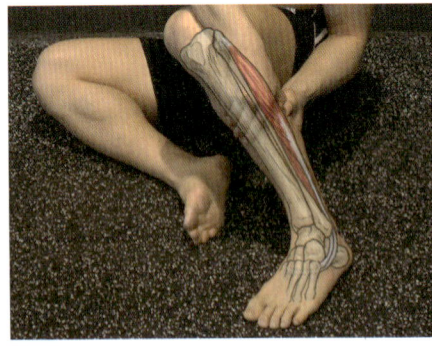 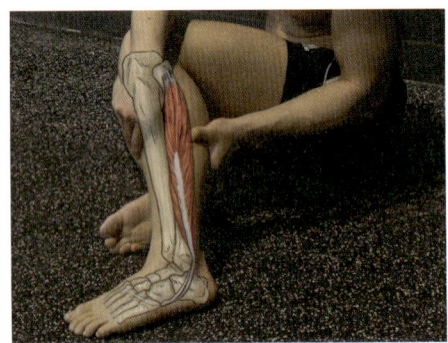

1. 바닥에 앉아서 정강이 바깥쪽을 양쪽 엄지손가락으로 위쪽부터 아래쪽까지 지긋이 압박합니다.
2. 압박을 유지한 채로 아래로 밀어내듯이 풀어줍니다.
3. 정강이 바깥쪽 근육이 풀어지는 느낌에 최대한 집중하면서 계속 반복합니다.

2단계 엄지발가락 트레이닝

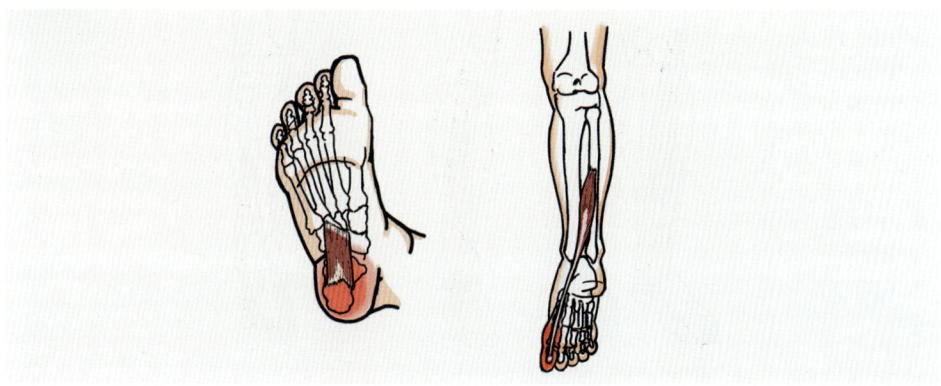

　엄지발가락은 여러분들이 생각하는 그 이상으로 매우 중요합니다. 특히 걸을 때 나타나는 평발을 교정하기 위해 반드시 교정해야 합니다. 만약 엄지발가락에 충분한 근력과 유연성이 없다면 걸을 때마다 발이 안쪽으로 무너지게 되고 이는 평발을 유발하게 됩니다.

1 | 엄지발가락 강화 운동

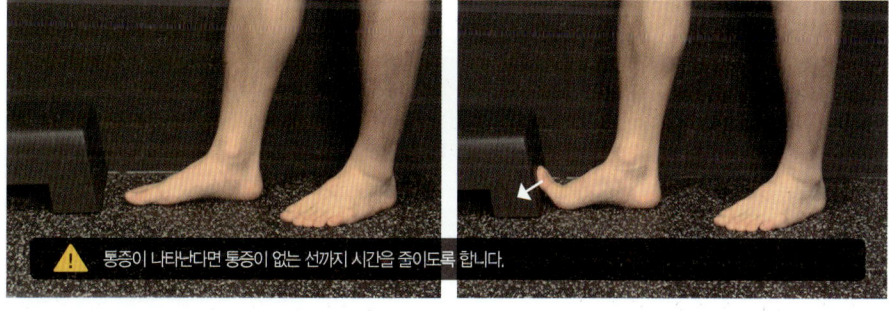

⚠️ 통증이 나타난다면 통증이 없는 선까지 시간을 줄이도록 합니다.

① 엄지발가락을 벽에 대고 최대한 늘려줍니다. (사진 참고)

② 30초 정도 유지합니다.

③ 이 자세를 유지한 상태로 엄지발가락에 힘을 꽉 줘서 30초 동안 벽을 눌러줍니다. (이때 발바닥 근육이 수축하는 게 확실히 느껴져야 합니다.)

④ 3번 반복합니다.

2 | SFE (Short Foot Exercise)

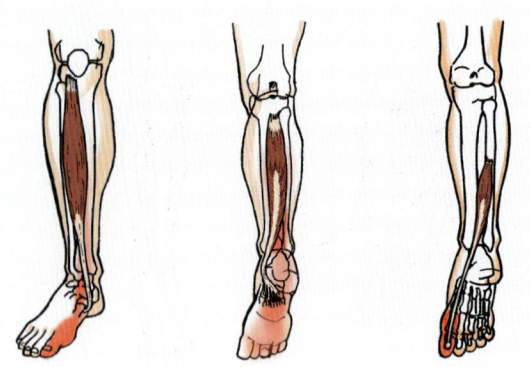

발에 아치를 만들기 위해 **전경골근과 후경골근 그리고 발바닥 근육들을** 강화 해야 합니다. 이 운동은 정말 아무리 강조해도 부족할 정도로 중요합니다. 저는 이 운동을 발 운동의 아버지라고 부릅니다. (원래 이름은 Short Foot Exercise, SFE) 왜냐하면 이 운동은 어떤 교정 운동을 하든 항상 함께 해줘야 하는 운동이기 때문입니다. 마치 호흡처럼 말이지요.

다른 운동을 몰라도 이 운동만큼은 반드시 확실하게 이해하고 넘어가 주세요.

발 운동의 아버지(SFE)

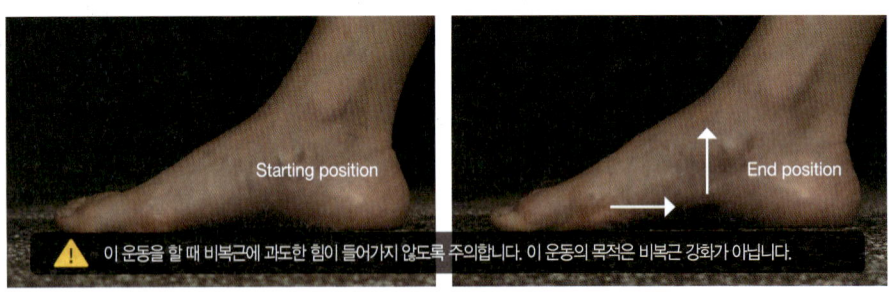

⚠️ 이 운동을 할 때 비복근에 과도한 힘이 들어가지 않도록 주의합니다. 이 운동의 목적은 비복근 강화가 아닙니다.

1. 어깨너비로 발을 벌린 상태로 섭니다.

2. 발가락에 힘을 완전히 뺀 상태로 바닥을 움켜줍니다. (마치 엄지발가락을 뒤쪽으로 당겨준다고 상상해 보세요)

3. 동작을 제대로 하고 있다면 발바닥 근육이 강하게 수축하는 게 느껴질 것입니다. (만약 쥐나는 듯한 느낌이 든다면 그것 또한 제대로 하는 게 맞습니다.)

4. 5초 동안 유지하고 20번 반복해 줍니다.

3 | 발/발바닥 근력 운동-1

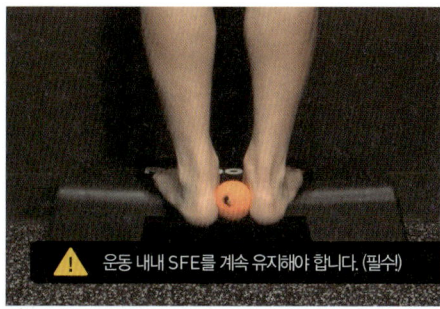 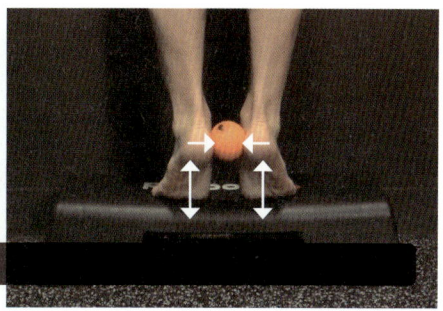

⚠ 운동 내내 SFE를 계속 유지해야 합니다. (필수)

① 벽돌 끝에 섭니다.

② 양쪽 발목 사이에 마사지 볼을 끼웁니다.

③ SFE(발가락 운동의 아버지)를 활성화시키면서 공을 압박합니다.

④ 공을 압박하면서 발을 들어 올렸다 내렸다 반복해 줍니다. 30번 반복합니다.

4 | 보행 운동

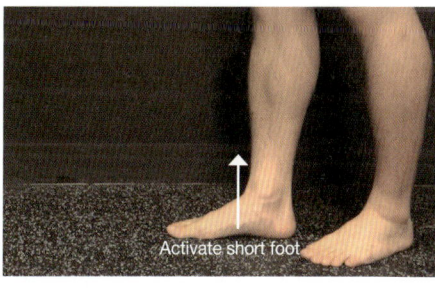 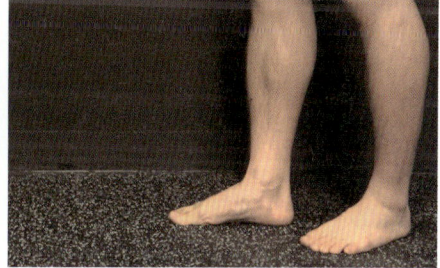

① 사진의 자세를 취해줍니다. (왼쪽 사진이 시작 단계)

② 앞쪽에 있는 발(오른발)에 SFE를 활성화 시킵니다. (사진 참고)

③ 앞쪽에 있는 발(오른발)에 SFE를 활성화 시키는 동안 뒤쪽 발(왼발)로 앞으로 한 걸음 디딥니다.

④ SFE를 활성화하고 있는 발(오른발)을 바닥에서 뗄 때 엄지발가락으로 바닥을 누르면서 뗍니다.

⑤ 이 운동을 하는 내내 발바닥 아치가 수축하는 느낌이 들어야 합니다.

⑥ 30번 반복합니다.

5 | 마이클잭슨 기울이기

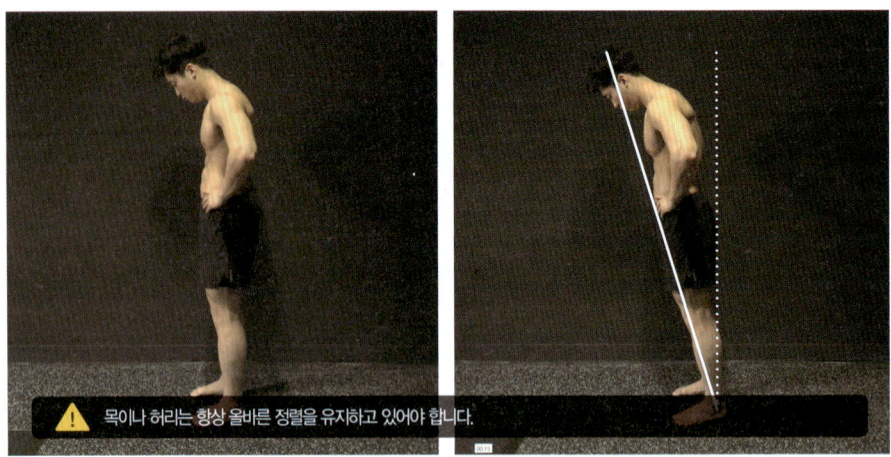

⚠ 목이나 허리는 항상 올바른 정렬을 유지하고 있어야 합니다.

① 어깨너비로 발을 벌려서 섭니다.

② 이 운동을 하는 내내 양 발에 SFE를 활성화 시킵니다.

③ 무릎을 편 상태로 몸을 앞으로 기울여 줍니다. (이때 여러분들은 넘어지지 않기 위해 발가락에 힘을 꽉 주게 될 것입니다. 만약 넘어질 것 같다면 벽 앞에서 해도 좋습니다.)

④ 발가락과 발의 근육을 써서 다시 원래 자세로 돌아옵니다.

⑤ 10번 반복합니다.

3단계 발가락 컨트롤 강화

대부분의 사람들은 발가락 근육들을 기능적으로 쓰는 방법을 모르고 있습니다. (특히 평발은 더 심합니다.) 기능적으로 쓴다는 뜻은 적절하고 효율적으로 근육을 쓴다는 뜻으로 기능적인 발가락 근육들은 아치의 형성에 있어서 큰 도움을 줍니다.

즉, 평발을 교정하고 싶다면 발가락 기능성 운동 또한 반드시 해야 한다는 뜻입니다.

1 | 발가락 들어 올리기

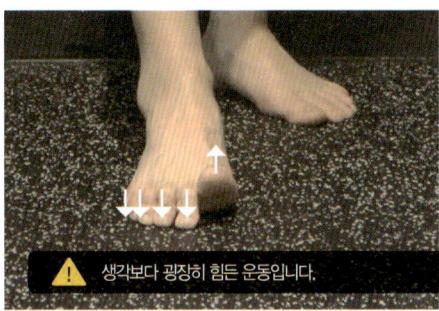
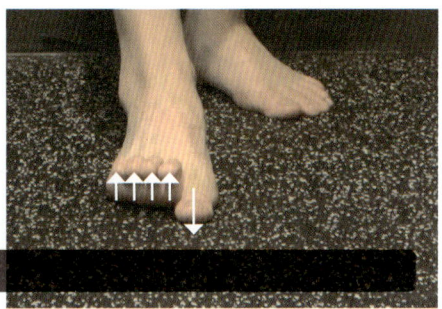

⚠️ 생각보다 굉장히 힘든 운동입니다.

① 2, 3, 4, 5 번째 발가락은 땅바닥을 누르고 엄지발가락만 들어 올립니다.

② 반대로 엄지발가락은 땅바닥을 누르고 2, 3, 4, 5번째 발가락은 들어 올립니다.

③ 이 2가지 동작을 부드럽게 반복합니다. 30번 반복합니다. (가능하다면 그 이상 반복할 수 있습니다.)

2 | 발가락 모아주기/벌리기

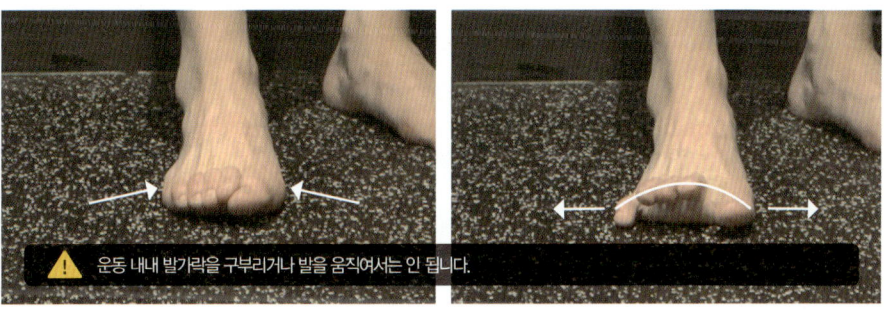

⚠️ 운동 내내 발가락을 구부리거나 발을 움직여서는 안 됩니다.

① 발가락을 벌려줍니다. (발가락을 구부리거나, 발을 움직이지 마세요.)

② 발가락을 모아줍니다. (발가락을 구부리거나, 발을 움직이지 마세요.)

③ 이 2가지 동작을 부드럽게 반복합니다.

④ 30번 반복합니다. (가능하다면 그 이상 반복할 수 있습니다.)

호주물리치료사의
13가지
체형교정법

....

초판발행 2021년 05월 07일
초판 7쇄 2025년 01월 02일

저자 라이프에이드 연구소
발행인 양승윤
발행처 ㈜용감한컴퍼니
등록번호 제2016-000098호
전화 070-4603-1578
팩스 070-4850-8623
이메일 book@bravecompany.io
ISBN 979-11-91009-97-2
정가 44,000원

이 책은 ㈜용감한컴퍼니가 저작권자와의 계약에 따라 발행한 것이므로
본사의 허락 없이는 어떠한 형태나 수단으로도 이 책의 내용을 이용하지 못합니다.
잘못된 책은 구입처에서 교환해 드립니다.

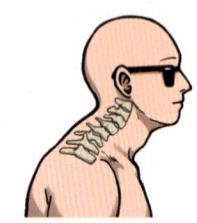

호주물리치료사의
13가지 체형교정법